全国医学类专业"十三五"规划创新教材

U0269166

系统解剖学
学习指导

黄　微　孙丽丽　李　清　主编

中国科学技术出版社

·北 京·

图书在版编目（CIP）数据

系统解剖学学习指导 / 黄微，孙丽丽，李清主编. — 北京：中国科学技术出版社，2021.4（2024.7重印）

ISBN 978-7-5046-8951-1

Ⅰ. ①系… Ⅱ. ①黄… ②孙… ③李… Ⅲ. ①系统解剖学—医学院校—教学参考资料 Ⅳ. ①R322

中国版本图书馆CIP数据核字（2021）第001031号

策划编辑	王晓义
责任编辑	王　颖
封面设计	孙雪骊
责任校对	焦　宁
责任印制	徐　飞

出　　版	中国科学技术出版社
发　　行	中国科学技术出版社有限公司发行部
地　　址	北京市海淀区中关村南大街16号
邮　　编	100081
发行电话	010-62173865
传　　真	010-62179148
投稿电话	010-63581202
网　　址	http://www.cspbooks.com.cn

开　　本	889mm×1194mm　1/16
字　　数	365千字
印　　张	15.5
版　　次	2021年4月第1版
印　　次	2024年7月第4次修订印刷
印　　刷	河北鑫兆源印刷有限公司

书　　号	ISBN 978-7-5046-8951-1/R·2693
定　　价	56.00元

全国医学类专业"十三五"规划创新教材

《系统解剖学学习指导》编委会

主　编　黄　微　孙丽丽　李　清

副主编　张枫弋　代会玲　石　静

编　委（排名不分先后）

黄　微　昆明医科大学海源学院

孙丽丽　昆明医科大学海源学院

李　清　昆明医科大学海源学院

张枫弋　昆明医科大学海源学院

代会玲　昆明医科大学海源学院

夏　芫　昆明医科大学海源学院

杲　云　昆明医科大学海源学院

洪建平　兰州大学

王　征　杭州医学院

石　静　山西医科大学汾阳学院

于胜波　大连医科大学

邱　江　江西医学高等专科学校

郭文平　广州中医药大学

前　言

《系统解剖学》是一门重要的医学核心课程，与医学其他课程有着密切的联系，是医学教育中的重要基础课程。本课程以研究正常人体器官的位置、形态、结构为基础的一门学科。

学习系统解剖学必须坚持理论联系实际的原则，医学名词的30%以上都来源于解剖学，可以说"没有解剖学就没有医学"。随着现代医学的发展，系统解剖学所涉及的解剖学理论知识和技能在医学及相关行业的各领域中被广泛应用。

《系统解剖学》是临床医学、护理、康复治疗、运动康复、医学检验、医学影像及医学技术等医学各专业学生必修的主干课程。通过本课程的学习，学生能够正确认识和掌握人体各系统的组成，细胞、组织、器官的结构及相应的功能，能够在标本、模型和活体上辨认人体形态结构，为学习后续医学课程奠定坚实的基础。

为帮助各医学专业学生学习人体解剖的重要结构和功能，《系统解剖学学习指导》结合系统解剖学实际，对人的运动系统、内脏各系统、脉管系统、感觉器官、神经系统和内分泌系统的重要知识点进行了归纳总结。全书分为6篇，17章，每一章都包括目的要求、重点内容和测试题。测试题中包括名词解释、选择题、填空题、问答题，书后附有参考答案。学生通过以上题型的练习或测试，更好地回顾、思考和总结学习过的内容，从而增加对知识的掌握和运用，提高分析问题、发现问题和解决问题的能力。全书由黄微老师负责统稿工作，参与本书教学资源制作的有孙丽丽、李清、石静等多位老师。

本教材内容实用，符合教学实际，重点难点突出，题型多样，记忆便捷，适用于临床医学、护理学、康复治疗学、运动康复学、医学检验学、医学影像学及医学技术等医学相关专业学生使用。由于编写水平有限，书中疏漏和不足之处在所难免，恳请使用教材的教师和学生提出宝贵的意见和建议，以便修正完善。

目　　录

绪论

【目的要求】

（1）掌握人体解剖学的定义、方位术语及轴和面。

（2）了解人体解剖学的范围和分科。

一、人体解剖学的定义

1.定义　　人体解剖学是研究正常人体形态结构的科学，属于生命科学中的形态学范畴。

2.学习目的　　理解和掌握人体各器官系统的形态结构和相互关系，为学习其他基础医学和临床医学课程奠定必要的形态学基础。

二、人体解剖学的分科

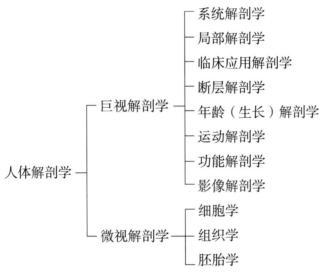

三、常用解剖学术语

1.解剖学姿势　　①身体直立；②两眼平视前方；③上肢自然下垂，下肢并拢；④手掌与足尖朝向前方。

2.基本方位术语　　见表1。

表1　基本方位术语

方位	注释
上和下	描述部位高低关系的名词。近头者为上，近足者为下
前和后	近腹者为前，近背者为后
内侧和外侧	描述各部位与正中面相对距离和位置关系。距正中矢状面近者为内侧，远者为外侧
内和外	在腔里者为内，在腔外者为外，特指中空性器官
浅和深	描述与皮肤表面的相对距离关系的名词。以体表为准，近表面者为浅，距表面远者为深
近和远	在四肢，距离肢体根部较近的一侧为近侧，反之则为远侧

3.轴和面　按照解剖学方位，人体有互相垂直的3种轴和3种面，见表2。

表2　人体的轴和面

名　　称		定　　义
轴	矢状轴	呈前后方向，与身体长轴和冠状轴相垂直的水平线
	冠状轴	呈左右方向，与身体长轴和矢状轴相垂直的水平线
	垂直轴	与身体长轴平行，并与水平面垂直的轴线
面	矢状面	按矢状轴的方向，与水平面和冠状面相垂直，将身体分成左右两部分
	冠（额）状面	按冠（额）状轴方向与矢状面和水平面相垂直，把身体分成前后两部分
	水平面	与上述两面垂直，并与水平面平行，将身体分为上下两部分

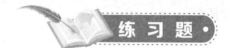

练 习 题

一、名词解释

解剖学姿势

二、单项选择题（只有一个正确答案）

1.关于解剖学姿势，下列描述不正确的是（　　　）

　　A.身体直立　　　　　　　　B.两眼平视正前方　　　　　C.手背和足尖向前

　　D.手掌和足尖朝前　　　　　E.上肢下垂于躯干两侧

2.更靠近人体正中矢状面的方位称为（　　　）

　　A.前　　　　　　　　　　　B.内　　　　　　　　　　　C.内侧

　　D.近侧　　　　　　　　　　E.上

3.在前臂，内侧又称为（　　　）

　　A.桡侧　　　　　　　　　　B.胫侧　　　　　　　　　　C.尺侧

　　D.腓侧　　　　　　　　　　E.远侧

4.在小腿，外侧又称为（　　　）

　　A.桡侧　　　　　　　　　　B.胫侧　　　　　　　　　　C.尺侧

　　D.腓侧　　　　　　　　　　E.近侧

5.将人体分为左右对称两部分的面为（　　　）

　　A.矢状面　　　　　　　　　B.冠状面　　　　　　　　　C.水平面

　　D.额状面　　　　　　　　　E.正中矢状面

6.近代人体解剖学的创建人是（　　　）

　　A.希波克拉底　　　　　　　B.亚里士多德　　　　　　　C.盖仑

　　D.维萨里　　　　　　　　　E.达·芬奇

三、多项选择题（有两个或两个以上正确答案）

1. 属于解剖学分支学科的是（　　　　）

　　A. 外科解剖学　　　　　　B. 临床应用解剖学　　　　　C. 艺术解剖学

　　D. 运动解剖学　　　　　　E. 局部解剖学

2. 人体的基本组织有（　　　　）

　　A. 结缔组织　　　　　　　B. 肌组织　　　　　　　　　C. 上皮组织

　　D. 神经组织　　　　　　　E. 骨组织

3. 描述与人体正中矢状面相对位置关系的方位术语有（　　　　）

　　A. 内　　　　　　　　　　B. 外　　　　　　　　　　　C. 内侧

　　D. 外侧　　　　　　　　　E. 近侧

4. 描述空腔器官离空腔远近关系的方位术语有（　　　　）

　　A. 内　　　　　　　　　　B. 外　　　　　　　　　　　C. 内侧

　　D. 外侧　　　　　　　　　E. 远侧

5. 关于解剖学姿势，正确的是（　　　　）

　　A. 身体直立　　　　　　　B. 两眼平视正前方　　　　　C. 手掌和足尖朝前

　　D. 上肢下垂于躯干两侧　　E. 下肢并拢

第一篇　运动系统

第一章　骨

一、总论

【目的要求】

（1）掌握骨的分类。

（2）掌握骨的一般形态、构造和功能。

（3）掌握骨质的化学成分和物理性质。

（4）熟悉骨的表面形态。

（5）了解骨的生长和发育。

（6）了解骨的可塑性。

成人有206块骨（包含3对听小骨），约占体重的五分之一。根据骨存在部位，骨可分为中轴骨和附肢骨（表1-1）。

表1-1　骨的部位分类

骨	名　　　称		单个的	成对的	合　　计
中轴骨	颅骨	颅骨	7	8×2	23
	躯干骨	椎骨	26		26
		肋骨		12×2	24
		胸骨	1		1
附肢骨	上肢骨			32×2	64
	下肢骨			31×2	62
合计			34	166	200

（1）骨的分类：根据形态，骨分为长骨、短骨、扁骨和不规则骨（表1-2）。

表1-2　骨的形态分类

名　　称	分　　布	举　　例
长骨	四肢	股骨
短骨	成群分布，腕部和踝部	腕骨、跗骨
扁骨	头部、胸部、盆部	顶骨、肋骨
不规则骨	躯干	椎骨

有些骨内有含气的腔，称为含气骨，又称为窦，如上颌骨。

（2）骨的表面形态：骨的表面受肌肉的附着和牵拉，有血管、神经经过和贯通，以及与脏器邻接等因素影响，从而形成各种形态（表1-3）。

表1-3　骨的表面形态

表面形态	特　　　点
骨面的突起	明显突出的称为突或棘；基底较广逐渐隆起的称为隆起，其中粗糙者称为粗隆；小的称为结节；长形的称为嵴；低而粗涩者称为线
骨面的凹陷	大的称为窝；小的称为凹或小凹；长的称为沟；浅者称为压迹
骨的空腔	大的称为腔、窦、房；小的称为小房；长的称为管或道，其开口称为口或孔，不完整者为裂孔
骨端的膨大	较圆者称为头或小头，头下缩细部分称为颈；椭圆形的膨大称为髁，髁的最突出部分称为上髁
骨的面和缘	较平滑的骨面称为面；骨的边缘称为缘；边缘上的缺口称为切迹

（3）骨的构造与功能：骨由骨质、骨膜和骨髓构成。此外还有血管、神经等（表1-4）。

表1-4　骨的构造与功能

构　　造		特点与功能
骨质	骨密质	由成层紧密排列的骨板构成，构成长骨骨干，抗压及抗扭力强
	骨松质	由许多板状骨小梁交织排列而成，呈海绵状，主要分布于骺、扁骨和不规则骨内，其中颅盖骨的骨松质称为板障
骨膜	骨外膜	有成骨细胞和破骨细胞，具有产生新骨和破坏旧骨的作用
	骨内膜	衬于骨髓腔内面和骨松质的腔隙内
骨髓	红骨髓	存在于长骨髓腔及骨松质腔隙内，有造血功能
	黄骨髓	含大量脂肪组织，当贫血时，可转化为红骨髓造血

（4）骨的化学成分和物理性质：成人骨坚硬而具有弹性。其抗压力约为15 kg/mm²。其物理性质主要取决于其化学成分（表1-5）。

表1-5　骨的化学成分和物理性质

化学成分	比　　例	主要成分	作　　用
有机物	占骨重的1/3	骨胶原纤维和黏多糖蛋白	维持骨的弹性和韧性
无机物	占骨重的2/3	碱性磷酸钙为主的无机盐类	维持骨的硬度

骨化学成分和物理性质随年龄增长而变化（表1-6）。

表1-6　不同年龄骨的化学成分和物理性质

不同年龄的骨	有机物比例	无机物比例	物理性质	骨　　折
幼儿骨	5/10	5/10	较柔韧易变形	折而不断，青枝骨折
青壮年骨	3/10	7/10	韧而坚硬	较不易骨折
老年人骨	2/10	8/10	较脆	粉碎性骨折

二、躯干骨

【目的要求】

（1）掌握躯干骨的组成及功能。

（2）掌握椎骨的结构、一般形态和功能。

（3）掌握各部椎骨的形态特征。

（4）掌握胸骨分部及形态结构。

（5）掌握肋骨结构。

（6）熟悉第1肋的形态特征。

（7）了解第2肋和第11、第12肋的形态特征及肋软骨的形态。

躯干骨包括椎骨、胸骨和肋（表1-7）。

表1-7　躯干骨的组成

躯干骨	椎　　骨					胸　骨	肋	合　计
	颈椎	胸椎	腰椎	骶骨	尾骨			
个数	7	12	5	1	1	1	24	51

1.椎骨

（1）椎骨的形态：椎骨由椎体和椎弓组成，椎体和椎弓共同围成椎孔（表1-8）。

表1-8　椎骨的形态

结　　构			一般形态
椎体			位于前部，呈短圆柱形
椎孔			由椎体和椎弓共同围成，组成椎管
椎弓 （位于后部）	椎弓根		椎上切迹
			椎下切迹
	椎弓板		
	突起（7个）	棘突（1个）：向后或后下	
		横突（1对）：向外或后外	
		上关节突（1对）：向上	
		下关节突（1对）：向下	

（2）各部椎骨的形态特征比较：骶骨由5块骶椎融合而成，呈三角形，底向上，尖向下。尾骨由3～4块尾椎融合而成。颈椎、胸椎和腰椎的形态特征如下（表1-9）。

表1-9　部分椎骨的形态特征比较

分部	椎体	椎孔	棘突	关节突关节面
颈椎	小，椭圆形	三角形	短而分叉	水平位
胸椎	心形	小	向后下，叠瓦状	冠状位
腰椎	粗壮，肾形	三角形	水平向后	矢状位

2.胸骨　胸骨分为胸骨柄、胸骨体、剑突3部分（表1-10）。

表1-10 胸骨的分部和形态结构

分　部	形态结构特点
胸骨柄	四边形，上宽下窄，上缘中份有颈静脉切迹，两侧有锁切迹
胸骨体	长方形骨板，侧缘接第2~7肋软骨，与胸骨柄连接处构成胸骨角
剑突	扁而薄，下端游离

　　胸骨角为胸骨柄和胸骨体连接处，形成微向前凸的角，可在体表摸到。其侧方与第2肋软骨相连，是计数肋骨的主要标志，向后正对第4胸椎椎体下缘。

　　3.肋　肋包括肋骨和相应的肋软骨，共12对。第1~7肋为真肋。第8~12肋为假肋，其中第11、第12肋末端游离，又称为浮肋；第8~10肋软骨形成肋弓。肋的分部和结构如下（表1-11）。

表1-11 肋的分部和结构

分　部	结　　　构
后端	肋头：与椎体上的肋凹形成关节
	肋颈
	肋结节
体	内侧面：近下缘有肋沟
	外侧面
	上缘
	下缘
前端	连接肋软骨

三、颅骨

【目的要求】

（1）掌握颅的位置、组成及分部。

（2）掌握脑颅和面颅诸骨名称、位置，熟悉其分部。

（3）掌握颅底内面3个颅窝的分界及重要结构。

（4）掌握颅底外面观、侧面观及新生儿颅骨的特点。

（5）掌握骨性鼻腔的构成。

（6）掌握鼻旁窦的位置及开口部位。

（7）熟悉颅的顶面观、后面观及颅盖内面观。

（8）熟悉颅的侧面观。

（9）熟悉眼眶的构成及四壁结构。

　　颅位于脊柱上方，由23块骨构成，以眶上缘至外耳门下缘的连线为界，分为脑颅骨和面颅骨两部分（表1-12）。

表1-12　脑颅和面颅诸骨的名称

分　部	单个的	成对的
脑颅骨（8）	额骨、筛骨、蝶骨、枕骨	顶骨、颞骨
面颅骨（15）	下颌骨、舌骨、犁骨	上颌骨、颧骨、鼻骨、泪骨、腭骨、下鼻甲骨

1.颅的整体观

（1）顶面观：可概括为一孔、二点、三缝。

一孔：顶孔（导血管）。

二点：冠矢点（前囟）、人字缝点（后囟）。

三缝：冠状缝、矢状缝、人字缝。

（2）侧面观：可概括为一点、三窝。

一点：翼点。

三窝：颞窝（颧弓上方的凹陷）、颞下窝（颞窝下方、较大的腔隙）、翼腭窝（上颌骨、腭骨和蝶骨翼突间，呈三角形）。

（3）前面观：可见孔裂的通道（表1-13）。

表1-13　颅的前面观所见孔裂

孔裂	所在部位
视神经孔	颅中窝
眶上裂	
眶下裂	向外：颞下窝
	向内：翼腭窝
眶下孔	面部
眶上孔（切迹）	额部

（4）颅底外面观：可以概括为一管、二窝、二突、十孔。

一管：颈动脉管。

二窝：颈静脉窝、下颌窝。

二突：乳突、茎突。

十孔：切牙孔、腭大孔、卵圆孔、棘孔、破裂孔、颈动脉管外口、颈静脉孔、茎乳孔、舌下神经管外口、枕骨大孔。

（5）颅底内面观：可以概括为一窝、一盖、一裂、一道、十一孔。

一窝：垂体窝。

一盖：鼓室盖。

一裂：眶上裂。

一道：内耳道。

十一孔：筛孔、视神经孔、圆孔、卵圆孔、棘孔、破裂孔、颈动脉管内口、内耳门、颈静脉孔、舌下神经管内口、枕骨大孔。

各静脉窦沟之间的连通关系：

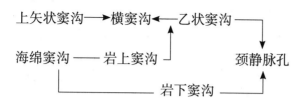

2.脑颅骨

（1）蝶骨：形似蝴蝶，以体部为中心（内有蝶窦），向周围发出3对突起。

向两侧：蝶骨大翼和小翼。

向下方：翼突（内侧板、外侧板）

（2）筛骨：冠状切面上呈"巾"字状。

垂直板：位于正中线上。

水平板：又称为筛板，上有筛孔。

迷路：内有筛窦，内侧面有上鼻甲、中鼻甲。

（3）颞骨：以外耳门为中心分为4部。

上部：称为颞鳞。

后部：乳突部（内有乳突小房）。

内侧部：岩部，又称为锥体。

前下部：鼓部，参与组成鼓室。

3.面颅骨

面颅骨名称位置（以上颌骨为中心）歌诀：

上连鼻泪，下有下颌，外颧内甲，后有犁腭，下颌喉间，舌骨落座。

下颌骨为最大的面颅骨，分为一体两支。

一体：下颌体。上缘为牙槽弓、下颌底。

两支：冠突、髁突。

【附1】翼腭窝的交通

方向	所经结构	通连部位
向前	眶下裂	眶
向后	翼管	破裂孔
向上	圆孔	颅中窝
向下	翼腭管	口腔
向内	蝶腭孔	鼻腔
向外	翼腭裂	颞下窝

【附2】鼻腔的交通

鼻　道	所经结构	通连部位
上鼻道	蝶窦口、后筛窦口、翼腭孔	筛窦后群、翼腭窝
中鼻道	漏斗、上颌窦裂孔	额窦，筛窦前群、中群，上颌窦
下鼻道	鼻泪管、切牙孔	眼眶、口腔

【附3】颅骨上的孔（裂、管）及所经结构

孔（裂、管）		所在位置	所经结构
面颅骨上的孔	眶上孔	额骨	眶上血管、神经
	眶下孔	上颌骨	眶下血管、神经
	颏孔	下颌骨外面	颏血管、神经
	鼻泪管	泪骨与上颌骨间	泪道
脑颅骨上的孔	筛孔	筛骨筛板	嗅神经
	视神经管	蝶骨	视神经
	眶上裂	蝶骨	动眼神经、滑车神经、展神经和三叉神经的眼神经
	眶下裂	蝶骨、腭骨、颧骨、上颌骨间	三叉神经的上颌神经
	圆孔	蝶骨	三叉神经的上颌神经
	卵圆孔	蝶骨	三叉神经的下颌神经
	棘孔	蝶骨	脑膜中动脉
	破裂孔	蝶骨、颞骨、枕骨	颈内动脉和导静脉
	内耳门	颞骨岩部	面神经、前庭蜗神经
	颈静脉孔	颞骨岩部与枕骨间	舌咽神经、迷走神经、副神经、颈内静脉
	舌下神经管	枕骨	舌下神经
	颈动脉管	颞骨岩部	颈内动脉
	茎乳孔	颞骨的茎突、乳突间	面神经
	枕骨大孔	枕骨	延髓、椎动脉

四、附肢骨

【目的要求】

（1）掌握肩胛骨、肱骨、尺骨、桡骨的位置及形态。

（2）掌握股骨、胫骨、腓骨位置及形态。

（3）熟悉腕骨、掌骨和指骨的基本形态、位置和排列。

（4）熟悉跗骨的排列及其基本形态。

（5）熟悉跖骨、趾骨的基本形态及位置。

附肢骨包括上肢骨和下肢骨。上肢骨、下肢骨都由与躯干相连接的肢带骨和能自由活动的自由肢骨2部分构成（表1-14）。

表1-14　附肢骨的分部

分　部		上肢骨	下肢骨
肢带骨		肩胛骨、锁骨	髋骨
自由肢骨	近侧部	臂：肱骨	大腿：股骨、髌骨
	中间部	前臂：桡骨、尺骨	小腿：胫骨、腓骨
	远侧部	手：腕骨（8块）、掌骨（5块）、指骨（14块）	足：跗骨（7块）、跖骨（5块）、趾骨（14块）

1.上肢骨

（1）肩胛骨的形态结构：肩胛骨为三角形扁骨（表1-15）。

表1-15　肩胛骨的形态结构

位置	形态结构
三缘	上缘：短而薄，外侧有肩胛切迹、喙突
	外侧缘：肥厚，邻近腋窝，又称为腋缘
	内侧缘：薄而长，对向脊柱（脊柱缘）
三角	上角：平第2肋
	外侧角：肥厚，有梨状关节面——关节盂
	下角：平第7肋
两面	前面（腹侧面）：肩胛下窝
	后面（背侧面）：肩胛冈，肩胛骨以肩胛冈为界分为冈上窝、冈下窝

（2）肱骨、尺骨和桡骨的形态结构（表1-16）。

表1-16　肱骨、尺骨、桡骨的形态结构

上肢骨	位　置	形态结构		
		上端	体	下端
肱骨	臂部（微弯向掌侧）	①肱骨头：呈半球形 ②肱骨颈：肱骨头周围为解剖颈，颈头体交界为外科颈	①上段：呈圆柱形 ②下段：呈三棱柱形	①内上髁：向内侧突出 ②外上髁：向外侧突出 ③肱骨小头：其外侧突起为外上髁 ④肱骨滑车：在小头内侧 ⑤鹰嘴窝：为滑车后上方的凹窝
尺骨	前臂内侧（上端大、下端小）	①滑车切迹 ②鹰嘴 ③冠突 ④桡切迹 ⑤尺骨粗隆	①上3/4：呈三棱柱形 ②下1/4：呈圆柱形	尺骨头（包括环状关节面和尺骨茎突）
桡骨	前臂外侧（下端大、上端小）	①桡骨头（包括关节凹和环节关节面） ②桡骨颈 ③桡骨粗隆	三棱柱状	①尺切迹 ②桡骨茎突

（3）桡骨、尺骨相应结构的比较（表1-17）。

表1-17　桡骨、尺骨相应结构的比较

相应部位	桡　骨	尺　骨	说　明
小头	上端	下端	一骨小头与另一骨切迹相对组成桡尺关节（近侧、远侧）均为上臂屈肌的止点
切迹	下端内侧	上端冠突外侧	
粗隆	上端前内侧	上端冠突前面	
茎突	下端外侧	下端内侧	
骨间嵴	骨体之内侧缘	骨体之外侧缘	

（4）腕骨的排列顺序：腕骨共8块，排成两列，即近侧列和远侧列。近侧列为手舟骨、月骨、三角骨和豌豆骨；远侧列为大多角骨、小多角骨、头状骨和钩骨。

腕骨名称歌诀：舟月三角豆，大小头状钩；摔跤若骨折，先查月和舟。

2.下肢骨

（1）髋骨的形态结构：髋骨为不规则骨，左右各一，组成骨盆盆壁，将自由下肢骨连于躯干。其形态特征为：上份扁阔，中份窄厚，有朝向下外侧的深窝，称为髋臼；下份有一大孔称为闭孔，孔后方的骨肥厚。

髋骨由髂骨、坐骨和耻骨合成，髂骨位于后上方，耻骨位于前下方，坐骨位于后下方（表1-18）。三骨汇合于髋臼。

表1-18　髋骨的形态结构

髋骨	位　置	形态结构
髂骨	髋骨的后上部	①髂骨体：构成髋臼上份 ②髂骨翼：上缘为髂嵴 ③髂前、髂后上棘：髂嵴前端、后端 ④髂前、髂后下棘：髂前、髂后上棘的下方 ⑤髂窝：位于髂骨翼内侧面 ⑥弓状线：髂窝下界骨嵴，后连耳状面
坐骨	髋骨的后下部	①坐骨体：构成髋臼的后下部 ②坐骨结节：坐骨下端后份，肥厚而粗糙 ③坐骨小孔 ④坐骨棘 ⑤坐骨大孔 ⑥坐骨支
耻骨	髋骨的前下部	①耻骨体：构成髋臼的前下部的1/5 ②髂耻隆起：髂骨与耻骨体交界处 ③耻骨上支：上缘称为耻骨梳，前端称为耻骨结节 ④耻骨下支：向内至耻骨嵴、耻骨联合面 ⑤闭孔

（2）股骨、胫骨和腓骨的形态结构（表1-19）。

表1-19　股骨、胫骨和腓骨的形态结构

名称	上　端	体	下　端
股骨	①股骨头：半球形 ②股骨颈：股骨头外下方狭细部分 ③大转子：上外方（前） ④小转子：内下方（后）	稍微向前弓曲，上段圆柱形，中段三棱柱形，下段前后略扁	①内侧髁 ②髁间窝 ③外侧髁 ④外上髁 ⑤内上髁
胫骨	①内侧髁、髁间隆起、外侧髁（后下有腓关节面） ②胫骨粗隆：两髁前下方	三棱柱形	①内踝 ②腓切迹：外侧
腓骨	①腓骨小头：稍膨大，上有关节面 ②腓骨颈：头体交界处	三棱形，细长	外踝

（3）股骨与肱骨相应结构比较（表1-20）。

表1-20　股骨与肱骨相应结构比较

名称	上　端			体	下　端			
肱骨	头	颈（解剖颈、外科颈）	大结节 小结节	三角肌粗隆	滑车	小头	内上髁 外上髁	桡窝 冠突窝 鹰嘴窝
股骨	头	颈	大转子 小转子	臀肌粗隆	内侧髁	外侧髁	内上髁 外上髁	髁间窝

（4）跗骨的排列：跗骨分为近、中、远3列。

远列：由内向外依次为内侧楔骨、中间楔骨、外侧楔骨。

中列：内侧舟骨，外侧骰骨。

近列：上方距骨，下方跟骨。

跗骨名称歌诀：三楔前面走，骰骨外侧候；跟骨驮距骨，距骨搭上舟。

【本章歌诀】

1. 颅骨：卡颌犁颧腭，下甲泪鼻舌，单个犁骨舌下颌，中蝶靠前筛，枕后又前额，两顶二颞以缝合（注：卡代表上下）。

2. 颅中窝：眶上裂有动滑眼外展，视神管有神经来通过，正圆卵圆通过上下颌，棘孔动脉就是脑膜中。

3. 腕骨：舟月三角豆，大小头状钩。

4. 跗骨：一二三楔骰内舟，上距下跟后出头。

5. 鼻旁窦：蝶筛隐窝是蝶窦，上鼻（道）开口筛窦后；中鼻（道）开口上颌窦，筛窦前中和额窦。

6. 骨盆界线：岬和两翼（骶翼）弓状线，耻骨梳嵴联合（上）缘。

7. 长骨、短骨和扁骨：肱尺桡掌指为长，股胫腓跖趾共享；短（骨）腕跗骨共15；扁（骨）胸肋肩（胛）髋脑颅。

8. 骨盆下口：耻骨联合是下缘，耻骨下支紧相连；坐骨结节坐骨支，骶结（节）韧带尾冒尖。

练习题·

一、名词解释

1. 椎间孔

2. 骨膜

3. 骨髓

4. 椎孔

5. 椎管

6. 骶管裂孔

7. 胸骨角

8. 翼点

二、单项选择题（只有一个正确答案）

1. 桡神经沟位于（　　　）

    A. 肱骨上端　　　　　　　　B. 肱骨体　　　　　　　　C. 肱骨下端

    D. 尺骨体　　　　　　　　　E. 桡骨体

2. 眶下孔位于（　　　）

    A. 颧骨　　　　　　　　　　B. 鼻骨　　　　　　　　　C. 上颌骨

    D. 下颌骨　　　　　　　　　E. 颞骨

3. 关于骺软骨的描述，正确的是（　　　）

    A. 位于骺的表面　　　　　　B. 属于透明软骨　　　　　C. 成人的骺软骨呈线状

    D. 属于纤维软骨　　　　　　E. 随着年龄的增长而渐长

4. 属于桡骨下端的结构是（　　　）

    A. 桡神经沟　　　　　　　　B. 桡切迹　　　　　　　　C. 尺切迹

    D. 尺神经沟　　　　　　　　E. 桡骨头

5. 关于犁骨的描述，正确的是（　　　）

    A. 左右各一　　　　　　　　B. 位于筛板紧下方　　　　C. 构成骨性鼻中隔上部

    D. 构成骨性鼻中隔下部　　　E. 属于脑颅骨

6. 关于眶上裂的描述，正确的是（　　　）

    A. 位于颅前窝　　　　　　　B. 属于筛骨上的结构　　　C. 属于额骨上的结构

    D. 属于蝶骨上的结构　　　　E. 是蝶骨和筛骨间的裂隙

7. 关于肩胛骨的描述，正确的是（　　　）

    A. 内侧缘称为腋缘　　　　　　B. 肩峰末端膨大形成喙突

    C. 前面有肩胛冈　　　　　　　D. 后面为肩胛下窝

    E. 内侧缘称为脊柱缘，外侧角上有关节盂

8. 腕骨包括（　　　）

    A. 距骨　　　　　　　　　　B. 骰骨　　　　　　　　　C. 楔骨

    D. 月骨　　　　　　　　　　E. 距骨

9. 外踝位于（　　　　）

    A. 胫骨下端   B. 胫骨上端   C. 腓骨上端

    D. 腓骨下端   E. 股骨下端

10. 髋臼上有（　　　　）

    A. 耳状面   B. 月状面   C. 臀面

    D. 髌面   E. 以上皆不对

11. 一般椎骨不包括（　　　　）

    A. 椎体   B. 椎弓   C. 椎孔

    D. 侧块   E. 棘突

12. 关于胸椎的叙述，正确的是（　　　　）

    A. 关节突呈矢状位   B. 椎体最小   C. 椎孔最大

    D. 有肋凹   E. 棘突呈方板状

13. 颈椎特有的结构是（　　　　）

    A. 横突肋凹   B. 关节突   C. 棘突

    D. 横突孔   E. 椎孔

14. 骶骨和髋骨均有的结构是（　　　　）

    A. 粗线   B. 月状面   C. 耳状面

    D. 弓状线   E. 髋臼

15. 不成对的面颅骨有（　　　　）

    A. 鼻骨   B. 泪骨   C. 舌骨

    D. 腭骨   E. 额骨

16. 成对的脑颅骨有（　　　　）

    A. 颧骨   B. 犁骨   C. 顶骨

    D. 蝶骨   E. 枕骨

17. 颅后窝有（　　　　）

    A. 颈动脉沟   B. 乙状窦沟   C. 外耳门

    D. 三叉神经压迹   E. 筛孔

18. 脑膜中动脉穿过（　　　　）

    A. 圆孔   B. 卵圆孔   C. 棘孔

    D. 破裂孔   E. 茎乳孔

19. 肱骨骨折的好发部位是（　　　　）

    A. 解剖颈   B. 外科颈   C. 肱骨干

    D. 肱骨下端   E. 尺神经沟

20. 不属于颅中窝的结构有（　　　　）

    A. 眶上裂   B. 眶下裂   C. 颈动脉沟

    D. 视神经管   E. 卵圆孔

21. 在颅底内面可见而外面不可见的结构有（　　）

    A. 圆孔   B. 卵圆孔   C. 棘孔

    D. 破裂孔   E. 颈静脉孔

22. 骶管麻醉的穿刺部位应正对（　　）

    A. 骶前孔   B. 骶后孔   C. 骶管裂孔

    D. 骶角   E. 骶岬

23. 颅中窝有（　　）

    A. 筛孔   B. 垂体窝   C. 颈动脉管外口

    D. 颈静脉孔   E. 鸡冠

24. 眶与鼻腔相交通是通过（　　）

    A. 眶下裂   B. 眶下管   C. 眶下孔

    D. 鼻泪管   E. 圆孔

25. 构成骨性鼻中隔的是（　　）

    A. 犁骨和腭骨   B. 上颌骨和犁骨   C. 筛骨垂直板和犁骨

    D. 下鼻甲和犁骨   E. 犁骨和鼻骨

26. 中鼻甲属于（　　）

    A. 上颌骨   B. 蝶骨   C. 筛骨

    D. 上鼻甲的一部分   E. 鼻骨

27. 关于鼻旁窦的说法，正确的是（　　）

    A. 都开口于上鼻道

    B. 都开口于中鼻道

    C. 口腔感染时易累及鼻旁窦

    D. 鼻腔感染时易累及鼻旁窦

    E. 上颌窦开口于下鼻道

28. 分泌物引流最困难的鼻旁窦是（　　）

    A. 上颌窦   B. 筛窦前、中群   C. 蝶窦

    D. 额窦   E. 以上都不对

29. 肱骨内上髁后下方的一个浅沟是（　　）

    A. 桡神经沟   B. 尺神经沟   C. 结节间沟

    D. 半月切迹   E. 冠突窝

30. 下颌窝前方的隆起称为（　　）

    A. 大结节   B. 小结节   C. 顶结节

    D. 关节结节   E. 跟结节

31. 眶内侧壁前下部的长圆形窝是（　　）

    A. 眶下裂   B. 泪腺窝   C. 泪囊窝

    D. 眶下沟   E. 眶下管

32. 属于肋骨的结构是（　　　）

    A. 肋凹　　　　　　　　　　B. 横突肋凹　　　　　　　C. 肋切迹

    D. 锁切迹　　　　　　　　　E. 肋沟

33. 有下颌神经通过的是（　　　）

    A. 棘孔　　　　　　　　　　B. 圆孔　　　　　　　　　C. 卵圆孔

    D. 破裂孔　　　　　　　　　E. 筛孔

34. 筛窦后群开口于（　　　）

    A. 上鼻道　　　　　　　　　B. 中鼻道　　　　　　　　C. 下鼻道

    D. 总鼻道　　　　　　　　　E. 蝶筛隐窝

三、多项选择题（有两个或两个以上正确答案）

1. 关于翼点的描述，正确的是（　　　）

    A. 由顶骨、枕骨、颞骨、蝶骨构成　　　B. 由顶骨、额骨、颞骨、蝶骨构成

    C. 内面紧贴脑膜中动脉前支　　　　　　D. 颅外侧部最薄弱区

    E. 呈 "H" 形

2. 关于眶的描述，正确的是（　　　）

    A. 借筛孔与颅前窝交通　　　　　　　　B. 借视神经管与颅中窝交通

    C. 借鼻泪管与鼻腔交通　　　　　　　　D. 借眶下裂与颅后窝交通

    E. 泪腺窝位于眶上壁前外侧

3. 属于胸椎的结构有（　　　）

    A. 横突孔　　　　　　　　　B. 横突肋凹　　　　　　　C. 齿突凹

    D. 棘突伸向后下方　　　　　E. 上关节凹

4. 关于寰椎的描述，正确的是（　　　）

    A. 有齿突　　　　　　　　　B. 有齿突凹　　　　　　　C. 无椎体

    D. 两侧块下面有关节面　　　E. 棘突末端分叉

5. 可作为体表骨性标志的有（　　　）

    A. 齿突　　　　　　　　　　B. 隆椎的棘突　　　　　　C. 肩胛骨下角

    D. 枕外隆凸　　　　　　　　E. 骶角

6. 关于锁骨的描述，正确的是（　　　）

    A. 只有外侧端可在体表触及　　　　　　B. 内侧2/3凸向前

    C. 外侧2/3凸向前　　　　　　　　　　D. 外侧端称为肩峰端

    E. 骨折后上肢运动不受影响

7. 关于骶角的描述，正确的是（　　　）

    A. 是骶骨的最下端　　　　　　　　　　B. 在骶管裂孔两侧

    C. 由第5骶椎下关节突构成　　　　　　D. 由于第4、第5骶椎椎弓缺如而形成

    E. 为确定骶管裂孔位置的骨性标志

8. 构成桡腕关节的有（　　　）

  A. 桡尺骨下端的腕关节面   B. 手舟骨   C. 月状骨

  D. 豌豆骨   E. 三角骨

9. 关于肋沟的描述，正确的是（　　　）

  A. 位于肋颈   B. 位于肋骨体上缘

  C. 位于肋体肋颈交界处   D. 位于肋体内面下缘

  E. 有神经血管通过

10. 关于胸骨角的描述，正确的是（　　　）

  A. 微向前凹   B. 微向前凸

  C. 在胸骨柄和体连接处   D. 侧方对第2肋

  E. 用于计数肋骨

11. 围成胸廓上口的骨有（　　　）

  A. 锁骨   B. 第1肋   C. 胸骨柄上缘

  D. 第1胸椎   E. 肩峰

12. 围成胸廓下口的骨有（　　　）

  A. 第12胸椎椎体   B. 第12肋   C. 第11肋

  D. 胸骨体下端   E. 剑突

13. 属于纤维软骨的是（　　　）

  A. 多数关节软骨   B. 肋软骨   C. 关节盘

  D. 半月板   E. 椎间盘

14. 位于颅中窝的有（　　　）

  A. 颈静脉孔   B. 破裂孔   C. 圆孔

  D. 棘孔   E. 筛孔

15. 以下属于短骨的是（　　　）

  A. 手舟骨   B. 指骨   C. 距骨

  D. 颞骨   E. 骰骨

16. 关于胸骨的描述，正确的是（　　　）

  A. 由胸骨柄和胸骨体构成   B. 是扁骨   C. 参与构成胸廓

  D. 前面微凸   E. 胸骨角对第1肋切迹

17. 关于颈椎的描述，正确的是（　　　）

  A. 有横突肋凹   B. 有横突孔

  C. 第2~6颈椎的棘突分叉   D. 横突孔均有椎动脉通过

  E. 第1颈椎又称为寰椎

18. 属于颅前窝的结构有（　　　）

  A. 鸡冠   B. 眶下裂   C. 眶下沟

  D. 眶下孔   E. 筛孔

19. 属于成对的脑颅骨有（　　　）

 A. 颞骨   B. 额骨   C. 顶骨

 D. 上颌骨   E. 鼻骨

20. 具有冠突结构的骨是（　　　）

 A. 桡骨   B. 尺骨   C. 上颌骨

 D. 下颌骨   E. 肱骨

21. 属于桡骨的结构是（　　　）

 A. 滑车切迹   B. 桡切迹   C. 尺切迹

 D. 冠突   E. 腕关节面

22. 在肱骨上端有（　　　）

 A. 内上髁   B. 三角肌粗隆   C. 大结节

 D. 大转子   E. 小结节

23. 属于胫骨下端的结构是（　　　）

 A. 胫骨粗隆   B. 腓关节面   C. 腓切迹

 D. 内踝   E. 外踝

24. 颅后窝有（　　　）

 A. 颈动脉管外口   B. 舌下神经管内口   C. 舌下神经管外口

 D. 颈静脉孔   E. 内耳门

25. 关于胸骨的描述，正确的是（　　　）

 A. 前面微凸   B. 体的侧缘连第1～7肋

 C. 分胸骨柄、胸骨体和剑突   D. 后面微凸

 E. 胸骨角对第2肋

26. 关于髋骨的描述，正确的是（　　　）

 A. 属不规则骨   B. 只由髂骨和耻骨构成

 C. 髂骨翼外面称为髂窝   D. 髂骨翼内面称为髂窝

 E. 髂骨翼内面粗糙而有隆凸

27. 含有成骨细胞和破骨细胞的是（　　　）

 A. 骨外膜全层   B. 骨内膜   C. 骨外膜外层

 D. 骨外膜内层   E. 颅盖骨内板

28. 关于骨密质的描述，正确的是（　　　）

 A. 配布于各类骨的表面   B. 包括内板   C. 包括外板

 D. 包括板障   E. 内板厚而坚韧，外板薄而松脆

29. 关于骨髓的描述，正确的是（　　　）

 A. 充填于骨髓腔   B. 充填于骨松质间隙内

 C. 分为红骨髓和黄骨髓   D. 成人的黄骨髓有时也可转化为红骨髓

 E. 髂骨内终生都是红骨髓

30. 关于骨质的化学成分的描述，正确的是（　　　）

　　A. 骨主要由有机质和无机质组成

　　B. 有机质赋予骨以弹性和韧性，无机质使骨坚硬挺实

　　C. 成人：有机质与无机质之比约为3∶7

　　D. 老年人：有机质占比例较大

　　E. 幼儿：有机质占比例较成年人大

31. 有关成人椎骨的描述，正确的是（　　　）

　　A. 有24块　　　　　　　　B. 有32块　　　　　　　　C. 有26块

　　D. 由椎体和椎弓构成　　　E. 一般有7个突起

32. 关于颈椎的描述，正确的是（　　　）

　　A. 有肋凹

　　B. 有横突孔

　　C. 椎体间可形成Luschka关节（钩椎关节）

　　D. 第6颈椎横突末端有颈动脉结节

　　E. 棘突呈叠瓦状排列

33. 关于椎体钩的描述，正确的是（　　　）

　　A. 位于第3~7颈椎体上面两侧缘

　　B. 位于第3~7胸椎体上面两侧缘

　　C. 椎体钩若与上位椎体下面两侧唇缘相接，则形成钩椎关节

　　D. 过度增生可导致颈椎病

　　E. 可形成Luschka关节

34. 由顶骨参与构成的结构有（　　　）

　　A. 冠状缝　　　　　　　　B. 矢状缝　　　　　　　　C. 人字缝

　　D. 翼点　　　　　　　　　E. 顶孔

35. 计数椎骨的标志有（　　　）

　　A. 隆椎（第7颈椎）棘突　　　B. 髂嵴最高点平第3、第4腰椎棘突间

　　C. 髂前上棘　　　　　　　　D. 髂前下棘

　　E. 坐骨棘

36. 计数肋的标志有（　　　）

　　A. 颈静脉切迹　　　　　　　B. 肋弓　　　　　　　　C. 胸骨角

　　D. 肩胛下角　　　　　　　　E. 以上皆无

四、填空题

1. 运动系统由 _____、_____ 和 _____ 组成。

2. 长骨呈管状，分为体和端。体又称为 _____，其内腔称为 _____；长骨两端膨大，
　称为 _____。体和端相连的部分称为 _____，体和端之间幼年时是 _____，成年
　后骨化为 _____。

3. 骨主要是由 _____ 、 _____ 和 _____ 构成。

4. 骨质包括 _____ 、 _____ 。骨髓有 _____ 和 _____ 。

5. 颈椎的特征性结构 _____ 孔，其内多数有 _____ 和 _____ 通过。第1颈椎既无棘突又无 _____ ，其椎体形成了枢椎的 _____ ；第7颈椎称为 _____ 。胸椎的独特特点是有 _____ 凹和 _____ 凹。

6. 胸骨从上向下分为 _____ 、 _____ 和 _____ 3部分，胸骨柄和胸骨体连接处向前微凸的部分为 _____ ，其侧方连接的是第 _____ 肋。

7. 椎间孔内有 _____ 通过，骶后孔内有 _____ 通过。

8. 椎弓与椎体间的孔称为 _____ ，相连椎骨的椎上、椎下切迹间为 _____ 。

9. 分布于骨表面，质地致密的骨质称 _____ ；分布于骨内部，由骨小梁构成的是 _____ ；位于颅盖各骨内、外板骨密度间的骨松质称为 _____ 。

10. 髌骨是人体最人的 _____ 。_____ 是人体最长的骨。

11. 骨按部位可分为 _____ 、 _____ 和 _____ 。

12. 两顶骨间的缝称为 _____ ，额骨和两顶骨间的缝称为 _____ 。

13. 脊柱侧面观有4个生理弯曲，即颈曲、胸曲、腰曲、骶曲。其中胚胎时已形成的是 _____ 和 _____ ，腰曲凸向 _____ 。

14. 含气骨有 _____ 、 _____ 、 _____ 、 _____ 。

五、问答题

1. 颈椎、胸椎、腰椎各有何主要特征？

2. 颅骨可分为哪2个部分？各部由哪些骨组成？

3. 颅前窝、颅后窝各有哪些主要孔裂？各通过哪些结构？

4. 颅中窝有哪些主要孔裂？各通过哪些结构？

5. 新生儿颅有哪些特征？

6. 计数肋、椎骨主要的骨性标志有哪些？

7. 躯干有哪些主要骨性标志？

8. 上肢、下肢各有哪些主要骨性标志？

9. 头部有哪些骨性标志？

第二章　骨　连　结

【目的要求】

（1）掌握关节的基本构造和辅助结构。

（2）掌握关节的分类及关节运动的形式。

（3）熟悉直接连结的3种类型。

（4）了解关节灵活性与稳固性的辩证关系、关节的血管淋巴管及神经。

骨与骨之间可借3种组织相连，即纤维结缔组织、软骨和骨。其连结方式可分为直接连结与间接连结（表2-1）。

表2-1　骨连结方式

连结方式	两骨间腔隙	活动性	是否为关节	分布主要部位
直接连结	无腔	不能活动或微动	非关节	如颅骨之间
间接连结	有腔	能活动	关节	如四肢骨之间

1.直接连结　直接连结分为纤维连结、软骨连结和骨性连结（表2-2）。

特点：两骨的相对面间，借纤维结缔组织或软骨及骨直接相连，其间无间隙，不能活动或活动度较小。

表2-2　直接连结的3种类型

分　类		连结组织	部位举例
纤维连结	韧带连结	纤维结缔组织，较长	棘间韧带、前臂骨间膜
	缝连结	纤维结缔组织，软薄	颅的矢状缝、冠状缝
软骨连结	透明软骨结合	透明软骨	骺软骨
	纤维软骨结合	纤维软骨	椎间盘、耻骨联合
骨性结合		骨组织，由软骨结合或纤维连结骨化而成	骶椎间的骨性愈合

2.间接连结　间接连结又称为关节。

特点：由2块或2块以上的骨构成，相对骨面间具有间隙，并能运动。

（1）关节的基本结构（表2-3）。

表2-3　关节的基本结构

构　成	特　　点
关节面	一般为一凸一凹，覆盖有关节软骨；表面光滑；软骨有弹性，能承受负荷和吸收震荡
关节囊	由结缔组织构成的膜性囊，两端附于骨关节面以外的骨面；外层为纤维层，厚而坚韧，由致密结缔组织构成；内层为滑膜层，薄而柔润，由疏松结缔组织构成，分泌滑液
关节腔	由关节囊滑膜层和关节软骨共同围成的密闭腔，为滑膜关节所独有，内含少量滑液，腔内为负压，有利于维持关节的稳定性

（2）关节的辅助结构是为了加固关节，适应关节的特殊功能所形成的一些特殊结构。包括韧带、关节内软骨、关节襞和关节囊。

1）韧带：相邻两骨间的致密纤维结缔组织束，有加强关节稳定性的作用。

囊外韧带：位于关节囊外，如髋关节的髂股韧带；

囊内韧带：位于关节囊内，如膝关节内的交叉韧带。

2）关节内软骨：位于关节腔内的纤维软骨，有关节盘和关节唇2种。

关节盘：位于两关节面之间的纤维软骨板，将关节腔分为2个部分。关节盘可增加关节稳定性，增加运动的形式和范围，减少冲击和震荡，如膝关节的半月板。

关节唇：附着于关节窝周缘的纤维软骨环，加深关节窝，增加关节稳定性，如髋关节的髋臼唇。

3）滑膜襞和滑膜囊。

滑膜襞：滑膜重叠卷折并突向关节腔内形成的。

滑膜囊：滑膜从纤维膜缺失处或薄弱处向外囊状膨出，充填于肌腱与骨面之间而形成的。

（3）关节的分类（表2-4）。

表2-4　关节的分类

分　类		关节轴	运动方式	举　例
单轴关节	屈戌关节（滑车）	冠状轴	屈、伸	手指间关节
	车轴关节	垂直轴	旋转	桡尺近侧关节
双轴关节	椭圆关节	冠状轴、矢状轴	屈、伸，收、展，环转	桡腕关节
	鞍状关节	冠状轴、矢状轴	屈、伸，收、展，环转	拇指腕掌关节
多轴关节	球窝关节	冠状轴、矢状轴、垂直轴	屈、伸、收、展、旋转	髋关节
	平面关节	冠状轴、矢状轴、垂直轴	屈、伸、收、展、旋转	肩锁关节
联动关节	两个或两个以上结构完全独立的关节，但必须同时进行活动，如颞下颌关节			

（4）关节的运动与关节面的形态密切相关，可依照关节运动的3种轴而分为屈伸、收展和旋转3组拮抗性动作（表2-5），此外，具有两个以上运动轴的关节均可作环转运动。

表2-5　关节的运动

运动形式	关节轴	特　　点
屈和伸	冠状轴	运动时两骨相互靠拢，角度缩小的为屈；反之，角度增大的为伸
内收和外展	矢状轴	运动时骨向正中矢状面靠拢者为内收；反之，离开正中矢状面者为外展
旋转	垂直轴	骨的前面转向内侧为旋内；反之，旋向外侧为旋外

（5）决定关节灵活性与稳定性的因素（表2-6）。

表2-6　决定关节灵活性和稳定性的因素

因　　素	灵活性大	灵活性小
相对关节的适合程度	不适合	适合
运动轴的多少	多	少
关节囊的松紧	松弛	紧张
副韧带的数量	少	多
肌肉的数量	多	少

一、躯干骨的连结

【目的要求】

（1）掌握椎间盘的位置、形态结构和功能及其临床意义。

（2）掌握前纵韧带、后纵韧带的位置、形态和功能。

（3）掌握黄韧带、棘上韧带、棘间韧带的位置和功能。

（4）掌握脊柱的4个生理性弯曲及其成因和功能。

（5）掌握胸廓的组成及其功能。

（6）掌握胸廓上口、下口的形态和组成。

（7）掌握胸骨下角的组成。

（8）熟悉脊柱各面观的形态特点。

（9）熟悉肋与椎骨的连结及肋与胸骨的连结。

（10）熟悉胸廓的运动与呼吸的关系。

（11）了解寰枕、寰枢关节的构成。

（12）了解脊柱的运动特点及脊柱的常见变异和畸形。

（13）了解胸廓形态改变机制及常见变异。

1.椎骨的连结　包括椎体间的连结和椎弓间的连结（表2-7）。

表2-7　椎骨的连结

名　　称			位　　置	功　　能
椎体间	椎间盘	纤维环（周围）	相邻两个椎体间	似"弹簧垫"，缓冲震荡
		髓核（中间）		
	前纵韧带		椎体和椎间盘前面	防止脊柱过伸和防止椎间盘向前脱出
	后纵韧带		椎体后面	限制脊柱过度前屈，防止椎间盘向后脱出

（续表）

名　称		位　置	功　能
椎弓间	黄韧带	相邻椎弓板间	协助围成椎管，限制脊柱过度前屈
	棘上韧带	各棘突尖端	限制脊柱过度前屈
	棘间韧带	两棘突间	限制脊柱过度前屈
	横突间韧带	相邻横突间	限制脊柱侧屈
	关节突关节	相邻椎骨的上下关节突间	允许两相邻椎骨间有一定活动性

2.脊柱的整体观及其运动　从侧面观察脊柱，可见4个生理弯曲。

向前凸的：颈曲、腰曲。

向后凸的：胸曲、骶曲。

脊柱除支持和保护脊髓外，还可做屈、伸、侧屈、旋转和环转运动。

3.肋的连结

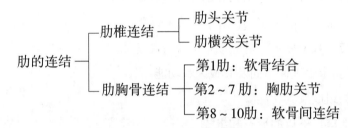

4.胸廓　胸廓是由12个胸椎、12对肋、1个胸骨和它们之间的连结共同组成的笼状支架。

成人近似圆锥形，上窄下宽，前后径小，有上、下两口（表2-8）。两侧肋弓在中线相交构成胸骨下角。

表2-8　胸廓的上口和下口

名　称	形　态	组　成
胸廓上口	较小，肾形，向前倾斜约30°	胸骨柄上缘，第1肋和第1胸椎体
胸廓下口	宽而不整齐	第12胸椎，第11、第12肋和肋弓、剑突

二、颅的连结

【目的要求】

（1）掌握颞下颌关节的结构与功能。

（2）熟悉颅骨的连结形式。

1.颞下颌关节的组成　由下颌头及颞骨的下颌窝构成。

2.颞下颌关节的特点　关节囊松弛，囊外有外侧韧带加强，囊内有纤维软骨构成的关节盘，将关节腔分为上、下2部分。

3.颞下颌关节的运动功能　属于联合关节，可做上提、下降、前伸、后缩及侧方运动。

三、附肢骨的连结

【目的要求】

（1）掌握肩关节、肘关节、桡腕关节的结构、形态特点和运动功能。

（2）掌握骨盆的结构及分部，骨盆界线、上口、下口的结构及骨盆腔的结构。

（3）掌握髋关节、膝关节、踝关节的结构、形态特点和运动功能。

（4）熟悉上肢带骨连结的结构。

（5）熟悉前臂骨连结的结构及手关节的结构。

（6）熟悉下肢带骨连结的结构、形态特点。

（7）熟悉跗骨间关节的结构、形态和功能。

（8）熟悉足弓的结构及其功能。

（9）了解胸锁关节、肩锁关节与喙肩韧带。

（10）了解骨盆的性别差异及临床常用的骨盆径线测量。

（11）了解跗跖关节、跖骨间关节、跖趾关节和足趾间关节。

1.上肢骨的连结　上肢骨主要关节的结构、特点和运动功能如下（表2-9）。

表2-9　肩关节、肘关节、桡腕关节的结构、特点和运动功能

名　称	结　构		特　点	运动功能
	主要结构	辅助结构		
肩关节	肱骨头和肩胛骨的关节盂	①韧带（喙肱韧带）②关节唇	"头大盂浅"，关节囊松弛，下壁更为薄弱，囊内有肱二头肌长头腱	屈、伸、收、展，旋内、旋外、环转
肘关节（包括肱桡关节、肱尺关节、桡尺近侧关节）	肱骨小头和桡骨关节凹，肱骨滑车和尺骨滑车切迹，桡骨环状关节面和尺骨桡切迹	韧带：囊内侧为尺侧副韧带；囊外侧为桡侧副韧带；囊内为桡骨环状韧带	3个关节包在一个囊内，囊前后壁薄而松弛	屈、伸，桡尺近侧关节可做旋转运动
桡腕关节	桡骨头和尺骨下方的关节盘构成关节窝，手舟骨、月骨、三角骨的近侧面构成关节头	关节盘	关节囊松弛	屈、伸、收、展，环转

肩关节特点歌诀：

肩关节灵又稳，头大盂浅且有唇，

囊薄内有长头腱，外有肌肉喙肩弓，

屈伸收展又旋转，关节脱位易下冲。

肘关节特点歌诀：

三个关节在一腔，肘尺为主屈伸忙，

前后囊壁较松弛，两侧韧带来加强，

桡骨小头环韧带，半脱位在小儿郎。

2.下肢骨的连结

（1）髋关节、膝关节和踝关节的结构、特点和运动功能（表2-10）。

表2-10 髋关节、膝关节和踝关节的结构、特点和运动功能

名称	结　　构		特　　点	运动功能
	主要结构	辅助结构		
髋关节	髋臼窝和股骨头	①韧带：囊外前方有髂股韧带；囊内有股骨头韧带、髋臼横韧带 ②髋臼唇	"头大盂深"，关节囊坚韧	屈、伸，展、收，旋内、旋外，环转
膝关节	股骨下端、胫骨上端和髌骨	①韧带：囊外前方有髌韧带，后有腘斜韧带，内侧有胫侧副韧带，外侧有腓侧副韧带；囊内有前、后交叉韧带 ②半月板：内侧半月板呈大"C"形；外侧半月板呈小"O"形 ③翼状襞、髌上囊、髌下深囊	全身最大、最复杂的关节，3块骨参与膝关节构成	屈、伸，旋内、旋外（膝关节半屈位时）
踝关节	胫腓二骨下端和距骨滑车	韧带：囊内侧有内侧韧带（三角韧带）；囊外侧有距腓前韧带、距腓后韧带、跟腓韧带	距骨滑车前宽后窄，跖屈时关节稳定性差，背屈时关节较稳	背屈、跖屈

（2）骨盆：由骶骨、尾骨、左右髋骨借骨连结构成的环。骨盆借界线分为大骨盆、小骨盆。

界线：由骶岬及其两侧的骶骨、弓状线、耻骨梳和耻骨嵴及耻骨联合上缘构成的环形线。界线以上为大骨盆，以下为小骨盆。小骨盆分上口、下口。

骨盆上口：由界线围成。

骨盆下口：由尾骨尖、骶结节韧带、坐骨结节、坐骨支、耻骨下支和耻骨联合下缘构成。

髋关节结构特点歌诀：

髋臼凹陷唇加深，囊后抵止颈中份；

髂股韧带囊前壁，防止关节过后伸；

囊内股骨头韧带，导入血管送养分；

每当屈髋内收位，容易下脱须留神。

膝关节结构特点歌诀：

结构复杂关节大，侧副韧带两侧加；

前后韧带相交叉，抽屉试验前后拉；

内C外O半月板，缓冲稳固是专家。

踝关节特点歌诀：

前宽后窄门字面，外踝较长内踝短；

外侧三条韧带弱，内侧一条厚而坚；

跖屈内翻相协同，下楼崴脚须留神。

男女性骨盆存在许多差异。

男性：骨盆外形狭小，骨盆壁肥厚粗糙，骨质较重；骨盆的上口呈桃形，前后径小，因

此盆腔狭窄，并且很深，呈漏斗状，骨盆下口狭小；耻骨联合狭长而高；耻骨下角较小，为70°～75°，闭孔长椭圆形，髋臼较大。

女性：骨盆外形宽大且矮，骨盆壁、骨质与男性相反；骨盆上口呈椭圆形，盆腔宽而浅，呈圆桶状，骨盆下口宽大；耻骨联合宽短而低，富有弹性，耻骨下角较大，为90°～100°，闭孔近似三角形，髋臼较小。

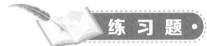

练 习 题

一、名词解释

1. 关节腔

2. 关节囊

3. 椎间盘

4. 黄韧带

5. 骨盆

6. 足弓

二、单项选择题（只有一个正确答案）

1. 有关黄韧带的描述，正确的是（　　　）

　　A. 位于棘突间　　　　　　　　B. 位于横突间　　　　　　C. 位于椎弓板间

　　D. 有限制脊柱过度后伸的功能　　E. 颈部后形成项韧带

2. 有关骨盆的描述，正确的是（　　　）

　　A. 女性比男性高　　　　　　　　B. 女性比男性相对宽

　　C. 女性骨盆上口为心形　　　　　D. 男性耻骨下角较大

　　E. 耻骨上支和坐骨支构成耻骨弓

3. 肩关节脱位多发生于（　　　）

　　A. 关节上方　　　　　　　　　　B. 关节外侧　　　　　　　C. 关节内侧

　　D. 关节下方　　　　　　　　　　E. 关节前方

4. 有关肘关节的描述，正确的是（　　　）

　　A. 属于联动关节　　　　　　　　B. 包括3个关节

　　C. 常见的脱位是桡骨、尺骨向后脱位　　D. 可单独完成前臂旋前运动

　　E. 关节囊外侧最薄弱

5. 关于膝关节的说法，错误的是（　　　）

　　A. 是全身最复杂的关节

　　B. 前交叉韧带，伸膝时最紧张

　　C. 由纤维软骨构成的半月板，内侧"C"形，外侧"O"形

　　D. 交叉韧带实质上是在关节腔之外，即滑膜之外

　　E. 可做屈伸运动和条件性旋转运动

6. 可防止胫骨后移的主要韧带是（　　　）
　A. 前交叉韧带　　　　　　　　B. 后交叉韧带　　　　　　　C. 胫侧副韧带
　D. 腓侧副韧带　　　　　　　　E. 髌韧带

7. 属于囊内韧带的是（　　　）
　A. 膝交叉韧带　　　　　　　　B. 髂股韧带　　　　　　　　C. 髌韧带
　D. 桡骨环状韧带　　　　　　　E. 尺侧副韧带

8. 全身最复杂的关节是（　　　）
　A. 下颌关节　　　　　　　　　B. 肩关节　　　　　　　　　C. 肘关节
　D. 髋关节　　　　　　　　　　E. 膝关节

9. 在肘关节的韧带是（　　　）
　A. 囊内韧带　　　　　　　　　B. 关节盘　　　　　　　　　C. 尺侧副韧带
　D. 交叉韧带　　　　　　　　　E. 关节唇

10. 幼儿开始坐立出现的脊柱弯曲是（　　　）
　A. 颈曲　　　　　　　　　　　B. 胸曲　　　　　　　　　　C. 腰曲
　D. 骶曲　　　　　　　　　　　E. 以上都不对

11. 能防止脊柱过度后伸的韧带是（　　　）
　A. 项韧带　　　　　　　　　　B. 棘间韧带　　　　　　　　C. 棘上韧带
　D. 前纵韧带　　　　　　　　　E. 黄韧带

12. 与桡骨头关节凹相关节的是（　　　）
　A. 尺骨头　　　　　　　　　　B. 肱骨小头　　　　　　　　C. 尺骨鹰嘴
　D. 肱骨滑车　　　　　　　　　E. 冠突窝

13. 参与骨盆界线围成的有（　　　）
　A. 髂嵴　　　　　　　　　　　B. 坐骨结节　　　　　　　　C. 耻骨梳
　D. 耻骨联合下缘　　　　　　　E. 髂前上棘

14. 参与组成膝关节的是（　　　）
　A. 股骨上端　　　　　　　　　B. 腓骨上端　　　　　　　　C. 胫骨上端
　D. 胫骨粗隆　　　　　　　　　E. 三角韧带

三、多项选择题（有两个或两个以上正确答案）

1. 关节的基本结构包括（　　　）
　A. 关节面　　　　　　　　　　B. 关节唇　　　　　　　　　C. 关节囊
　D. 关节腔　　　　　　　　　　E. 关节盘

2. 具有关节盘的关节是（　　　）
　A. 肩关节　　　　　　　　　　B. 颞下颌关节　　　　　　　C. 胸锁关节
　D. 膝关节　　　　　　　　　　E. 髋关节

3. 构成胸廓的骨有（　　　）
　A. 12个胸椎　　　　　　　　　B. 12对肋　　　　　　　　　C. 1块胸骨
　D. 1对锁骨　　　　　　　　　E. 1对肩胛骨

4. 有关脊柱的描述，正确的是（　　　）

　　A. 由全部椎骨、骶骨和尾骨以及其间的骨连结构成

　　B. 各椎骨的椎孔连成椎管，容纳脊髓及其被膜

　　C. 从侧面观，脊柱有4个生理弯曲，其中颈曲、腰曲凸向后，胸曲和骶曲凸向前

　　D. 可做屈、伸、侧屈、旋转和环转运动

　　E. 参与胸腔、腹腔及盆腔后壁的构成

5. 连接于椎骨间的韧带包括（　　　）

　　A. 前纵韧带　　　　　　　　B. 后纵韧带　　　　　　　　C. 黄韧带

　　D. 棘上韧带　　　　　　　　E. 骶棘韧带

6. 连接于椎体间的结构包括（　　　）

　　A. 前纵韧带　　　　　　　　B. 黄韧带　　　　　　　　C. 后纵韧带

　　D. 棘上韧带　　　　　　　　E. 椎间盘

7. 有关脊柱的描述，正确的是（　　　）

　　A. 由颈椎、胸椎、腰椎及椎间盘连接形成

　　B. 内有椎孔连成椎管，容纳脊髓

　　C. 外侧有椎间孔，为脊神经和血管的通道

　　D. 能独立行走的小儿即有4个生理弯曲

　　E. 运动幅度小

8. 有关脊柱的说法，正确的是（　　　）

　　A. 由全部椎骨、骶骨及尾骨构成　　　　B. 成人有4个生理弯曲

　　C. 颈曲和腰曲向前凸出　　　　　　　　D. 胸曲、骶曲有利于扩大体腔容积

　　E. 脊柱只能做屈、伸运动

9. 参与组成桡腕关节的有（　　　）

　　A. 尺骨下端的关节盘　　　　B. 桡骨下端　　　　　　　C. 豌豆骨

　　D. 三角骨　　　　　　　　　E. 钩骨

10. 有关髋关节的描述，正确的是（　　　）

　　A. 由髋臼和股骨头构成

　　B. 髋臼的周缘有纤维软骨构成的髋臼唇

　　C. 关节囊前壁有髂股韧带加强，限制其过伸

　　D. 股骨头韧带内含营养股骨头的血管

　　E. 不能做环转运动

11. 人体特有的关节运动是（　　　）

　　A. 肩关节旋转　　　　　　　B. 拇指对掌运动　　　　　C. 前臂旋前和旋后

　　D. 寰枢关节的旋转　　　　　E. 脊柱侧屈

12. 髋关节的韧带有（　　　）

　　A. 骶棘韧带　　　　　　　　B. 骶结节韧带　　　　　　C. 髂股韧带

　　D. 交叉韧带　　　　　　　　E. 股骨头韧带

13. 限制脊柱过度前屈的韧带有（　　　）
　　A. 黄韧带　　　　　　　　　B. 棘上韧带　　　　　　　C. 棘间韧带
　　D. 前纵韧带　　　　　　　　E. 后纵韧带
14. 构成踝关节的有（　　　）
　　A. 胫骨下端关节面　　　　　B. 腓骨下端关节面　　　　C. 距骨滑车
　　D. 跟骨　　　　　　　　　　E. 腓骨下端关节盘
15. 肩关节和髋关节的相同点是（　　　）
　　A. 都有囊内韧带　　　　　　B. 都有囊外韧带　　　　　C. 都是三轴关节
　　D. 都能做收和展的运动　　　E. 运动的灵活性基本相同
16. 关节的辅助结构有（　　　）
　　A. 关节头　　　　　　　　　B. 关节软骨　　　　　　　C. 关节盘
　　D. 关节唇　　　　　　　　　E. 韧带
17. 肘关节的韧带有（　　　）
　　A. 前侧副韧带　　　　　　　B. 尺侧副韧带　　　　　　C. 后侧副韧带
　　D. 桡侧副韧带　　　　　　　E. 桡骨环状韧带

四、填空题

1. 滑膜关节的基本结构是＿＿＿＿＿、＿＿＿＿＿和＿＿＿＿＿。其辅助结构有＿＿＿＿＿、＿＿＿＿＿和＿＿＿＿＿。关节腔内的压力是＿＿＿＿＿压。
2. 椎体间借＿＿＿＿＿、＿＿＿＿＿和＿＿＿＿＿相连接。
3. 肩关节是全身最＿＿＿＿＿的关节，关节面由＿＿＿＿＿和＿＿＿＿＿构成，可做＿＿＿＿＿轴运动。其关节盂周缘附有＿＿＿＿＿，脱位常发生在关节的＿＿＿＿＿方。
4. 肘关节由＿＿＿＿＿、＿＿＿＿＿和＿＿＿＿＿构成，包括＿＿＿＿＿、＿＿＿＿＿和3个关节。主要做＿＿＿＿＿运动，其韧带有＿＿＿＿＿、＿＿＿＿＿、＿＿＿＿＿。
5. 膝关节是全身最＿＿＿＿＿和最＿＿＿＿＿的关节，它由＿＿＿＿＿和＿＿＿＿＿、＿＿＿＿＿构成，主要做＿＿＿＿＿运动。关节滑膜凸向关节腔形成＿＿＿＿＿。
6. 椎间盘由＿＿＿＿＿和＿＿＿＿＿构成。紧贴椎体后面的韧带是＿＿＿＿＿，它的作用是＿＿＿＿＿。
7. 胸锁关节和颞下颌关节腔内均有＿＿＿＿＿。颞下颌关节由＿＿＿＿＿和＿＿＿＿＿连接构成。
8. 限制脊柱过度后伸的主要韧带是＿＿＿＿＿，而限制其过度前屈的韧带主要有＿＿＿＿＿、＿＿＿＿＿、＿＿＿＿＿等。
9. 髋关节的辅助结构主要有＿＿＿＿＿、＿＿＿＿＿、＿＿＿＿＿。
10. 肩关节和髋关节可做的运动有＿＿＿＿＿、＿＿＿＿＿、＿＿＿＿＿、＿＿＿＿＿和＿＿＿＿＿，髋关节的运动幅度比肩关节＿＿＿＿＿。

五、问答题

1. 阐述关节的基本结构。

2. 阐述肩关节的构成、结构特点及运动方式。

3. 试述骨盆的构成及男女性骨盆各自的特点。

4. 阐述胸廓上口、下口各由哪些结构围成。

5. 阐述膝关节的构成、结构特点及运动方式。

6. 试述颞下颌关节的构成及运动方式。

第三章　肌　　学

一、总论

【目的要求】

（1）熟悉骨骼肌构造、外形、分类和起止、功能。

（2）熟悉骨骼肌一般配布原则以及相互关系。

（3）熟悉原动肌、协同肌、拮抗肌、固定肌意义及其相互关系。

（4）熟悉骨骼肌命名原则，肌的辅助装置及其结构特点和功能。

（5）了解骨骼肌的其他分类。

肌分为骨骼肌、平滑肌和心肌。本章介绍的是骨骼肌。

1.肌的形态和构造　骨骼肌由肌腹、肌腱构成。

肌腹主要由横纹肌纤维束组成，色红，柔软，有收缩能力。

肌腱主要由平行的胶原纤维束构成，色白，坚韧而无收缩力，位于肌腹两端，附着于骨。

2.骨骼肌的类型　骨骼肌按外形分为长肌、短肌、扁肌和轮匝肌（表3-1）。

表3-1　骨骼肌的类型

形　态	分　布	功　能
长肌	多见于四肢	收缩时肌显著缩短，而引起大幅运动
短肌	多见于躯干部深层	收缩时只能产生小幅运动
扁肌	多见于胸腹壁	运动兼保护内脏
轮匝肌	位于孔、裂周围	收缩时可闭合孔、裂

长肌的肌腹呈梭形，两端的腱细小，呈条索状。

阔肌的肌腹和腱均呈薄片状，其腱称为腱膜。

3.肌的起止和分布　骨骼肌通常以两端附着于两块或两块以上的骨或软骨上，中间跨过一个或多个关节。肌收缩时使两骨互相接近而产生关节的运动。一般两骨中总有一骨的位置相对固定，另一骨相对移动。

起点（定点）：肌在固定骨上的附着点。

止点（动点）：在移动骨上的附着点。

由于运动的复杂多样化，肌的起点和止点在一定条件下可以相互转换。

全身骨骼肌大多分布在关节周围，分布的方式与关节的运动轴有关，即在一个运动轴的相对侧分布有两组作用相反的肌，这两组作用相反的肌互称为拮抗肌。

4.肌的命名　肌可根据其形状、大小、位置、起止点、作用和肌束走行方向等来命名。

（1）根据形态：如三角肌、菱形肌、斜方肌等。

（2）根据作用：如屈肌、伸肌、展肌、旋后肌等。

（3）根据肌束方向：如直肌、横肌、斜肌等。

（4）根据构造特点：如半腱肌、半膜肌等。

（5）根据肌腹或肌头数目：如二头肌、三头肌、二腹肌等。

（6）根据位置：如冈上肌、冈下肌等。

（7）根据起止点：如胸锁乳突肌、胸骨舌骨肌等。

（8）综合命名：如桡侧腕长伸肌、指深屈肌等。

5.肌的辅助装置　在肌的周围有辅助装置协助肌的活动。

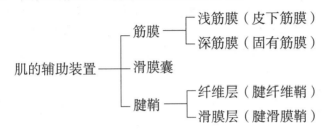

二、躯干肌

【目的要求】

（1）掌握斜方肌、背阔肌、竖脊肌位置、起止和作用。

（2）掌握胸锁乳突肌的位置、起止和作用。

（3）掌握胸大肌、胸小肌、前锯肌、肋间外肌、肋间内肌的位置、起止和基本作用。

（4）掌握膈肌的形态、位置、分部。

（5）掌握膈肌上的3个裂孔及穿经结构。

（6）掌握腹外斜肌、腹内斜肌、腹横肌、腹直肌的位置、起止、形态特点和作用。

（7）熟悉背肌分层及其组成。

（8）熟悉颈肌的分群。

（9）熟悉舌骨下肌群各肌的命名，舌骨上、下肌群的作用。

（10）熟悉颈深肌群的外侧肌群及其作用。

（11）熟悉斜角肌间隙及其通过内容。

（12）熟悉胸肌分类及其位置。

（13）熟悉腹肌的位置分群及其组成。

（14）熟悉腹肌后群的组成；腰方肌的位置及作用；腹直肌鞘的构成及其特点；弓状线上下腹直肌后方的区别，男女性腹股沟管内容物。

（15）了解胸腰筋膜。

（16）了解舌骨上肌群。

（17）了解腹部筋膜及白线；腹股沟管的位置、组成及其四壁构成；海氏三角组成及与腹股沟疝关系。

躯干肌可分为背肌、颈肌、胸肌、腹肌、盆肌及会阴肌。

1. 背肌 背肌位于躯干背面，分浅层和深层。主要有斜方肌、背阔肌、肩胛提肌、菱形肌和竖脊肌（表3-2）。

```
       ┌ 背浅肌群——斜方肌、背阔肌、肩胛提肌、菱形肌
背肌 ──┤              ┌ 浅层——长肌，如竖脊肌
       └ 背深肌群 ──┤
                      └ 深层——短肌
```

表3-2 背肌的起止、作用和神经支配

名　称	起　点	止　点	作　用	神经支配
斜方肌	上项线、枕外隆凸、项韧带和第7颈椎及全部胸椎的棘突	锁骨外1/3，肩峰及肩胛冈	使肩胛骨向脊柱靠拢；使肩胛骨上提、下降	副神经
背阔肌	下位6个胸椎及全部腰椎的棘突、骶正中嵴、髂嵴后部	肱骨小结节嵴	使肩关节内收、旋内、后伸	胸背神经
肩胛提肌	上位4个颈椎的横突	肩胛骨上角	上提肩胛骨	肩胛背神经
菱形肌	第6、第7颈椎和第1~4胸椎的棘突	肩胛骨内侧缘	使肩胛骨向脊柱靠拢并上提	肩胛背神经
竖脊肌	骶骨背面、髂嵴后部	椎骨、肋骨、颞骨乳突	使脊柱后伸，仰头，使脊柱侧屈	脊神经后支

2. 颈肌 依其所在位置可分三群：颈浅肌群，颈前肌群（舌骨上、下肌群）和颈深肌群（表3-3）。

表3-3 颈肌的起止、作用和神经支配

肌　群	名　称	起　点	止　点	作　用	神经支配
颈浅肌群	颈阔肌	胸大肌和三角肌表面的筋膜	口角	下拉口角，并使颈部皮肤出现皱褶	面神经颈支
	胸锁乳突肌	胸锁关节	颞骨乳突	两侧收缩仰头，一侧收缩使头向同侧屈，面转向对侧	副神经
舌骨上肌群	二腹肌	下颌骨二腹肌窝（前腹），乳突后内方（后腹）	舌骨	上提舌骨，下拉下颌，参与吞咽运动	三叉神经（前腹），面神经（后腹）
	茎突舌骨肌	茎突根部			面神经
	下颌舌骨肌	下颌骨			下颌神经
	颏舌骨肌	颏棘			舌下神经
舌骨下肌群	胸骨舌骨肌	胸骨柄后面	舌骨体	下降舌骨和喉，并使喉上、下移动	舌下神经袢
	肩胛舌骨肌	肩胛骨上缘			
	胸骨甲状肌	胸骨柄及第1肋后面	甲状软骨斜线		
	甲状舌骨肌	甲状软骨斜线	舌骨体及大角		
颈深肌群	前斜角肌	颈椎横突	第1肋	使颈侧屈、前屈；上提第1肋、第2肋，助深吸气	颈神经前支
	中斜角肌				
	后斜角肌		第2肋		

3.胸肌　胸肌分为胸上肢肌和胸固有肌（表3-4）。

表3-4　胸肌的起止、作用和神经支配

肌　群	名　称	起　点	止　点	作　用	神经支配
胸上肢肌	胸大肌	锁骨内侧1/2、胸骨及第1～6肋软骨	肱骨大结节嵴	使肩关节内收、旋内和提肋	胸内侧神经、胸外侧神经
	胸小肌	第3～5肋	肩胛骨喙突	拉肩胛骨向前下，提肋	
	前锯肌	第1～8肋或第9肋	肩胛骨内侧缘和下角	拉肩胛骨向前，下角旋外，提肋以助吸气	胸长神经
胸固有肌	肋间外肌	上位肋骨下缘	下位肋骨上缘	提肋，助吸气	肋间神经
	肋间内肌	下位肋骨上缘	上位肋骨下缘	降肋，助呼气	

4.膈肌　膈位于胸腔、腹腔之间，为向上膨隆呈穹隆形的扁薄阔肌，构成胸腔的底和腹腔的顶。肌束起自胸廓下口和腰椎前方，可分3部分（表3-5）。

表3-5　膈肌的起止

分　部	起　点	止　点
胸骨部	剑突后面	中心腱
肋部	下位6对肋骨和肋软骨	
腰部	左、右两个膈脚起自上2～3个腰椎	

膈肌上有3个裂孔（表3-6）。

表3-6　膈肌上的裂孔

名　称	位　置	通过的结构
主动脉裂孔	左、右两个膈脚与脊柱间，平第12胸椎	主动脉、胸导管
食管裂孔	主动脉裂孔的左前方，平第10胸椎	食管、迷走神经
腔静脉孔	食管裂孔右前方的中心腱上，平第8胸椎	下腔静脉

功能：膈肌是主要的呼吸肌，收缩时膈穹隆下降，胸腔容积扩大，以助吸气；舒张时膈穹隆上升，恢复原位，胸腔容积减小，以助呼气。膈肌与腹肌同时收缩，则能增加腹压，协助排便、呕吐及分娩等活动。

5.腹肌　腹肌按部位分前外侧群和后群（表3-7）。

表3-7　腹肌的起止、作用和神经支配

肌　群	名　称	起　点	止　点	作　用	神经支配
前外侧群	腹外斜肌	下位8对肋骨外面	腹白线、髂嵴、腹股沟韧带	增加腹压，使脊柱前屈、侧屈或旋转	胸神经前支、腰神经前支
	腹内斜肌	胸腰筋膜、髂嵴和腹股沟韧带外1/2	腹白线		
	腹横肌	下位6个肋软骨内面、胸腰筋膜、腹股沟韧带外1/3	腹白线		
	腹直肌	耻骨嵴	胸骨剑突和第5～7肋软骨	使脊柱前屈，增加腹压	
后群	腰方肌	髂嵴	第12肋、第1～4腰椎横突	降第12肋，使脊柱侧屈	腰神经前支

腹部3块扁肌肌性部与腱性部结构特点如下。

（1）肌性部起止点分析（表3-8）。

表3-8　腹部的3块扁肌肌性部起止点

层次	名　　称	与肋骨的关系	与髂嵴的关系	与腹股沟韧带的关系	与胸腰筋膜的关系
浅层	腹外斜肌	起于外面	止于外唇	形成韧带本身	无关
中层	腹内斜肌	止于下缘	起于中唇	起于韧带外1/2或2/3	起于浅层
深层	腹横肌	起于内面	起于内唇	起于韧带外1/3	起于深层

（2）腱性部的结构分析：共同形成的结构有腹直肌鞘、腹白线（在鞘的内侧缘）、半月线（在鞘的外侧缘）、半环线（在鞘的右壁上）。

分别形成的结构：①腹外斜肌形成腹股沟韧带、腔隙韧带、耻骨梳韧带、腹股沟管浅环；②腹内斜肌和腹横肌形成联合腱（腹股沟镰）。

腹前壁肌纤维方向歌诀：

腹外斜肌插口袋，腹内斜肌扇子面，

腹横肌如宽腰带，腹直肌靠腹白线。

【附】腹股沟管与股管的比较

项　　目		腹股沟管	股　　管
位　　置		腹股沟韧带内侧半上方，与韧带平行	腹股沟韧带内侧1/3下方，股三角区股静脉的内侧，与股静脉平行
内　容　物		精索（男），子宫圆韧带（女），尚有髂腹股沟神经	淋巴结、脂肪、疏松结缔组织
组成	二口	①内口（深环/腹环）为腹横筋膜突出部的开口②外口（浅环/皮下环）为腹外斜肌腱膜做成的裂口	①内口（上口、股环）前为腹股沟韧带，后为耻骨梳韧带，内为腔隙韧带，外为股静脉②外口（卵圆窝）
	四壁	①前壁：腹外斜肌腱膜②后壁：腹横筋膜，联合腱③上壁：腹内斜肌与腹横肌的弓状下缘④下壁：腹股沟韧带	①前壁：大腿阔筋膜②后壁：耻骨肌筋膜③内侧壁：腔隙韧带④外侧壁：股静脉
体表位置		①内口：腹股沟韧带中点上方一横指②外口：耻骨结节外上方	①内口：腹股沟韧带中点的内下方②外口：耻骨结节外下方4 cm处
临床意义		可形成腹股沟疝，男性多见（斜疝：经腹壁下动脉外侧，由内口→腹股沟管→外口→阴囊；直疝：经腹壁下动脉内侧即腹股沟三角突出）	可形成股疝，女性多见（股疝：由股环经股管从卵圆窝直接突出于股三角皮下）

三、头肌

【目的要求】

（1）掌握咀嚼肌的组成，咬肌、颞肌的位置、起止和作用。

（2）熟悉头肌的分部。

（3）熟悉头肌位置、分布特点和作用。

（4）了解咀嚼肌的作用及运动。

头肌分为面肌和咀嚼肌2部分（表3-9）。

表3-9　头肌的起止、作用和神经支配

分　类	名　称	起　点	止　点	作　用	神经支配
面肌（表情肌）	枕额肌	①帽状腱膜（额腹）②上项线（枕腹）	①眉部皮肤（额腹）②帽状腱膜（枕腹）	提眉，皱眉后拉头皮	面神经
	眼轮匝肌	环绕眼裂周围		闭合眼裂	
	口轮匝肌	环绕口裂周围		闭合口裂	
	提上唇肌	上唇上方	口角	提口角与上唇	
	提口角肌				
	颧肌				
	降口角肌	下唇下方		降口角	
	降下唇肌			降下唇	
	颊肌	面颊深层		使唇颊紧贴牙齿，帮助咀嚼和吸吮	
咀嚼肌	咬肌	颧弓下缘和内面	下颌骨咬肌粗隆	上提下颌（闭口）；使下颌骨向前或向后	三叉神经的下颌神经
	颞肌	颞窝	下颌骨冠突		
	翼内肌	翼突后面	下颌骨翼肌粗隆		
	翼外肌	蝶骨大翼、翼突外侧板	下颌颈	两侧收缩拉下颌向前；一侧收缩，下颌向对侧	

四、上肢肌

【目的要求】

（1）掌握三角肌的位置、起止和作用。

（2）掌握前臂前群肌的起止概况与作用。

（3）掌握肱二头肌、肱三头肌的位置、起止及作用。

（4）熟悉冈上肌、冈下肌、小圆肌、大圆肌、肩胛下肌的分布及作用。

（5）熟悉臂肌分群及其组成与作用。

（6）熟悉前臂肌分群、分层排列及作用。

（7）熟悉手肌各群名称及作用。

（8）了解上肢筋膜。

上肢肌可按所在部位分为上肢带肌、臂肌、前臂肌和手肌。

1.上肢带肌（肩带肌）　　上肢带肌（肩带肌）分布于肩关节周围，均起自上肢带骨，止于肱骨，能运动肩关节（表3-10）。

表3-10　上肢带肌的起止、作用和神经支配

层次	名　　称	起　点	止　点	作　用	神经支配
浅层	三角肌	锁骨外侧段、肩峰、肩胛冈	肱骨三角肌粗隆	使肩关节外展、前屈、旋内、后伸、旋外	腋神经
深层	冈上肌	肩胛骨冈上窝	肱骨大结节上部	使肩关节外展	肩胛上神经
	冈下肌	肩胛骨冈下窝	肱骨大结节中部	使肩关节旋外	
	小圆肌	肩胛骨外侧缘上2/3	肱骨大结节下部	使肩关节旋外	腋神经
	大圆肌	肩胛骨下角背侧面	肱骨小结节嵴	使肩关节内收、旋内、后伸	肩胛下神经
	肩胛下肌	肩胛下窝	肱骨小结节	使肩关节内收、旋内	

上肢带肌歌诀：冈上到冈下，小圆下有大，三角包外面，肩胛中间夹。

2.臂肌　臂肌分前群和后群（表3-11）。

表3-11　臂肌的起止、作用和神经支配

肌群名称		起　点	止　点	作　用	神经支配
前群	肱二头肌	①肩胛骨盂上结节（长头）②肩胛骨喙突（短头）	桡骨粗隆	屈肘关节、屈肩关节，使前臂旋后	肌皮神经
	喙肱肌	肩胛骨喙突	肱骨中部内侧	使肩关节前屈、内收	
	肱肌	肱骨体下半部前面	尺骨粗隆	屈肘关节	
后群	肱三头肌	①肩胛骨盂下结节内（长头）②桡神经内下方、外上方（内侧头、外侧头）	尺骨鹰嘴	伸肘关节、使肩关节后伸和内收	桡神经

3.前臂肌

（1）前臂前群肌（表3-12）。

表3-12　前臂前群肌的起止、作用和神经支配

层次	名　　称	起　点	止　点	作　用	神经支配
浅层	肱桡肌	肱骨外上髁上方	桡骨茎突	屈肘关节	桡神经
	旋前圆肌	肱骨内上髁、前臂深筋膜	桡骨中部外侧面	使前臂旋前，屈肘关节	正中神经
	桡侧腕屈肌		第2掌骨底	屈桡腕关节，屈肘关节，使桡腕关节外展	
	掌长肌		掌腱膜	屈桡腕关节，紧张掌腱膜	
	尺侧腕屈肌		豌豆骨	屈桡腕关节，使桡腕关节内收	尺神经
	指浅屈肌		第2～5指中节指骨体两侧	屈第2～5指近节指间关节、掌指关节等	正中神经
深层	指深屈肌	桡骨、尺骨上端前面及骨间膜	第2～5指远节指骨底	屈第2～5指远节、近节指间关节和掌指关节等	正中神经、尺神经
	拇长屈肌		拇指远节指骨底	屈拇指间关节和掌指关节	正中神经
	旋前方肌	尺骨远端掌面	桡骨远端	使前臂旋前	

（2）前臂后群肌（表3-13）。

表3-13 前臂后群肌的起止、作用和神经支配

层次	名 称	起 点	止 点	作 用	神经支配
浅层	桡侧腕长伸肌	肱骨外上髁、邻近的深筋膜	第2掌骨底	伸桡腕关节	桡神经
	桡侧腕短伸肌		第3掌骨底		
	指伸肌		第2～5指中节、远节指骨底背面	伸第2～5指、伸腕关节	
	小指伸肌		小指中节和远节指骨底	伸小指	
	尺侧腕伸肌		第5掌骨底	伸和内收桡腕关节	
深层	旋后肌	肱骨外上髁尺骨上端	桡骨前面上部	使前臂旋后	
	拇长展肌	桡骨、尺骨背面及骨间膜	第1掌骨底	使拇指外展	
	拇短伸肌		拇指近节指骨底	伸拇指	
	拇长伸肌		拇指远节指骨底		
	示指伸肌		示指指背腱膜	伸示指	

4.手肌 手肌分外侧群（鱼际）、中间群和内侧群（小鱼际）（表3-14）。

表3-14 手肌的肌群和作用

肌 群	名 称		作 用
外侧群（鱼际）	拇短展肌		分别使拇指外展、屈、对掌和内收
	拇短屈肌		
	拇对掌肌		
	拇收肌		
中间群	蚓状肌（4块）		屈掌指关节，伸指间关节
	骨间肌	骨间掌侧肌（3块）	内收第2、第4、第5指
		骨间背侧肌（4块）	外展第2、第3、第4指
内侧群（小鱼际）	小指展肌		分别使小指外展、对掌和屈
	小指短屈肌		
	小指对掌肌		

五、下肢肌

【目的要求】

（1）掌握髂腰肌、臀大肌的位置、起止及作用。

（2）掌握股四头肌、缝匠肌、股二头肌的位置、形态特点、起止及作用。

（3）掌握胫骨前肌、小腿三头肌的位置、起止及作用。

（4）熟悉髋肌的位置及分群。

（5）熟悉其他髋肌的名称及作用。

（6）熟悉大腿肌分群及其组成。

（7）熟悉其他大腿肌的名称、排列及主要作用。

（8）熟悉小腿肌分群及其组成。

（9）熟悉其他小腿肌的名称、排列及主要作用。

1.髋肌　髋肌主要起自骨盆的内面和外面，跨越髋关节，止于股骨上部。根据所在部位分为前群和后群（表3-15）。

表3-15　髋肌的起止、主要作用和神经支配

肌群	肌　肉		起　点	止　点	作　用	神经支配
前群	髂腰肌	髂肌	髂窝	股骨小转子	前屈、外旋髋关节	腰神经
		腰大肌	腰椎体侧面和横突			
	阔筋膜张肌		髂前上棘	胫骨外侧踝	前屈髋关节，紧张阔筋膜	臀上神经
后群	臀大肌		髂骨外面，骶骨后面	臀肌粗隆及髂胫束	后伸、外旋髋关节	臀上神经
	臀中肌、臀中肌		髂骨外面	股骨大转子	外展髋关节	臀上神经
	梨状肌		骶骨前面		外旋髋关节	骶丛分支

髋肌名称歌诀：前群阔髂腰，后群大中小，梨股两闭孔，髋肌全记牢。

2.大腿肌　大腿肌位于肌骨周围，共10块肌，分为前群、内侧群和后群（表3-16）。

表3-16　大腿肌的起止、作用和神经支配

肌群	名　称		起　点	止　点	作　用	神经支配
前群	缝匠肌		髂前上棘	胫骨上端内侧面	屈髋关节、屈膝关节	股神经
	股四头肌	股直肌	髂前下棘	胫骨粗隆	屈髋关节、伸膝关节	
		股内侧肌	股骨粗线			
		肌外侧肌				
		股中间肌	股骨体前面			
内侧群	耻骨肌		耻骨支、坐骨支前面	股骨的耻骨肌线	内收、外旋髋关节	肌神经、闭孔神经
	长收肌			股骨粗线		
	短收肌			股骨粗线		
	股薄肌			胫骨上端内侧		
	大收肌		耻骨支、坐骨支、坐骨结节	肌骨粗线和内上踝的收肌结节		
后群	股二头肌		①坐骨结节（长头）②股骨粗线（短头）	腓骨头	伸髋关节、屈膝关节	坐骨神经
	半腱肌		坐骨结节	胫骨上端内侧		
	半膜肌			胫骨内侧踝后面		

3.小腿肌 小腿肌共10块，分为前群、外侧群和后群（表3-17）。

表3-17 小腿肌的起止、作用和神经支配

肌群	名 称		起 点	止 点	作 用	神经支配
前群	胫骨前肌		胫骨外侧面	内侧楔骨，第1跖骨底	使足背屈、内翻	腓深神经
	鉧长伸肌		腓骨内侧面，小腿骨间膜	鉧趾远节趾骨底	伸鉧趾，使足背屈	
	趾长伸肌			第2～5趾中节、远节趾骨底	伸第2～5趾，使足背屈	
	第3腓骨肌		与趾长伸肌融合	第5跖骨底	使足外翻	
外侧群	腓骨长肌		腓骨外侧面	内侧楔骨，第1跖骨底	使足跖屈、足外翻	腓浅神经
	腓骨短肌			第5趾骨粗隆		
后群	小腿三头肌	腓肠肌	股骨内、外侧髁后面	跟骨结节	使足跖屈，屈膝	胫神经
		比目鱼肌	胫骨比目鱼肌线			
	腘肌		股骨外侧髁	胫骨比目鱼肌线上方	屈膝，使小腿旋内	
	趾长屈肌		胫骨后面	第2～5趾远节趾骨底	屈第2～5趾，使足跖屈	
	鉧长屈肌		腓骨后面	鉧趾远节趾骨底	屈鉧趾，使足跖屈	
	胫骨后肌		胫骨腓骨后面及骨间膜	足舟骨及楔骨	使足跖屈、足内翻	

4.足肌 足肌分足背肌和足底肌（表3-18）。

表3-18 足肌的群肌和作用

肌 群		名 称	作 用
足背肌		鉧短伸肌	伸鉧趾
		趾短伸肌	伸第2～4趾
足底肌	内侧群	鉧短屈肌	屈趾
		鉧收肌	内收、屈鉧趾
		鉧展肌	趾外展
	中间群	趾短屈肌	屈第2～5趾
		足底方肌	
		蚓状肌	屈跖趾关节、伸趾关节
		骨间足底肌	内收第3～5趾
		骨间背侧肌	外展第2～4趾
	外侧群	小趾展肌	屈、外展小趾
		小趾短屈肌	屈小趾

【本章歌诀】

1. 腕管：腕横韧带腕骨沟，三屈肌腱从中走，指深浅屈拇长屈，正中神经在一起。

2. 腹股沟管：腹股沟管深浅环，上壁内斜横肌缘，下壁腹股沟韧带，前壁内斜（肌）腱膜外，后壁腹横筋膜及腹股沟镰，内有精索子宫圆。

练习题

一、名词解释

1. 腹直肌鞘

2. 腹股沟管

3. 斜角肌间隙

二、单项选择题（只有一个正确答案）

1. 肌的形态分类不包括（　　　）

　　A. 长肌　　　　　　　　　　B. 短肌　　　　　　　　　C. 扁肌

　　D. 轮匝肌　　　　　　　　　E. 开大肌

2. 肌的辅助结构包括（　　　）

　　A. 腱膜　　　　　　　　　　B. 肌腱　　　　　　　　　C. 腱划

　　D. 肌膜　　　　　　　　　　E. 腱鞘

3. 有关滑膜囊的叙述，正确的是（　　　）

　　A. 为封闭的结缔组织囊　　　　B. 多位于肌腱和骨摩擦处

　　C. 可与关节腔相通　　　　　　D. 内有滑液，起减少摩擦的作用

　　E. 以上都对

4. 有关肌的叙述，错误的是（　　　）

　　A. 骨骼肌又称随意肌　　　　　B. 每块肌都是一个器官

　　C. 肌的血液供应受阻引起瘫痪　　D. 每块肌都是由肌腹和肌腱2部分组成

　　E. 肌有血管和神经

5. 有关肌的辅助结构，错误的是（　　　）

　　A. 肌辅助结构包括筋膜、滑膜囊和腱鞘　　B. 浅筋膜又称为皮下筋膜

　　C. 深筋膜与肌间隔没有关系　　　D. 供应腱的血管和神经行经腱系膜

　　E. 腱鞘有2层结构

6. 不属于咀嚼肌的是（　　　）

　　A. 咬肌　　　　　　　　　　B. 颊肌　　　　　　　　　C. 翼内肌

　　D. 翼外肌　　　　　　　　　E. 颞肌

7. 关于咀嚼肌的叙述，错误的是（　　　）

  A. 咬肌、颞肌和翼外肌上提下颌   B. 咬肌、颞肌和翼内肌上提下颌

  C. 翼外肌一侧收缩拉下颌向对侧   D. 翼外肌双侧收缩拉下颌向前

  E. 颞肌后部纤维使下颌后退

8. 关于咬肌的描述，错误的是（　　　）

  A. 起自颧弓下面和内面   B. 止于下颌角外面

  C. 收缩时上提下颌骨   D. 参与咀嚼运动

  E. 由面神经支配

9. 一侧翼内肌收缩下颌骨可做以下哪些运动（　　　）

  A. 上提并向同侧运动   B. 上提并向前运动

  C. 上提并向后方运动   D. 下降并向同侧运动

  E. 下降并向对侧运动

10. 关于胸锁乳突肌的描述，正确的是（　　　）

  A. 为颈部浅层肌   B. 止于下颌角   C. 止于枕骨

  D. 收缩时使颈前屈   E. 受臂丛的分支支配

11. 关于胸锁乳突肌的描述，错误的是（　　　）

  A. 起自胸骨柄前面和锁骨的胸骨端，止于乳突

  B. 受副神经支配

  C. 两侧同时收缩可使头后仰

  D. 一侧收缩可使头屈向对侧

  E. 一侧病变引起肌痉挛时可引起斜颈

12. 舌骨下肌群不包括（　　　）

  A. 胸骨舌骨肌   B. 肩胛舌骨肌   C. 胸骨甲状肌

  D. 茎突舌骨肌   E. 甲状舌骨肌

13. 舌骨上肌群不包括（　　　）

  A. 二腹肌   B. 茎突舌骨肌   C. 肩胛舌骨肌

  D. 下颌舌骨肌   E. 颏舌骨肌

14. 关于胸大肌叙述，错误的是（　　　）

  A. 起于锁骨内侧1/2，胸骨和第1～6肋软骨

  B. 止于肱骨大结节嵴

  C. 作用是使肩关节内收、旋内、前屈

  D. 作用是使肩关节内收、旋外

  E. 上肢固定时有提肋、助吸气作用

15. 具有降肋助呼气作用的是（　　　）

  A. 肋间外肌和肋间内肌   B. 肋间内肌和腹前外侧肌群

  C. 肋间内肌和膈   D. 胸大肌和腹前外侧肌群

  E. 以上都可以

16. 腔静脉孔约平对 （   ）

    A. 第8胸椎   B. 第9胸椎   C. 第10胸椎

    D. 第11胸椎   E. 第12胸椎

17. 食管裂孔约平对 （   ）

    A. 第8胸椎   B. 第9胸椎   C. 第10胸椎

    D. 第11胸椎   E. 第12胸椎

18. 主动脉裂孔约平对 （   ）

    A. 第8胸椎   B. 第9胸椎   C. 第10胸椎

    D. 第11胸椎   E. 第12胸椎

19. 关于膈肌腔静脉裂孔的叙述，错误的是 （   ）

    A. 位于食管裂孔的右前上方中心腱内   B. 有胸导管通过

    C. 约在第8胸椎体水平   D. 有下腔静脉通过

    E. 与主动脉裂孔约相差4个椎体高度

20. 有关膈的描述，正确的是 （   ）

    A. 收缩时，膈穹隆上升助吸气   B. 收缩时，膈穹隆下降助呼气

    C. 舒张时，膈穹隆上升助吸气   D. 舒张时，膈穹隆下降助吸气

    E. 收缩时，膈穹隆下降助吸气

21. 有关膈肌的主动脉裂孔的叙述，错误的是 （   ）

    A. 位于第12胸椎前方，左、右膈脚与脊柱之间

    B. 平第12胸椎水平

    C. 有主动脉通过

    D. 有胸导管通过

    E. 有迷走神经通过

22. 有关腹直肌的描述，正确的是（   ）

    A. 位于腹直肌鞘内   B. 有5～6条横行的腱划

    C. 前方邻腹内斜肌或腹横肌腱膜   D. 收缩时可降肋助呼气

    E. 以上都对

23. 有关腹外斜肌的描述，正确的是 （   ）

    A. 起自上8对肋骨的外侧面   B. 止于骶骨和白线

    C. 肌纤维走向与深面的腹内斜肌相反   D. 在弓状线处移行为腱膜

    E. 腱膜向内包裹腹直肌

24. 形成腹股沟韧带的是 （   ）

    A. 腹外斜肌腱膜   B. 腹内斜肌腱膜   C. 腹横肌腱膜

    D. 腹横筋膜   E. 腹壁浅筋膜

25. 斜方肌不能做的运动是 （   ）

    A. 使肩胛骨向脊柱靠拢   B. 上提肩胛骨   C. 下降肩胛骨

    D. 头向对侧屈，面转向对侧   E. 头后仰

26. 有关斜方肌的叙述，错误的是（　　　）
　　A. 为三角形的阔肌　　　　　　　　B. 肌纤维止于锁骨外2/3、肩峰、肩胛冈
　　C. 上部肌束可上提肩胛骨　　　　　D. 下部肌束使肩胛骨下降
　　E. 肌瘫痪时产生"塌肩"

27. 背阔肌的功能是（　　　）
　　A. 肩胛骨后移、旋外　　　　　　　B. 肩关节内收、旋外
　　C. 肩关节内收、后伸　　　　　　　D. 肩关节旋外、后伸
　　E. 脊柱向同侧屈

28. 胸大肌止于（　　　）
　　A. 肱骨大结节　　　　　　　B. 肱骨大结节嵴　　　　　C. 肱骨小结节
　　D. 肱骨小结节嵴　　　　　　E. 结节间沟

29. 有关背阔肌的叙述，错误的是（　　　）
　　A. 全身最大的扁肌
　　B. 起自下位6个胸椎棘突、腰背筋膜
　　C. 起自下位6个胸椎棘突、全部腰椎棘突、骶正中嵴、髂嵴后部
　　D. 肌束向外上方集中
　　E. 止于肱骨小结节嵴

30. 有关竖脊肌的描述，错误的是（　　　）
　　A. 位于脊柱两侧的沟内　　　　　　B. 起自骶骨背面和髂嵴后部
　　C. 向上止于椎骨、肋和乳突　　　　D. 一侧收缩可使脊柱转向对侧
　　E. 收缩时可使脊柱后伸和仰头

31. 与肩关节运动无关的是（　　　）
　　A. 肱二头肌　　　　　　　B. 喙肱肌　　　　　C. 肱肌
　　D. 肱三头肌　　　　　　　E. 胸大肌

32. 三角肌不能使肩关节（　　　）
　　A. 屈　　　　　　　　　　B. 伸　　　　　　　C. 外展
　　D. 旋转　　　　　　　　　E. 内收

33. 有关肱二头肌的描述，错误的是（　　　）
　　A. 长头起自盂上结节　　　　　　　B. 可屈肘、前臂旋后和屈肩
　　C. 短头起自肱骨体　　　　　　　　D. 止于桡骨粗隆
　　E. 肌腱向内下移行为腱膜止于前臂肌表面

34. 使肩关节外展的肌是（　　　）
　　A. 三角肌、冈下肌　　　　　　　　B. 三角肌、冈上肌
　　C. 冈下肌、背阔肌、三角肌　　　　D. 大圆肌、肱三头肌
　　E. 三角肌、冈上肌、小圆肌

35. 有关三角肌的叙述，错误的是（　　　）
　　A. 属于上肢带肌　　　　　　　　　B. 起于锁骨外侧段、肩峰和肩胛冈
　　C. 止于肱骨三角肌粗隆　　　　　　D. 受腋神经支配
　　E. 主要作用使肩关节内收、内旋

36. 使肩关节内收、后伸并旋内的是（　　　）
   A. 背阔肌和大圆肌　　　　　　B. 胸大肌和大圆肌
   C. 三角肌和肱三头肌　　　　　D. 背阔肌和小圆肌
   E. 冈下肌和肩胛下肌

37. 可使肩关节旋外的肌是（　　　）
   A. 三角肌和胸大肌　　B. 三角肌和冈下肌　　C. 冈上肌和冈下肌
   D. 胸大肌和小圆肌　　E. 大圆肌和肩胛下肌

38. 下列不属于前臂肌的是（　　　）
   A. 喙肱肌　　　　　　B. 旋前圆肌　　　　　C. 旋后肌
   D. 指浅屈肌　　　　　E. 拇长展肌

39. 有关肱三头肌的叙述，错误的是（　　　）
   A. 有长头和内、外侧头　　B. 止于尺骨鹰嘴　　C. 属前臂伸肌
   D. 作用为伸肘　　　　　　E. 受桡神经支配

40. 伸肘关节的是（　　　）
   A. 肱二头肌　　　　　　B. 肱肌　　　　　　　C. 旋前圆肌
   D. 掌长肌　　　　　　　E. 肱三头肌

41. 关于肱二头肌长头腱的描述，正确的是（　　　）
   A. 穿过肩关节囊　　　　B. 止于桡骨粗隆　　　C. 位于肘窝中央
   D. 不走行于结节间沟内　　E. 由正中神经支配

42. 有关肱三头肌的描述，正确的是（　　　）
   A. 长头起自盂上结节　　　　B. 内、外侧头分别起自桡神经沟上、下方
   C. 止于尺骨冠突　　　　　　D. 能伸肘、伸肩并内收
   E. 以上都对

43. 与肘关节屈伸无关的（　　　）
   A. 肱二头肌　　　　　　B. 肱肌　　　　　　　C. 喙肱肌
   D. 肱三头肌　　　　　　E. 肱桡肌

44. 有关臂部前群肌的叙述，错误的是（　　　）
   A. 为屈肌群　　　　　　　　B. 包括肱二头肌、喙肱肌、肱肌
   C. 主要作用是屈肘关节　　　D. 全部肌都止于桡骨、尺骨粗隆
   E. 由肌皮神经支配

45. 关于髂腰肌的描述，错误的是（　　　）
   A. 由腰方肌和髂肌组成　　　B. 穿过腹股沟韧带深面入股部
   C. 止于股骨小转子　　　　　D. 屈髋关节
   E. 外旋髋关节

46. 有关臀大肌的描述，错误的是（　　　）
   A. 起自髂骨翼外侧面　　　　B. 止于股骨大转子
   C. 其深面有坐骨神经等结构　　D. 下肢固定时可伸躯干
   E. 后伸并外旋髋关节

47. 有关臀中肌的叙述，错误的是（　　　）

    A. 前上部位于皮下   B. 后下部位于臀大肌的深面

    C. 使髋关节外展   D. 使髋关节内收

    E. 使髋关节旋内

48. 既能屈髋关节同时又屈膝关节的是（　　　）

    A. 股二头肌   B. 股直肌   C. 缝匠肌

    D. 半腱肌与半膜肌   E. 股四头肌

49. 能屈髋关节并使之旋外的是（　　　）

    A. 臀大肌   B. 臀中肌   C. 髂腰肌

    D. 股四头肌   E. 阔筋膜张肌

50. 不能使髋关节内收的是（　　　）

    A. 耻骨肌   B. 长收肌   C. 股薄肌

    D. 大收肌   E. 股四头肌

51. 不能伸髋关节的是（　　　）

    A. 梨状肌   B. 臀大肌   C. 半腱肌

    D. 半膜肌   E. 股二头肌

52. 股四头肌麻痹时，主要运动障碍是（　　　）

    A. 伸大腿   B. 伸小腿   C. 屈大腿

    D. 外展大腿   E. 内收大腿

53. 关于股四头肌的叙述，错误的是（　　　）

    A. 为大腿前群肌   B. 有四个肌头形成一腱   C. 作用是屈髋屈膝

    D. 作用是屈髋、伸膝   E. 受股神经支配

54. 有关大腿内侧群肌的叙述，错误的是（　　　）

    A. 由5块肌组成   B. 位于大腿内侧   C. 使髋关节内收

    D. 使髋关节内旋   E. 受股神经、闭孔神经支配

55. 有关缝匠肌的叙述，错误的是（　　　）

    A. 为全身最长的肌   B. 起自髂前下棘

    C. 止于胫骨上端内侧面   D. 屈髋、屈膝关节

    E. 可使已屈的膝关节旋内

56. 有关股四头肌的叙述，错误的是（　　　）

    A. 为全身最大的肌   B. 起自股骨的前面、后面和髂前下棘

    C. 止于胫骨粗隆   D. 肌腱包绕髌骨

    E. 有伸膝、伸髋关节的功能

57. 有关小腿三头肌的叙述，错误的是（　　　）

    A. 包括腓肠肌和比目鱼肌   B. 以跟腱止于距骨   C. 以跟腱止于跟骨

    D. 使足跖屈和屈膝关节   E. 受胫神经支配

三、多项选择题（有两个或两个以上正确答案）

1. 具有屈掌指关节作用的肌肉有（   ）

   A. 桡侧腕屈肌   B. 指浅屈肌   C. 指深屈肌

   D. 尺侧腕屈肌   E. 蚓状肌

2. 属于股四头肌的是（   ）

   A. 半腱肌   B. 半膜肌   C. 股内侧肌

   D. 股外侧肌   E. 股中间肌

3. 关于腹直肌鞘的叙述，正确的是（   ）

   A. 前层仅由腹外斜肌腱膜形成   B. 后层仅由腹内斜肌腱膜形成

   C. 后层在脐下4~5 cm处，有半环线   D. 腹横肌腱膜在脐上参与构成鞘的后层

   E. 鞘的前层不完整

4. 附着于肩胛骨喙突的肌肉有（   ）

   A. 肱二头肌   B. 肱三头肌   C. 肩胛下肌

   D. 三角肌   E. 胸小肌

5. 关于斜角肌间隙的叙述，正确的是（   ）

   A. 位于前、中斜角肌和第1肋之间   B. 内有锁骨下动脉通过

   C. 内有锁骨下静脉通过   D. 内有臂丛通过

   E. 内有膈神经通过

6. 拉下颌骨向前并向对侧运动的肌肉有（   ）

   A. 咬肌   B. 翼内肌   C. 翼外肌

   D. 颞肌   E. 颊肌

7. 关于腹股沟管的描述，正确的是（   ）

   A. 为一肌和腱之间的裂隙   B. 位于腹股沟韧带内侧1/2的上方

   C. 男性内有精索通过   D. 腹环位于腹股沟韧带中点上方1.5 cm处

   E. 浅环是腹横筋膜向外的突口

8. 属于膈上的结构有（   ）

   A. 破裂孔   B. 主动脉裂孔   C. 腔静脉沟

   D. 腔静脉孔   E. 食管裂孔

9. 构成腹直肌鞘前层（脐以上）的有（   ）

   A. 腹内斜肌腱膜后层   B. 腹内斜肌腱膜前层   C. 腹外斜肌腱膜

   D. 腹横肌胞膜前层   E. 腹横肌胞膜后层

10. 腹股沟管的四壁为（   ）

   A. 前壁由腹外斜肌腱膜参与构成   B. 后壁是腹横肌

   C. 后壁是腹横筋膜和腹股沟镰   D. 上壁为腹内斜肌和腹横肌下缘

   E. 下壁为腹股沟韧带

11. 有关胸锁乳突肌的描述，正确的是（　　　）

   A. 起于胸骨柄和锁骨的胸骨端，止于颞骨乳突

   B. 位于颈部浅层

   C. 一侧收缩使头屈向同侧，并使面转向对侧

   D. 两侧收缩，使头前倾

   E. 受颈丛神经支配

12. 躯干肌包括（　　　）

   A. 膈   B. 胸肌   C. 腹肌

   D. 肩肌   E. 背肌

13. 关于膈的描述，正确的是（　　　）

   A. 食管穿行其中心腱   B. 下腔静脉穿行其中心腱

   C. 主动脉穿行其中心腱   D. 接受膈神经支配

   E. 迷走神经穿行其中心腱

14. 有关膈的描述，正确的是（　　　）

   A. 有3个裂孔   B. 收缩时引起吸气

   C. 周围部是腱膜，中央部是肌腹   D. 呈穹隆状向上隆起

   E. 收缩时引起呼气

15. 不通过膈肌食管裂孔的有（　　　）

   A. 奇静脉   B. 迷走神经   C. 胸导管

   D. 食管   E. 膈神经

16. 属于呼吸肌的是（　　　）

   A. 膈   B. 腹肌   C. 肋间外肌

   D. 胸肌   E. 肋间内肌

17. 穿过膈肌裂孔的结构有（　　　）

   A. 食管   B. 胸导管   C. 迷走神经

   D. 下腔静脉   E. 降主动脉

18. 属于背肌的是（　　　）

   A. 斜方肌   B. 背阔肌   C. 前锯肌

   D. 竖脊肌   E. 肩胛下肌

19. 有关斜方肌的描述，正确的是（　　　）

   A. 位于项部和背上部   B. 两侧汇合呈斜方形

   C. 一侧收缩，使颈屈向同侧   D. 两侧收缩，使头后仰

   E. 受副神经支配

20. 有关腹股沟管的描述，正确的是（　　　）

   A. 位于腹股沟韧带内侧1/2上方   B. 内口称深环，由腹横筋膜构成

   C. 外口为浅环，由腹外斜肌腱膜构成   D. 女性有子宫圆韧带穿过

   E. 病理情况下，腹腔内容物可由此处膨出形成腹股沟疝

21. 有关腹股沟管的描述，正确的是（　　　）

    A. 男性有输精管通过

    B. 紧靠耻骨结节外下方有浅环

    C. 约在髂前上棘内侧一横指外有深环

    D. 成人长4～5 cm

    E. 女性有输卵管通过

22. 有关腹肌的说法，正确的有（　　　）

    A. 腹外斜肌腱膜下份构成腹股沟韧带

    B. 由浅入深分别是腹外斜肌、腹横肌、腹内斜肌

    C. 腹内斜肌、腹横肌下部肌纤维参与构成腹股沟管

    D. 腹肌收缩可降低腹压助吸气

    E. 3块扁肌的腱膜均参与组成腹直肌鞘

23. 腹外斜肌形成的结构有（　　　）

    A. 腹股沟镰　　　　　　　B. 腹股沟韧带　　　　　　C. 腔隙韧带

    D. 腹股沟管浅环　　　　　E. 提睾肌

24. 臂肌前群包括（　　　）

    A. 肱二头肌　　　　　　　B. 肱三头肌　　　　　　　C. 肱肌和喙肱肌

    D. 旋前方肌和旋前圆肌　　E. 肱桡肌和肩胛下肌

25. 使臂内收的肌有（　　　）

    A. 大圆肌　　　　　　　　B. 喙肱肌　　　　　　　　C. 冈上肌

    D. 肱三头肌　　　　　　　E. 肩胛下肌

26. 伸髋关节的肌有（　　　）

    A. 臀大肌　　　　　　　　B. 股二头肌　　　　　　　C. 半腱肌

    D. 半膜肌　　　　　　　　E. 股四头肌

27. 屈髋关节的肌有（　　　）

    A. 髂腰肌　　　　　　　　B. 缝匠肌　　　　　　　　C. 股二头肌

    D. 股直肌　　　　　　　　E. 腓骨长肌

28. 汇合成跟腱的是（　　　）

    A. 腓肠肌　　　　　　　　B. 腓骨长肌　　　　　　　C. 比目鱼肌

    D. 腓骨短肌　　　　　　　E. 趾短伸肌

29. 小腿前群肌有（　　　）

    A. 趾长伸肌　　　　　　　B. 比目鱼肌　　　　　　　C. 踇长伸肌

    D. 趾短伸肌　　　　　　　E. 腓骨长肌

四、填空题

1. 骨骼肌由 ＿＿＿＿＿＿＿ 和 ＿＿＿＿＿＿＿ 构成。

2. 筋膜分为 ＿＿＿＿＿＿＿ 和 ＿＿＿＿＿＿＿ 2种。

3. 腱鞘由 ＿＿＿＿＿＿＿ 和 ＿＿＿＿＿＿＿ 构成，后者分为内、外2层，内层包在肌腱表面称为 ＿＿＿＿＿＿＿，外层称为 ＿＿＿＿＿＿＿。

4. 膈上有3个裂孔，分别是 _____ 、 _____ 和 _____ 。

5. 腹直肌鞘的前层由 _____ 和 _____ 愈合而成。

6. 腹股沟管上壁由 _____ 构成，下壁由 _____ 构成。

7. 咀嚼肌包括 _____ 、 _____ 、 _____ 和 _____ 。

8. 大腿肌后群肌内侧为 _____ 和 _____ ，外侧为 _____ 。

9. 小腿三头肌由 _____ 和 _____ 组成。

五、问答题

1. 肌的辅助装置有哪些？各位于何处？有何结构特点和作用？

2. 参加咀嚼运动的肌有哪些？各有什么作用？

3. 主要的面肌有哪些？各有何作用？

4. 试述胸锁乳突肌的位置、起止和作用。

5. 试述斜方肌的位置、起止和作用。

6. 试述胸大肌的位置、起止和作用。

7. 参与呼吸的肌有哪些？各有什么作用？

8. 试述膈的位置和形态。膈上有哪几个裂孔？各有什么结构通过？

9. 试述腹前外侧壁肌的位置、层次及形态结构。

10. 试述三角肌的位置、起止及作用。

11. 试述肱二头肌的位置、起止和作用。

12. 试述肱三头肌的位置、起止和作用。

13. 试述臀大肌的位置、起止和作用。

14. 试述小腿三头肌的位置、起止和作用。

第二篇 内 脏 学

【目的要求】

（1）掌握内脏的概念（包括消化、呼吸、泌尿与生殖四大系统）。

（2）掌握胸部、腹部的标志线和腹部的分区。

（3）了解内脏各系统的主要功能以及中空性器官与实质性器官的一般结构特点。

一、内脏

内脏包括消化、呼吸、泌尿和生殖四大系统，它们主要位于胸腔、腹腔和盆腔。

二、胸部的标志线

（1）前正中线：沿身体前面正中所作的垂线。

（2）胸骨线：沿胸骨外侧缘所作的垂线。

（3）锁骨中线：通过锁骨中点所作的垂线。

（4）胸骨旁线：沿胸骨线与锁骨中线之间的中点所作的垂线。

（5）腋前线：通过腋窝前缘（腋前襞）向下所作的垂线。

（6）腋后线：通过腋窝后缘（腋后襞）向下所作的垂线。

（7）腋中线：通过腋前线、腋后线之间的中点向下所作的垂线。

（8）肩胛线：通过肩胛骨下角所作的垂线。

（9）后正中线：沿身体后面正中所作的垂线。

三、腹部标志线和分区

1.标志线

（1）上横线：通过两侧肋弓最低点间的连线。

（2）下横线：通过两侧髂结节间的连线。

（3）左、右垂线——通过左、右腹股沟韧带中点所作的垂线。

2.腹部分区 由上述4条线将腹部分成9个区域。

上部从右至左依次为右季肋区、腹上区、左季肋区。

中部从右至左依次为右外侧区（右腰区）、脐区、左外侧区（左腰区）。

下部从右至左依次为右腹股沟区（右髂区）、腹下区（耻区）、左腹股沟区（左髂区）。

第四章　消化系统

【目的要求】

（1）掌握消化系统的组成，上消化道和下消化道的概念。

（2）了解消化系统的功能。

消化系统由消化管和消化腺组成。

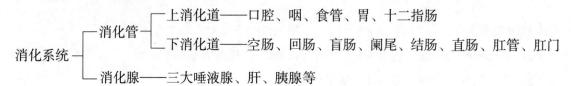

消化系统的基本功能：摄取食物，进行物理性和化学性消化，吸收其分解后的营养物质，并排出消化吸收后的剩余的食物残渣。口腔和咽还参与呼吸、发音和语言等活动。

一、消化管

【目的要求】

（1）掌握咽的位置、形态、分部及各部的形态结构和交通。

（2）掌握咽峡的构成、意义。牙的形态构造、乳牙和恒牙的牙式。

（3）掌握舌的形态、舌黏膜的特征及舌下阜和舌下襞的位置，颏舌肌的起止、作用。

（4）掌握3对大唾液腺的位置、形态和腺管的开口部位。

（5）掌握食管的位置、长度、分部及食管3个狭窄的部位、距中切牙的长度和临床意义。

（6）掌握胃的形态、分部及胃的位置。

（7）掌握小肠上、下端的连接关系，小肠的分部，系膜小肠的概念。

（8）掌握十二指肠的位置、形态、分部及各部的毗邻、形态特征，比较空肠、回肠的位置及形态结构特点。

（9）掌握大肠的位置、分部，结肠和盲肠具有的特征性结构（结肠带、结肠袋、肠脂垂）。

（10）掌握盲肠与阑尾的位置、形态结构、寻找阑尾的标志及阑尾根部的体表投影。

（11）掌握结肠的分部、各部的位置；直肠与肛管的位置形态及黏膜上的各结构和临床意义。

（12）了解口腔的分部、界线及唇、颊、腭的形态。

（一）口腔

1.口腔的分部　口腔分口腔前庭和固有口腔2部分（表4-1）。

表4-1　口腔的分部

分　　部	位置和形态
口腔前庭	位于牙弓与上唇、下唇及颊之间，呈蹄铁形裂隙
固有口腔	是口腔的主要部分，上为腭，下为口底

口腔前壁为上唇、下唇，侧壁为颊，上壁为硬腭、软腭，下壁为口腔底。

口腔向后借咽峡通咽，向前借口裂通体外。

2.腭 腭构成口腔的顶，可分为前、后2部分（表4-2）。

表4-2 腭的分部

分部	位 置	组 成
硬腭	前方2/3	由上颌骨腭突、腭骨及其表面的黏膜构成
软腭	后方1/3	由腭肌（横纹肌）和黏膜构成

腭帆：软腭后部向下倾斜部分。

腭垂：腭帆后缘中央向下游离的圆形突起。

腭舌弓：黏膜皱襞，连于舌根。

腭咽弓：黏膜皱襞，连于咽壁。

扁桃体窝：腭舌弓、腭咽弓间的凹陷。

咽峡：由腭垂、腭帆的游离缘、两侧的腭舌弓及舌根围成，是口腔通向咽的门户，也是口腔中最狭窄的部位。

3.牙 牙是人体最硬的器官，有对食物进行机械加工、辅助发音等功能。

（1）牙的构造：根据外形，牙分为牙冠、牙根和牙颈3部分（表4-3）。

表4-3 牙的分部

分部	位 置
牙冠	暴露于口腔内的部分
牙根	嵌于牙槽内的部分
牙颈	位于牙根和牙冠交界的狭细部分

（2）牙的分类：根据形态和功能，牙分为切牙、尖牙、前磨牙、磨牙（表4-4）。

表4-4 牙的分类

牙的分类	牙冠形态	牙根数量
切牙	扁平	1个
尖牙	呈锥形	1个
前磨牙	呈方圆形	1个
磨牙	最大，呈方形	2~3个

（3）牙式：常以牙的方位为准，以"+"记号划分4区表示上下颌的左右侧牙位，并以罗马数字（Ⅰ~Ⅴ，用以标示乳牙）和阿拉伯数字（1~8，用以标示恒牙）分别依次标示从切牙至磨牙的编号。

```
          上颌 Ⅴ  Ⅳ  Ⅲ  Ⅱ  Ⅰ │ Ⅰ  Ⅱ  Ⅲ  Ⅳ  Ⅴ
乳牙：右 ------------------------│------------------------ 左
          下颌 Ⅴ  Ⅳ  Ⅲ  Ⅱ  Ⅰ │ Ⅰ  Ⅱ  Ⅲ  Ⅳ  Ⅴ
               第  第  乳  乳  乳
               二  一  尖  侧  中
               乳  乳  牙  切  切
               磨  磨     牙  牙
               牙  牙
```

```
          上颌 8  7  6  5  4  3  2  1 │ 1  2  3  4  5  6  7  8
恒牙：右 ---------------------------│--------------------------- 左
          下颌 8  7  6  5  4  3  2  1 │ 1  2  3  4  5  6  7  8
               第  第  第  第  第  尖  侧  中
               三  二  一  二  一  牙  切  切
               磨  磨  磨  前  前     牙  牙
               牙  牙  牙  磨  磨
                          牙  牙
```

4.舌　舌位于口腔底，由骨骼肌和黏膜构成。舌具有协助咀嚼、搅拌、吞咽食物，感受味觉和辅助发音的功能。

（1）舌的形态：舌分为上、下两面。

舌的上面为舌背，以界沟分为前部的舌体和后部的舌根。

舌体：占舌的前2/3，其前端狭窄为舌尖。

舌根：占舌的后1/3。

舌下面为舌腹，较光滑有舌系带、舌下阜、舌下襞。

舌系带：由下面中线上至口腔底的黏膜皱襞形成。

舌下阜：舌系带根部两侧的小黏膜隆起。

舌下襞：由舌下阜向后外的小黏膜皱襞。

（2）舌黏膜：舌的上面、下面都有黏膜被覆，内含腺体、味觉感受器、淋巴组织等。舌背面及侧缘有不同形态的黏膜突起，总称为舌乳头。按形态，舌乳头可分为4种（表4-5）。

表4-5　舌乳头的分类、特点和功能

舌乳头	特　　点	功　　能
丝状乳头	数量最多，体积最小，呈白色丝绒状	一般感觉
菌状乳头	形体稍大，数量较少，红色钝圆形，散在分布	味觉
叶状乳头	位于舌外侧缘后部，叶片状，在人类不发达	味觉
轮廓乳头	排列于界沟前方，中央隆起，周围有环状沟	

（3）舌肌：为横纹肌，可分为舌内肌和起自附近骨骼上的舌外肌（表4-6）。

表4-6　舌肌的分类、起止和功能

舌　肌		起　　止	功　　能
舌内肌	上纵肌	起止均在舌内	收缩时可改变舌的形状
	下纵肌		
	舌横肌		
	舌垂直肌		
舌外肌	舌骨舌肌	起于舌骨大角，止于舌的侧角	牵舌向后下方
	茎突舌肌	起于茎突，止于舌旁和舌底	牵舌向后上方
	颏舌肌	起于颏棘，止于舌中线两侧	两侧同时收缩伸舌，单侧收缩，舌尖伸向对侧

5.唾液腺　分泌唾液，有湿润口腔黏膜、清洁口腔、混合食物形成食团和消化食物的作用。唾液腺分为大唾液腺和小唾液腺。其中，大唾液腺有3对（表4-7）。

表4-7　3对大唾液腺的位置和开口

唾液腺	位　　置	开　　口
腮腺	外耳道前下方和下颌后窝内	上颌第2磨牙相对的颊黏膜处
下颌下腺	下颌下三角	舌下阜
舌下腺	舌下襞深面	舌下阜及舌下襞表面

（二）咽

咽是一个上宽下窄、前后略扁的漏斗状肌性管道。上起颅底，下至第6颈椎下缘，移行于食管。咽的后壁扁平，贴近上位6个颈椎椎体；前壁不完整，由上而下分别通鼻腔、口腔与喉腔。

1.咽的分部　咽以软腭与会厌上缘为界分鼻咽、口咽、喉咽3部分（表4-8）。

表4-8　咽腔的分部

分部	位置和起止
鼻咽	位于鼻腔后方，从颅底至软腭水平
口咽	位于口腔后方，从软腭至会厌上缘
喉咽	位于喉的后方，从会厌上缘至食管上口

2.咽腔的交通　咽腔3部分分别与不同的结构交通（表4-9）。

表4-9 咽腔的交通

分部	所经结构	通连的部位
鼻咽	前方经鼻后孔（1对）	鼻腔
	侧方经咽鼓管（1对）	鼓室
口咽	咽峡（1个）	口腔
喉咽	向下经喉口（1个）	喉腔
	向下后方经食管上口（1个）	食管

3.咽淋巴环　咽扁桃体、咽鼓管扁桃体、腭扁桃体和舌扁桃体共同构成咽淋巴环（表4-10）。咽淋巴环围绕在口、鼻与咽腔连通处的附近，具有重要的防御功能。

表4-10 咽淋巴环的构成

扁桃体	数目	位　置
咽扁桃体	1个	位于咽后壁
咽鼓管扁桃体	2个	位于咽侧壁
腭扁桃体	2个	位于咽前壁咽峡两侧
舌扁桃体	1个	咽前壁咽峡的下界（舌根）

（三）食管

食管为一扁平肌性狭长管状器官，是消化管各段中最狭窄的部分，全长约25 cm，上端于第6颈椎下缘平面与咽相接，下端于贲门处与胃相接。

1.食管的分部及位置　食管分颈部、胸部和腹部（表4-11）。

表4-11 食管的分部及位置

分部	位　置	长　度	主要毗邻
颈部	自始端至胸骨颈静脉切迹平面	5 cm	前方与气管后壁相贴；后方为第7颈椎，第1、第2胸椎
胸部	自颈静脉切迹至膈的食管裂孔处	18～20 cm	先行于气管与脊柱间，后位于脊柱前方，至第9胸椎平面向左前方斜跨胸主动脉胸部前方
腹部	自膈的食管裂孔至贲门	1～2 cm	前方邻近肝左叶

2.食管的生理性狭窄　食管有3个狭窄（表4-12）。

表4-12 食管的生理性狭窄

狭　窄	部　位	距中切牙的长度
第一狭窄	食管起始部（平第6颈椎下缘）	15 cm
第二狭窄	食管与左主支气管交叉处（平胸骨角）	25 cm
第三狭窄	穿膈的食管裂孔处（平第10胸椎）	40 cm

（四）胃

胃是消化管中最膨大的一部分，具有受纳食物、分泌胃液、调和食糜的作用，并兼有内分泌功能。

1.胃的形态及分部　胃的形态呈现二口、二弯、二壁。

二口：入口（贲门）、出口（幽门）。

二弯：胃小弯（凹向右上方）、胃大弯（凸向左下方）。

二壁：前壁（与肝左叶、膈、腹前壁相贴）、后壁（邻近胃床）。

通常将胃分为4部（表4-13）。

表4-13　胃的分部

分　部		位置与形态
贲门部		位于贲门附近的部分
胃底部		贲门左侧向左上方凸出的部分
胃体部		胃的中部
幽门部	幽门窦	幽门管与角切迹间稍膨大的部分
	幽门管	紧接幽门缩成管状的部分

2.胃的位置　胃在中等充盈时，大部分位于左季肋区，小部分位于腹上区。

贲门：位于第11胸椎体左侧。

幽门：位于第1腰椎体右侧。

前壁：右侧与肝左叶邻近，左侧邻膈，剑突下贴近腹前壁。

后壁：邻左肾、左肾上腺、胰、横结肠等。

胃底：靠近膈的左穹隆和脾。

3.胃的毗邻

胃的毗邻歌诀：*前壁肝膈和腹壁，后壁左肾胰和横结肠，后方还邻肾上腺，膈穹脾脏贴胃底。*

（五）小肠

小肠是消化管中最长的一段，是进行消化吸收的主要部位。上端起自幽门，下端与盲肠相连，分为十二指肠、空肠和回肠3部。空肠和回肠合称为系膜小肠。

1.十二指肠　十二指肠呈"C"字形，全长约25 cm，包绕胰头，可分为上部、降部、水平部和升部4部分（表4-14）。

表4-14　十二指肠分部

分　部	位　置	解剖要点
上部	起自幽门，至肝门下方	十二指肠球，溃疡好发部位
降部	第1~3腰椎右侧	十二指肠纵襞、十二指肠大乳头
水平部	横跨第3腰椎	肠系膜上血管从前方跨过
升部	第3腰椎处升至第2腰椎体左侧	十二指肠空肠曲

十二指肠悬韧带：又称为Treitz韧带，悬吊于十二指肠空肠曲，固定于腹后壁，由骨骼肌、结缔组织和平滑肌构成，具有悬吊、固定和术中确定空肠始端的作用。

2.空肠与回肠　空肠和回肠的形态结构有诸多不同（表4-15）。

表4-15　空肠和回肠形态结构比较

项　目	空　肠	回　肠
长度	占空回肠全长的前2/5	占空回肠全长的后3/5
位置	腹腔左上部	腹腔右下部
管径	较粗	较细
肠系膜动脉弓	1~2级，大而稀	3~5级，小而密
管壁	较厚	较薄
管径	粗	细
颜色	较红	较白
环状襞	高而密	低而稀疏
孤立淋巴滤泡	较少	较多
集合淋巴滤泡	无	有
梅克尔憩室	无、不发生	有、可在末端0.5~1 m内发生

（六）大肠

大肠起自右髂窝，止于肛门，全长约1.5 m，可分为盲肠、阑尾、结肠、直肠和肛管。其中，盲肠和结肠具有以下特征性结构（表4-16）。

表4-16　盲肠和结肠的特征性结构

结肠	特　点
结肠带	3条平行的结肠带沿肠的纵轴排列，由肠壁纵行肌增厚而成
结肠袋	结肠带短于肠管，使肠管形成许多由横沟隔开的囊状突起
肠脂垂	结肠带附近的浆膜下脂肪聚集，形成的许多脂肪小突起

1.盲肠　盲肠为大肠起始部，左接回肠，上通升结肠，长6~8 cm，位于右髂窝内，呈囊袋状，被腹膜所盖。内侧壁上有回肠的开口，有回盲瓣，回盲口下方约2 cm处有阑尾的开口。

2.阑尾　阑尾根部附着于盲肠后内壁，远端游离，长6~8 cm，形似蚓状，又称蚓突。阑尾位置有多种变化，以回肠前位、盆位和盲肠后位、回肠后位、盲肠下位多见。阑尾根部是3条结肠带的汇集处。

阑尾根部体表投影点：麦氏点（Mc Burney点）和兰氏点（Lanz点）。

麦氏点：右髂前上棘与脐连线的中、外1/3交点处。

兰氏点：左、右髂前上棘连线的右、中1/3交点（急性炎症时有局限性压痛点）。

3.结肠　结肠整体呈方框状包围在空回肠周围，可分为4部分（表4-17）。

表4-17　结肠的分部

分　部	位　置	特　点
升结肠	右髂窝至肝右叶下方	形成结肠右曲，活动性小
横结肠	肝右叶下方至脾内面下方	形成结肠左曲，有横结肠系膜，活动性大
降结肠	脾下方至左髂嵴水平	无系膜，活动性较小
乙状结肠	左髂嵴至第3骶椎平面	呈乙状弯曲，有系膜，活动性较大

4.直肠　直肠位于盆腔内，由第3骶椎前方起下行，穿过盆膈，止于肛门，全长10～14 cm。

（1）直肠的弯曲：直肠矢状面有2个弯曲。

骶曲：沿骶尾骨前凸向后方。

会阴曲：绕过尾骨尖转向后，凸向前。

（2）构造：直肠以盆膈为界分为直肠盆部（直肠壶腹）和直肠肛门部（肛管）2部分。直肠盆部内有直肠横襞（Houston瓣）2～3个，具有支持粪便的作用。

5.肛管　作为一完整的功能整体，其内腔有各种结构（表4-18）。

表4-18　肛管内部结构

结　构	位置和形态
肛柱	肛管上段纵行的黏膜皱襞（6～10条）
肛瓣	相邻肛柱下端间半月形的黏膜皱襞
肛皮线	各肛瓣的边缘与肛柱下端共同形成锯齿状的环形线，又称为齿状线
肛窦	肛瓣与相邻肛柱下端之间形成的隐窝
肛梳	肛皮线下宽约1 cm的光滑的环状区域，又称为痔环
白线	肛梳下缘用手指检查时可触及的一环状浅沟

二、消化腺

【目的要求】

（1）掌握肝的形态、分叶及肝门；肝的位置（成人、小儿），肝外胆道系统的组成，胆囊的位置、形态、分部、胆囊管的形态、输胆管道及胆囊三角的组成，胆总管与胰管的汇合及开口。胆汁的储存及排出路径。

（2）掌握胰的位置、形态、分部及胰管。

（3）了解肝的主要功能。

（一）肝

肝是人体内最大的腺体，也是最大的消化腺。

功能：参与物质代谢，储存糖原；分泌胆汁；解毒、吞噬、防御；造血（胚胎期）。

重量：成年男性1230～1450 g，成年女性1100～1300 g，占体重的1/50～1/40。胎儿、新生儿的肝较大，可达体重的1/20。

1.肝的形态　肝的血供丰富，活体呈棕红色，质软而脆。肝呈不规则的楔形，右端圆钝厚重，左端窄薄；可分为上、下两面，前、后、左、右四缘（表4-19）。

表4-19　肝的形态特点

部位		形态特点
两面	上面（膈面）	隆凸，对向膈，借镰状韧带分为肝右叶（大而厚）、肝左叶（小而薄）
	下面（脏面）	朝向左下，有"H"形纵沟
四缘	前（下）缘	锐利，左部有脐切迹
	后缘	圆钝，朝向脊柱
	右缘	钝圆，即肝右叶下缘，最低点在腋中线第10肋处
	左缘	锐薄
三沟	左纵沟	前部有肝圆韧带（胎儿时期脐静脉闭锁而成），后部有静脉韧带（胎儿静脉导管的遗迹）
	右纵沟	前部有胆囊窝（容纳胆囊），后部有腔静脉沟（下腔静脉通过）
	横沟	即肝门，有肝左、右管，肝固有动脉左、右支，肝门静脉左、右支，神经，淋巴管等出入（肝蒂）
四叶	左叶	位于左纵沟左侧
	右叶	位于右纵沟右侧
	方叶	位于横沟前方
	尾状叶	位于横沟后方

2.肝的位置　肝大部分位于右季肋区和腹上区，小部分可达左季肋区。

3.体表投影

右上界：从右腋中线第7肋至右锁骨中线平第5肋，在前正中线处平剑胸结合，至左锁骨中线平第5肋间隙。

下界（前缘）：右腋中线平第10肋，沿右肋线弓下缘上行，至右侧第8、第9肋软骨结合处，直至左侧第7、第8肋软骨结合处连于肝上界。

成人右肋弓下缘一般不应触及肝脏，剑突下3～5 cm可触及为正常。幼儿的肝一般可露出右肋弓下。

4.肝的分段 通常以肝内缺少Glisson系统分布的肝裂为界线，按Glisson系统（肝门静脉、肝固有动脉和肝管）的分布情况划分为两半肝、五叶、八段。

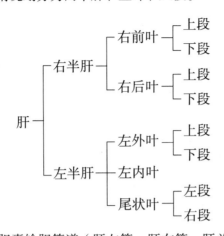

5.肝外胆道系统 包括胆囊输胆管道（肝左管、肝右管、肝总管、胆囊管及胆总管）等。

（1）胆囊

形态：梨形，容量40～60 ml。

位置：肝右叶下面的胆囊窝内。

机能：储存、浓缩胆汁，调节胆道压力。

胆囊分为底、体、颈3部分（表4-20）。

表4-20 胆囊的分部

分 部	位 置
胆囊底	突向前下的盲端
胆囊体	构成胆囊的主体部分
胆囊颈	缩细部分，以直角向左下弯转续胆囊管

胆囊底体表投影点在右锁骨中线与右肋弓交点附近，胆囊病变时此处有压痛点。

（2）输胆管道：由肝左管、肝右管、肝总管、胆囊管、胆总管组成。

胆囊三角（Calot 三角）：由肝总管、胆囊管及上方的肝脏共同围成的一个三角形区域。胆囊动脉多经此三角到达胆囊，是手术时寻找胆囊动脉的标志。

（二）胰

胰是人体内仅次于肝的大腺体，也是在消化过程起主要作用的消化腺。

1.胰的形态

色质：灰红色，质地柔软。

重量：约75 g。

形态：长棱柱状。

位置：较深，在第1、第2腰椎水平横位于腹腔后上部。

胰分为头、颈、体、尾4部分（表4-21）。

表4-21　胰的分部

分部	位　　置
胰头	右端膨大部，被十二指肠环绕
胰颈	胰头与胰体之间的部分
胰体	中间大部分
胰尾	胰体左行渐细部

2.胰的功能　胰具有排泄和分泌功能。

具有排泄功能的结构是胰管和副胰管。

胰管：与胆总管合并开口于十二指肠大乳头。

副胰管：开口于十二指肠小乳头。

胰腺具有外分泌部和内分泌部两部分。

外分泌部：分泌胰液参与消化。

内分泌部：分泌胰岛素等参与糖的代谢。

【本章歌诀】

1.唾液腺：腮腺开口颊黏膜，正对上颌第二磨（牙冠），下颌下腺舌下阜，舌下（腺）开口阜襞。

2.肝十二指肠韧带内的结构：肝十二（指肠）韧带，后居门静脉；前右胆总管，前左（肝固）有动脉。

3.上、下消化道：上为口腔十二（指）至，下从空肠肛门止。

4.颏舌肌的作用：双侧前下为伸舌，单侧舌尖向对侧。

5.肝的分叶和位置：（下）左右方尾上左右，（位）右季腹上左季留。

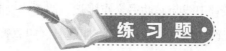

练习题

一、名词解释

1.上消化道

2.下消化道

3.齿状线

4.咽峡

5.咽隐窝

6.梨状隐窝

7.肝门

8.胆囊三角（Calot三角）

9.麦氏点

二、单项选择题（只有一个正确答案）

1. 关于舌扁桃体的描述，正确的是（　　　）

    A. 构成咽淋巴环　　　　　B. 构成咽峡　　　　　C. 位于舌尖

    D. 位于舌两侧　　　　　　E. 位于界沟前方

2. 有肠脂垂的肠管是（　　　）

    A. 回肠　　　　　　　　　B. 十二指肠　　　　　C. 降结肠

    D. 阑尾　　　　　　　　　E. 直肠

3. 鼻咽癌的好发部位是（　　　）

    A. 咽鼓管咽口周围　　　　B. 咽隐窝　　　　　C. 咽鼓管

    D. 梨状隐窝　　　　　　　E. 喉咽部

4. 食管的第三狭窄位于（　　　）

    A. 与左主支气管交叉处　　B. 与左肺动脉交叉处　　　C. 距切牙35 cm处

    D. 穿膈肌裂孔处　　　　　E. 与胃交界处

5. 关于十二指肠纵襞的描述，正确的是（　　　）

    A. 位于十二指肠上部　　　B. 位于十二指肠水平部　　C. 位于十二指肠升部

    D. 位于十二指肠降部前内侧壁　E. 位于十二指肠降部后内侧壁

6. 伤寒杆菌易侵犯的肠管部位是（　　　）

    A. 结肠袋　　　　　　　　B. 结肠带　　　　　C. 肠脂垂

    D. 集合淋巴滤泡　　　　　E. 孤立淋巴滤泡

7. 手术时找阑尾最简捷的方法是（　　　）

    A. 找到回肠末端　　　　　B. 沿结肠带向下追寻　　　C. 找到回盲瓣

    D. 找到肠脂垂消失处　　　E. 把小肠全部移到腹上部

8. 关于胆总管的描述，正确的是（　　　）

    A. 是左右肝管汇合而成　　B. 是肝总管和胆囊管汇合而成

    C. 肝总管和胰管汇合而成　D. 位于肝胃韧带内

    E. 以上均不对

9. 关于乙状结肠的描述，正确的是（　　　）

    A. 无系膜　　　　　　　　B. 有系膜　　　　　C. 无结肠袋

    D. 为腹膜外位器官　　　　E. 由肠系膜上动脉供血

10. 上消化道是指（　　　）

    A. 从口腔到食管　　　　　B. 从口腔到胃　　　　　C. 从口腔到十二指肠

    D. 从口腔到空肠　　　　　E. 从口腔到回肠

11. 下消化道是指（　　　）

    A. 从十二指肠到肛门　　　B. 从空肠到肛门　　　　　C. 从回肠到肛门

    D. 从胃到肛门　　　　　　E. 从空肠到直肠

12. 关于腭帆的描述，正确的是（　　　）

A. 呈水平位

B. 由肌肉、肌腱和黏膜构成

C. 连结腭垂

D. 为腭的前1/3

E. 又称为腭垂

13. 关于舌的描述，正确的是（　　　）

A. 舌下面的黏膜有菌状乳头、丝状乳头

B. 舌乳头均含有味蕾

C. 舌扁桃体是由舌根黏膜内淋巴组织形成的突起

D. 舌下阜有下颌下腺和舌下腺小管的开口

E. 舌分为舌体、舌根2部分

14. 关于牙的描述，正确的是（　　　）

A. 分为牙冠、牙颈、牙体、牙根4部分

B. 上磨牙一定是2个牙根

C. 下磨牙一定是3个牙根

D. 牙周组织由牙周膜、牙槽骨和牙龈构成

E. 牙组织由牙本质、牙釉质和牙骨质组成

15. 关于舌下阜的描述，正确的是（　　　）

A. 有下颌下腺管和舌下腺小管的开口　　B. 只有下颌下腺管的开口

C. 有下颌下腺管和舌下腺大管的开口　　D. 为舌下腺形成的一个隆起

E. 为下颌下腺形成的一个隆起

16. 舌扁桃体位于（　　　）

A. 舌后 1/3部　　　　　　　　B. 舌后2/3部　　　　　　　　C. 舌前1/3部

D. 舌前2/3部　　　　　　　　E. 舌的边缘部

17. 腮腺管开口于（　　　）

A. 平对上颌第2磨牙牙冠的颊黏膜上　　B. 平对上颌第2前磨牙牙冠的颊黏膜上

C. 平对上颌第3磨牙牙冠的颊黏膜上　　D. 平对下颌第2磨牙牙冠的颊黏膜上

E. 平对下颌第3磨牙牙冠的颊黏膜上

18. 关于咽的描述，正确的是（　　　）

A 内腔上宽下窄，可分3部　　　　　　B. 口咽部有咽隐窝

C. 喉咽部续于气管　　　　　　　　　　D. 鼻咽部有腭扁桃体

E. 向下于第7颈椎下缘续于食管

19. 关于咽的描述，正确的是（　　　）

A. 只是消化道的一部分　　　　　　　　B. 前壁和后壁都不完整

C. 喉部的侧壁上有腭扁桃体　　　　　　D. 鼻咽的侧壁上有咽鼓管咽口

E. 前部只与鼻腔、口腔相通

20. 关于食管的描述，正确的是（　　　）

    A. 分为颈部和胸部　　　　　　　　　　B. 第一个狭窄平对第5颈椎水平

    C. 第二个狭窄在左主支气管跨越食管左前方处　　D. 第三个狭窄约平第12胸椎椎体高度

    E. 与主动脉一起穿过膈的主动脉裂孔

21. 关于食管的描述，正确的是（　　　）

    A. 上端在第6胸椎下缘平面与咽相接　　　　B. 主动脉胸部从其前方越过

    C. 食管肌层上1/3和中1/3均为骨骼肌　　　D. 在第10胸椎高度穿过膈

    E. 黏膜上有环状襞

22. 关于胃的描述，正确的是（　　　）

    A. 贲门与胃底所形成的锐角叫贲门切迹　　B. 贲门位于第12胸椎左侧

    C. 贲门位于第11胸椎左侧　　　　　　　　D. 幽门约在第1腰椎体左侧

    E. 出口为贲门

23. 关于胃的描述，正确的是（　　　）

    A. 入口为幽门　　　　　　　　　　　　　B. 胃小弯凸向左上方

    C. 胃大弯凹向左下方　　　　　　　　　　D. 角切迹为胃体与幽门部的分界处

    E. 胃空虚时大部分位于腹上区

24. 关于十二指肠上部的描述，正确的是（　　　）

    A. 又称十二指肠壶腹（或十二指肠球）　　B. 属于腹膜外位器官

    C. 位于第3腰椎右侧　　　　　　　　　　D. 后方有胆总管通过

    E. 起自幽门，走向左下方

25. 关于十二指肠的描述，正确的是（　　　）

    A. 包绕胰头和胰体的一部分

    B. 水平部续于十二指肠空肠曲

    C. 降部位于胰头的右侧和第1～3胸椎椎体的左侧

    D. 降部后内侧壁有十二指肠大乳头

    E. 属于腹膜间位器官

26. 关于小肠的描述，正确的是（　　　）

    A. 具有结肠袋结构　　　　　　　　　　　B. 包括空肠和回肠两部分

    C. 回肠具有集合淋巴滤泡　　　　　　　　D. 全部属于腹膜内位器官

    E. 回肠占据腹腔的左上部

27. 关于大肠的描述，正确的是（　　　）

    A. 结肠和直肠的表面有3条平行的结肠带　　B. 结肠分为升结肠、横结肠和降结肠

    C. 结肠在第3骶椎平面续于直肠　　　　　　D. 直肠盆部的黏膜上有肛柱

    E. 升结肠活动度较大

28. 关于盲肠的描述，正确的是（　　　）

　　A. 是结肠的起始部　　　　　　　　　　B. 所有的人盲肠均无系膜

　　C. 为腹膜间位器官　　　　　　　　　　D. 内侧壁有回肠末端的开口

　　E. 回盲瓣是由盲肠突入回肠形成的

29. 关于阑尾的说法，错误的是（　　　）

　　A. 根部的体表投影为麦氏点　　　　　　B. 根部大多附着于盲肠的后内侧壁

　　C. 根部大多附着于盲肠的前壁　　　　　D. 位置变化甚大

　　E. 阑尾有系膜

30. 关于结肠的描述，正确的是（　　　）

　　A. 为腹膜内位器官　　　　　　　　　　B. 在第3骶椎平面续于直肠

　　C. 在右髂窝与回肠相连　　　　　　　　D. 各部均有系膜

　　E. 分为升结肠、横结肠和乙状结肠3部

31. 关于直肠的描述，正确的是（　　　）

　　A. 白线为肛管与直肠的分界处　　　　　B. 上段为腹膜间位器官

　　C. 中段为腹膜内位器官　　　　　　　　D. 直肠下段黏膜上有6~10条肛柱

　　E. 分为盆部、肛管和肛门部

32. 关于直肠的描述，正确的是（　　　）

　　A. 在第2骶椎前方起始　　　　　　　　B. 穿过尿生殖膈止于肛门

　　C. 区分为上部、中部和下部　　　　　　D. 有骶曲和会阴曲

　　E. 中段为腹膜间位器官

33. 关于肝的描述，正确的是（　　　）

　　A. 膈面分2叶，脏面分4叶　　　　　　B. 属于腹膜内位器官

　　C. 脏面的左纵沟内容纳胆囊　　　　　　D. 脏面的肝门处有肝静脉通过

　　E. 后缘锐利

34. 关于肝的描述，正确的是（　　　）

　　A. 全部位于右季肋区和腹上区　　　　　B. 按Glisson系统可将肝分成5个叶、6个段

　　C. 分内、外两个面　　　　　　　　　　D. 左端圆钝

　　E. 开口于十二指肠小乳头

35. 关于胆总管的描述，正确的是（　　　）

　　A. 在肝十二指肠韧带内　　　　　　　　B. 由肝左管、肝右管合成

　　C. 位于肝门静脉后方　　　　　　　　　D. 位于肝固有动脉的左侧

　　E. 属腹膜外位器官

36. 关于胰的描述，正确的是（　　　）

　　A. 胰头和胰体交界处稍细为胰颈

　　B. 为腹膜间位器官

　　C. 胰头与十二指肠降部之间常有胆总管经过

　　D. 胰管直接开口于十二指肠大乳头

　　E. 胰管仅位于胰头内

三、多项选择题（有两个或两个以上正确答案）

1. 属于上消化道的是（　　　）

A. 空肠　　　　　　　　　　　B. 十二指肠　　　　　　　C. 胃

D. 盲肠　　　　　　　　　　　E. 咽部

2. 组成咽淋巴环的结构有（　　　）

A. 会厌　　　　　　　　　　　B. 咽扁桃体　　　　　　　C. 舌扁桃体

D. 咽鼓管圆枕　　　　　　　　E. 腭扁桃体

3. 舌下腺开口部位为（　　　）

A. 颊黏膜　　　　　　　　　　B. 舌扁桃体　　　　　　　C. 舌下阜

D. 舌下襞表面　　　　　　　　E. 舌系带

4. 围成咽峡的结构有（　　　）

A. 会厌　　　　　　　　　　　B. 舌根　　　　　　　　　C. 腭舌弓

D. 腭咽弓　　　　　　　　　　E. 腭扁桃体

5. 与咽腔相交通的是（　　　）

A. 鼻腔　　　　　　　　　　　B. 口腔　　　　　　　　　C. 喉腔

D. 中耳鼓室　　　　　　　　　E. 食管

6. 结肠区别于小肠的结构特点主要有（　　　）

A. 结肠带　　　　　　　　　　B. 系膜　　　　　　　　　C. 结肠袋

D. 肠脂垂　　　　　　　　　　E. 有无集合淋巴滤泡

7. 消化腺包括（　　　）

A. 肝　　　　　　　　　　　　B. 胰　　　　　　　　　　C. 脾

D. 肾　　　　　　　　　　　　E. 腮腺

8. 含味蕾的结构是（　　　）

A. 菌状乳头　　　　　　　　　B. 叶状乳头　　　　　　　C. 轮廓乳头

D. 会厌黏膜　　　　　　　　　E. 软腭黏膜

9. 关于结肠的描述，正确的是（　　　）

A. 降结肠起自结肠左曲

B. 升结肠终于结肠右曲

C. 胃大弯和横结肠之间的大网膜前两层称胃结肠韧带

D. 乙状结肠有系膜系于骨盆后壁

E. 横结肠无系膜

10. 关于结肠的描述，正确的是（　　　）

A. 分为升结肠、横结肠和降结肠3部

B. 升结肠起自回肠

C. 升结肠与横结肠之间的弯曲叫结肠右曲

D. 降结肠连接直肠

E. 在第3骶椎平面与直肠相连

11. 关于直肠的描述，正确的是（　　　）

    A. 穿过尿生殖膈

    B. 肛门内、外括约肌为骨骼肌

    C. 齿状线以上的痔为内痔

    D. 直肠横襞是由直肠黏膜和环形肌所形成的半月状皱襞

    E. 上段为腹膜间位器官

12. 关于肝的描述，正确的是（　　　）

    A. 出入肝门的结构是肝左管、肝右管，肝固有动脉右支、肝静脉、肝门静脉

    B. 右纵沟的后部内有静脉韧带

    C. 左纵沟的后部内有下腔静脉通过

    D. 方叶位于肝门前方

    E. 尾状叶位于肝门后方

13. 关于胆囊的描述，正确的是（　　　）

    A. 胆囊底内黏膜襞向腔内突出形成螺旋襞

    B. 可分为胆囊底、胆囊体和胆囊颈

    C. 为腹膜间位器官

    D. 胆囊炎症时，可在腋前线与肋弓交界处有压痛

    E. 胆囊管与肝总管汇合成胆总管

四、填空题

1. 鼻咽部侧壁上有 _____ 、 _____ ，咽腔经此与中耳的 _____ 相通。

2. 每个牙均可分为 _____ 、 _____ 和 _____ 3部分，牙冠内部的腔隙称为 _____ ，与牙根内的 _____ 相通。

3. 胃分为4部，从上向下依次为 _____ 、 _____ 、 _____ 和 _____ ，后者又可分为 _____ 和 _____ 。

4. 胆囊三角由 _____ 、 _____ 和 _____ 围成，其内常有 _____ 动脉通过。

5. 一般情况下，胃中等充盈时，大部分位于 _____ 。

6. 肝总管与胆囊管合成 _____ 。

五、问答题

1. 简述唾液腺名称及各腺管开口于什么部位。

2. 简述食管3个生理性狭窄和距中切牙的长度。

3. 简述咽的分部及交通关系。

4. 简述肝外胆道系统包括哪些结构。

5. 简述结肠和盲肠有何特点。

6. 简述结肠的区分。

7. 分别说明进食和非进食情况下胆汁的排出途径。

第五章　呼吸系统

【目的要求】

（1）掌握呼吸系统的组成以及上、下呼吸道。

（2）掌握鼻腔的分部、各部的形态结构、鼻黏膜2部分的功能。

（3）掌握鼻旁窦的位置及开口。

（4）掌握喉的位置、喉的软骨及喉的连结。

（5）掌握气管的位置、构造、分段与气管隆嵴。

（6）掌握左、右主支气管的形态差异。

（7）掌握肺的位置、形态（左肺、右肺的差异）、肺门。

（8）掌握胸腔、胸膜与胸膜腔的概念、壁胸膜的分部及胸膜隐窝。

（9）掌握纵隔的概念、区分及内容。

（10）了解呼吸系统的功能。

（11）了解外鼻的形态结构。

（12）了解肺段支气管和肺段。

（13）了解肺与胸膜的体表投影。

呼吸系统的组成：

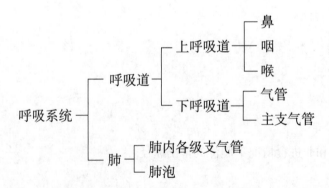

主要功能：进行机体与外界环境间的气体交换——吸入氧气，排出二氧化碳。

一、呼吸道

（一）鼻

鼻是呼吸道的起始部，同时又是嗅觉器官，包括外鼻、鼻腔和鼻旁窦3部分。

1.鼻腔的分部和形态结构　鼻腔以鼻阈为界，分为鼻前庭和固有鼻腔（表5-1）。

表5-1　鼻腔的分部、形态结构

分　　部		形态结构
鼻前庭		鼻翼所围成的空间，上方有一弧形嵴（鼻阈）
固有鼻腔	两孔	鼻前孔、鼻后孔
	四壁	上壁：筛骨筛板
		下壁：即口腔顶，由骨腭构成
		内侧壁：鼻中隔，由筛骨垂直板、犁骨和鼻中隔软骨构成，多偏向一侧
		外侧壁：包括鼻甲（上鼻甲、中鼻甲、下鼻甲）、鼻道（上鼻道、中鼻道、下鼻道）、隐窝（蝶筛隐窝）

固有鼻腔的黏膜因结构和功能不同分为2部分（表5-2）。

表5-2　固有鼻腔的黏膜

分　部	位　　置	活体颜色	功　　能
嗅部	上鼻甲平面以上及相对应鼻中隔上部的黏膜	苍白色或淡黄色	内含嗅细胞，具有嗅觉功能
呼吸部	除嗅部以外的其余部分	红色或粉红色	含丰富的血管、黏液腺和纤毛，对吸入空气加温、湿润、净化

2.鼻旁窦　是鼻腔周围颅骨内含气空腔的总称。鼻旁窦共有4对（表5-3），对发音起共鸣作用，并能调节吸入空气的温湿度。

表5-3　鼻旁窦的位置、开口部位和形态特点

鼻旁窦		位　　置	开口部位	形态特点
蝶窦		蝶骨体内	蝶筛隐窝	邻近垂体窝和视神经管，向前开口引流
筛窦	前群、中群	筛骨迷路中	中鼻道	外侧邻近眶腔，向下开口
	后群		上鼻道	
额窦		额骨眉弓深面	中鼻道	开口向下，发炎时立位引流
上颌窦		上颌骨体内	中鼻道	开口位于其内侧壁最高处，发炎时侧位引流

（二）喉

喉既是呼吸道，又是发音器官。

位置：颈前部中间。成人喉的上界相当于第4颈椎体水平，下界平对第6颈椎体下缘。

差异：女性比男性稍高，小儿比成人高，老年人则较低。

喉是复杂的管状器官，由软骨、软骨连结、喉肌和黏膜构成。

1.喉软骨

甲状软骨、环状软骨、会厌软骨和杓状软骨等喉软骨构成喉的支架（表5-4）。

表5-4　喉软骨的形态、位置

名　称	数目	形　态	位　置
甲状软骨	1	"V"形软骨板	舌骨下方
环状软骨	1	形如指环	甲状软骨下方
会厌软骨	1	形似树叶	舌根和舌骨的后上方
杓状软骨	2	三棱锥体形	环状软骨板上方

2.喉的连结　包括喉软骨间的连结及舌骨、气管与喉之间的连结（表5-5）。

表5-5　喉软骨连结的构成、运动和作用

名　称	构　成	运　动	作　用
环杓关节	杓状软骨底与环状软骨板上缘	垂直轴上旋转运动	开大及缩小声门裂
环甲关节	甲状软骨下角与环状软骨两侧后部的关节面	冠状轴上做前倾与复位运动	使声带紧张或松弛
弹性圆锥	圆锥形弹性纤维膜，上缘游离，下缘附于环状软骨前角后面，环状软骨上缘和杓状软骨声带突之间		上缘为声韧带，构成声带的基础
甲状舌骨膜	连于甲状软骨与舌骨间的一层结缔组织膜		

3.喉肌　均为较小的横纹肌，附着于喉软骨的内面与外面（表5-6）。按功能分为两群，一群作用于环杓关节，使声门裂开大或缩小；另一群作用于环甲关节，使声带紧张或松弛。喉肌的运动可控制发音强弱，并调节声调高低。

表5-6　喉肌的起止点和作用

名　称	起　止　点	作　用
环杓后肌	起于环状软骨板后面，止于杓状软骨肌突	开大声门裂，紧张声带
环杓侧肌	起于环状软骨弓的上缘和外侧面，止于杓状软骨肌突	缩小声门裂
杓横肌	肌束横行连于两侧杓状软骨后面	缩小声门裂
杓斜肌	由一侧的杓状软骨肌突斜至另一侧的杓状软骨尖	缩小声门裂和喉口
环甲肌	起于环状软骨弓的前外侧面，止于甲状软骨下缘和下角	紧张声带
甲杓肌	起于甲状软骨前角后面，止于杓状软骨外侧面及声带突	松弛声带，缩小声门裂

4.喉腔　喉腔是由喉软骨支架围成的腔隙，上经喉口通咽腔，下达环状软骨下缘通气管。

（1）喉口的界线。

前界：会厌软骨上缘。

两侧界：杓状会厌襞（连于会厌软骨侧缘与杓状软骨尖的黏膜皱襞）。

后界：杓间切迹（两杓状软骨之间）。

（2）喉腔的形态结构：喉腔内有二襞、二裂。

前庭襞：上方一对黏膜皱襞。

声襞（声带）：下方一对黏膜皱襞，气流通过时振动发音。

前庭裂：为左右前庭襞间的裂隙。

声门裂（声门）：为左右声襞之间的裂隙。

（3）喉腔的分部：前庭襞和声襞将喉腔分为3部分（表5-7）。

表5-7　喉腔的分部、起止和特点

分　部	起　止	特　点
喉前庭	喉口至前庭裂平面之间的部分	上宽下窄
喉中间腔	前庭裂平面至声门裂平面之间的部分	容积最小，向两侧延伸至前庭襞与声襞之间的梭形隐窝为喉室
声门下腔（喉下腔）	自声襞游离缘至环状软骨下缘的部分	此区黏膜下组织较疏松，炎症时易引起水肿

（三）气管及主支气管

1.气管　气管为后壁略扁平的圆筒状管道，具有弹性。上端平第6颈椎体下缘连喉，下行入胸腔，于胸骨角平面（平对第4、第5胸椎体交界平面）分为左、右主支气管。气管可分为颈部和胸部（表5-8）。

表5-8　气管的分部、位置和毗邻

分部	位　置	毗　邻
颈部	颈前正中线，环状软骨下方至胸骨颈静脉切迹处	前面：胸骨舌骨肌、胸骨甲状肌，第2～4气管软骨环前方有甲状腺峡部 两侧：甲状腺侧叶，颈部大血管、神经 后面：食管，其间沟内有喉返神经
胸部	位于上纵隔内	前面：自前向后有胸腺、左头臂静脉，主动脉弓及分支 后面：食管

气管的构成：半环状的气管软骨环（14～16个）及环韧带。

气管软骨后壁缺口由膜壁封闭，该膜壁由结缔组织与平滑肌构成。

2.主支气管　气管分出的第一级分支即左、右主支气管。

左、右主支气管比较歌诀：右短粗而直，左长细又斜，隆嵴偏向左，异物坠右侧。

二、肺

（一）肺的位置和形态

（1）位置：肺位于胸腔内，纵隔的两侧，左右各一。

（2）形态：两肺下面以膈肌与腹腔脏器相隔，右肺因膈下有肝向上隆起，故宽而短；因心脏偏左，故左肺狭长。右肺总容量大于左肺。两肺外观均略呈圆锥形，分一尖、一底、两面和三缘。

一尖：肺尖，呈钝圆形，伸入颈根部，高出锁骨内侧1/3上方2~3 cm。

一底：肺底，又称膈面，向上凹陷。

两面：肋面、内侧面。

肋面（外侧面）：广阔圆凸，与胸廓内面的形态一致。

内侧面：邻近纵隔，中部有一凹陷为肺门。

三缘：前缘、后缘、下缘。

前缘：薄而锐，左肺下部有一缺口为心切迹，右肺近垂直。

后缘：厚而圆钝，贴于脊柱两侧。

下缘：较薄锐，伸入胸壁与膈的间隙内，其位置随呼吸运动变化。

肺被叶间裂分为数叶，其中左肺被斜裂分为上、下2叶，右肺被斜裂和水平裂分为上、中、下3叶。

（3）肺门和肺根：肺门是主支气管、血管、淋巴管和神经等结构出入肺的部位。这些结构被结缔组织连在一起，由胸膜包绕形成肺根（表5-9），肺根将肺连于纵隔。

表5-9　左、右肺根内各结构的位置关系

肺根	由上向下排列	由前向后排列
左	肺动脉、主支气管、肺静脉	上肺静脉、肺动脉、主支气管、下肺静脉
右	上叶支气管、肺动脉、中下叶支气管、肺静脉	上肺静脉、肺动脉、主支气管、下肺静脉

（二）肺内支气管与肺段

主支气管入肺后，反复分支，越分越细，呈树枝状，称为支气管树。主支气管进入肺门形成肺叶支气管，再分出数支肺段支气管（表5-10）。

每一支肺段支气管及其所连属的肺组织构成一个肺段。肺段一般呈圆锥形，尖向肺门，底达肺表面。

表5-10　支气管肺段

右　肺			左　肺			
上叶	尖段	S I	上叶	尖段	S I	尖后段 （S I +S II ）
	后段	S II		后段	S II	
	前段	S III		前段	S III	
中叶	外侧段	SIV		上舌段	SIV	
	内侧段	S V		下舌段	S V	
下叶	上段	SVI	下叶	上段	SVI	
	内侧底段	SVII		内侧底段	SVII	前内侧底段 （SVII+SVIII）
	前底段	SVIII		前底段	SVIII	
	外侧底段	SIX		外侧底段	SIX	
	后底段	S X		后底段	S X	

（三）肺的体表投影

见"三、胸膜"。

三、胸膜

（一）胸膜和胸膜腔的概念

胸膜是衬于胸壁内面和覆于肺表面的浆膜，可分为相互移行的脏胸膜、壁胸膜2层。

脏胸膜：被覆于肺的表面，与肺实质紧密结合并伸入叶间裂。

壁胸膜：衬在胸壁内面、纵隔两侧和膈上面。

脏胸膜、壁胸膜在肺根处相互移行，在肺根下方，前后重叠形成一条胸膜皱襞，称为肺韧带，有固定作用。

胸膜腔是脏胸膜、壁胸膜共同围成的密闭的潜在腔隙，左右各一，互不相通。腔内呈负压状态，为吸气时肺扩张的重要因素。腔内含有少量浆液，可减少呼吸运动时2层胸膜间的摩擦。

（二）胸膜的分部及胸膜窦

1.胸膜的分部　壁胸膜分为4部分（表5-11）。

表5-11　壁胸膜的分部

分　部	位　置
胸膜顶	覆盖在肺尖的上方，突出于胸廓上口达颈根部
肋胸膜	紧贴胸壁内面
膈胸膜	覆盖在膈的上面
纵隔胸膜	衬覆在纵隔两侧，并包被肺根移行为脏胸膜

2.胸膜隐窝（胸膜窦）　壁胸膜各部互相转折处，相邻的壁胸膜相互贴管，即使深吸气时肺缘也不能伸入其内，胸膜腔的这些部分即为胸膜隐窝（表5-12）。

表5-12　胸膜隐窝的分部

分　部	位　置
肋膈隐窝	肋胸膜、膈胸膜反折处，呈半环形，是胸膜腔的最低处，炎症渗出物先积聚于此处
肋纵隔隐窝	左侧肋、纵隔胸膜反折处
膈纵隔隐窝	左侧膈、纵隔胸膜反折处

（三）胸膜的体表投影

胸膜的体表投影即胸膜返折线的投影。胸膜返折线即胸膜各部之间的互相移行线。

胸膜下界是肋胸膜与膈胸膜的返折线。

肺下缘和胸膜下界的体表投影（表5-13）。

表5-13　肺下缘和胸膜下界的体表投影

肺和胸膜	标　志　线			
	锁骨中线	腋中线	肩胛线	后正中线
肺下缘	第6肋	第8肋	第10肋	第10胸椎棘突
胸膜下界	第8肋	第10肋	第11肋	第12胸椎棘突

四、纵隔

1.概念　纵隔是两侧纵隔胸膜之间全部器官、结构和结缔组织的总称。

2.界线

前界：胸骨。

后界：脊柱胸段。

两侧界：纵隔胸膜。

上方：胸廓上口。

下方：膈。

3.分部及主要结构　以胸骨角平面（前平胸骨角、后平第4、第5胸椎体间）为界，可将纵隔分为上纵隔与下纵隔。下纵隔再以心包为界，分为前纵隔、中纵隔、后纵隔3部分（表5-14）。

表5-14　纵隔的分部和主要结构

分　部		主要结构
上纵隔		胸腺、头臂静脉、上腔静脉、主动脉弓及其分支、气管、食管、胸导管、淋巴结、迷走神经和膈神经
下纵隔	前纵隔	仅有若干结缔组织、少数淋巴结和胸腺的下部
	中纵隔	主要有心包、心脏及出入心脏的大血管根部等结构
	后纵隔	胸主动脉、奇静脉、半奇静脉、副半奇静脉、主支气管、食管、胸导管、迷走神经、胸交感干、淋巴结

练 习 题

一、名词解释

1. 呼吸道

2. 易出血区

3. 蝶筛隐窝

4. 肺门

5. 胸膜顶

6. 胸膜腔

7. 纵隔

二、单项选择题（只有一个正确答案）

1. 属于下呼吸道的是（　　）

　　A. 口腔　　　　　　　　　　B. 鼻　　　　　　　　　　C. 咽

　　D. 喉　　　　　　　　　　　E. 气管

2. 不参与构成鼻中隔的是（　　）

　　A. 鼻中隔软骨　　　　　　　B. 筛骨垂直板　　　　　　C. 犁骨

　　D. 鼻骨　　　　　　　　　　E. 黏膜

3. 鼻出血的好发部位是（　　）

　　A. 鼻腔顶部　　　　　　　　B. 鼻腔后部　　　　　　　C. 鼻腔外侧壁

　　D. 鼻中隔后上部　　　　　　E. 鼻中隔前下部

4. 不开口于中鼻道的是（　　）

　　A. 额窦　　　　　　　　　　B. 上颌窦　　　　　　　　C. 筛窦前群小房

　　D. 筛窦中群小房　　　　　　E. 蝶窦

5. 开口于上鼻道的是（　　）

　　A. 筛窦前群小房　　　　　　B. 筛窦中群小房　　　　　C. 筛窦后群小房

　　D. 额窦　　　　　　　　　　E. 上颌窦

6. 蝶窦开口于（　　）

　　A. 上鼻道　　　　　　　　　B. 中鼻道　　　　　　　　C. 下鼻道

　　D. 蝶筛隐窝　　　　　　　　E. 鼻中隔

7. 成年人喉介于（　　）

　　A. 第2～5颈椎之间　　　　　B. 第3～6颈椎之间　　　　C. 第2～7颈椎之间

　　D. 第3～6胸椎之间　　　　　E. 第3～7胸椎之间

8. 成对的喉软骨是（　　）

　　A. 甲状软骨　　　　　　　　B. 环状软骨　　　　　　　C. 会厌软骨

　　D. 杓状软骨　　　　　　　　E. 气管软骨

9. 形成喉结的软骨是（　　）

   A. 甲状软骨　　　　　　　　　B. 环状软骨　　　　　　　　C. 会厌软骨

   D. 杓状软骨　　　　　　　　　E. 气管软骨

10. 呼吸道中唯一完整的软骨环是（　　）

   A. 甲状软骨　　　　　　　　　B. 环状软骨　　　　　　　　C. 会厌软骨

   D. 杓状软骨　　　　　　　　　E. 气管软骨

11. 呼吸道中最狭窄的部位是（　　）

   A. 鼻孔　　　　　　　　　　　B. 鼻后孔　　　　　　　　　C. 喉口

   D. 前庭裂　　　　　　　　　　E. 声门裂

12. 喉炎时容易水肿的部位是（　　）

   A. 喉口黏膜　　　　　　　　　B. 喉前庭黏膜　　　　　　　C. 喉中间腔黏膜

   D. 喉室黏膜　　　　　　　　　E. 声门下腔黏膜

13. 下列关于气管的描述，错误的是（　　）

   A. 气管上接甲状软骨

   B. 气管位于食管前面

   C. 气管在胸骨角平面分为左、右主支气管

   D. 气管软骨呈"C"形

   E. 气管隆嵴位于气管杈内面

14. 关于右主支气管，错误的是（　　）

   A. 较左主支气管垂直　　　　　B. 较左主支气管短

   C. 较左主支气管粗　　　　　　D. 在肺门处分为2个肺叶支气管

   E. 气管异物多坠入右主支气管

15. 不参与构成肺根的是（　　）

   A. 肺动脉　　　　　　　　　　B. 肺静脉　　　　　　　　　C. 段支气管

   D. 神经　　　　　　　　　　　E. 淋巴管

16. 关于肺的描述，不正确的是（　　）

   A. 位于胸膜腔内　　　　　　　B. 形似圆锥形

   C. 左肺狭长，右肺宽短　　　　D. 左肺分上、下2叶

   E. 右肺分上、中、下3叶

17. 胸膜腔位于（　　）

   A. 胸壁和膈之间　　　　　　　B. 胸膜和肺之间　　　　　　C. 胸壁和纵隔之间

   D. 肋胸膜和纵隔胸膜之间　　　E. 壁胸膜和脏胸膜之间

18. 关于胸膜腔，正确的是（　　）

   A. 胸膜腔位于胸腔内　　　　　B. 胸膜腔左、右各一

   C. 胸膜腔内含少量浆液　　　　D. 胸膜腔内呈负压

   E. 以上都正确

19. 肋膈隐窝位于（　　　）

    A. 肋胸膜和纵隔胸膜之间　　　B. 肋胸膜和膈胸膜之间

    C. 肋胸膜和胸膜顶之间　　　　D. 壁胸膜和脏胸膜之间

    E. 胸壁和纵隔之间

20. 纵隔界线中，错误的是（　　　）

    A. 前界为肋骨　　　　　　　B. 后界为脊柱胸段　　　　　C. 上达胸廓上口

    D. 向下至膈　　　　　　　　E. 两侧界为纵隔胸膜

21. 喉室位于（　　　）

    A. 前庭襞的上方　　　　　　　　B. 前庭襞与声襞之间向外下的隐窝

    C. 声襞的下方　　　　　　　　　D. 喉前庭内

    E. 喉口外侧

22. 与右主支气管相比，左主支气管（　　　）

    A. 粗而长　　　　　　　　　B. 细而长　　　　　　　　　C. 粗而短

    D. 细而短　　　　　　　　　E. 呈水平方向走行

23. 后纵隔和上纵隔内都有的是（　　　）

    A. 胸导管　　　　　　　　　B. 胸腺　　　　　　　　　　C. 膈神经

    D. 出入心的大血管　　　　　E. 心包

24. 开口于蝶筛隐窝的是（　　　）

    A. 鼻泪管　　　　　　　　　B. 蝶窦　　　　　　　　　　C. 筛窦前群

    D. 上颌窦　　　　　　　　　E. 额窦

25. 喉腔最狭窄的部位是（　　　）

    A. 喉前庭　　　　　　　　　B. 喉室　　　　　　　　　　C. 声门裂

    D. 前庭裂　　　　　　　　　E. 声门下腔

26. 中纵隔内有（　　　）

    A. 支气管　　　　　　　　　B. 心　　　　　　　　　　　C. 迷走神经

    D. 气管　　　　　　　　　　E. 食管

27. 气管镜检查确定气管分叉的定位标志是（　　　）

    A. 气管杈　　　　　　　　　B. 气管隆嵴　　　　　　　　C. 左主支气管

    D. 右主支气管　　　　　　　E. 声门裂

28. 膈神经只通过（　　　）

    A. 中纵隔和下纵隔　　　　　B. 上纵隔和中纵隔　　　　　C. 下纵隔

    D. 后纵隔　　　　　　　　　E. 后纵隔与中纵隔

29. 关于右肺的说法，正确的是（　　　）

    A. 比左肺细长　　　　　　　B. 分2叶　　　　　　　　　C. 有水平裂和斜裂

    D. 前缘有心切迹　　　　　　E. 较左肺小

30. 关于气管的说法，正确的是（　　　）

　　A. 上端平第4颈椎　　　　　　　　B. 前面有甲状腺侧叶

　　C. 软骨呈完整的环状　　　　　　C. 不能分泌黏液

　　E. 在胸骨角平面分为左、右主支气管

31. 直立姿势引流不畅的鼻旁窦是（　　　）

　　A. 额窦　　　　　　　　　　　　B. 蝶窦　　　　　　　　　C. 筛窦前群

　　D. 上颌窦　　　　　　　　　　　E. 筛窦后群

32. 开口于上鼻道的鼻旁窦是（　　　）

　　A. 额窦　　　　　　　　　　　　B. 蝶窦　　　　　　　　　C. 筛窦前群

　　D. 筛窦后群　　　　　　　　　　E. 上颌窦

33. 喉前庭是指（　　　）

　　A. 喉口至前庭裂平面之间的部分　　B. 声门裂以下的喉腔部分

　　C. 前庭裂以下的喉腔部分　　　　　D. 前庭裂与声门裂之间的部分

　　E. 喉中间腔向两侧延伸的部分

34. 关于喉腔的描述，正确的是（　　　）

　　A. 在侧壁上，上方的一对黏膜皱襞突向腔内称声襞

　　B. 在侧壁上，下方的一对黏膜皱襞突向腔内称前庭襞

　　C. 声门裂的软骨间部与发音无关

　　D. 声门裂为喉腔最狭窄的部分

　　E. 喉腔分为喉前庭、喉中间腔、喉室、声门下腔4部分

35. 关于气管的描述，正确的是（　　　）

　　A. 在相当第4、第5胸椎平面之间分为左、右主支气管

　　B. 气管隆嵴常略偏向右侧

　　C. 位于上纵隔和后纵隔内

　　D. 气管胸部前方有胸腺，后方有主动脉弓和食管

　　E. 位于食管后方

36. 关于肺的描述，正确的是（　　　）

　　A. 肺尖位于胸廓内　　　　　　　B. 肋面及膈面均圆凸

　　C. 肺的前、后缘锐利　　　　　　D. 右肺短而宽，左肺扁窄而略长

　　E. 右肺有3个裂

37. 关于肺的描述，正确的是（　　　）

　　A. 左肺有2个裂　　　　　　　　B. 左肺有上、中、下3个裂

　　C. 右肺有1个斜裂、1个水平裂　　D. 右肺分上、下2叶

　　E. 肺尖位于上纵隔

38. 下列有关胸膜的叙述，正确的是（　　　）

　　A. 是仅覆盖于左、右肺表面的浆膜　　B. 是仅被覆于胸壁内面的浆膜

　　C. 是仅覆盖于膈上面的浆膜　　　　　D. 脏胸膜与壁胸膜的总称

　　E. 不伸入肺叶间裂内

39. 关于胸膜腔的描述，正确的是（　　　　）

    A. 由脏胸膜和壁胸膜围成　　　　　　　B. 内含大量黏液

    C. 腔内压力较大气压力高　　　　　　　D. 左、右胸膜腔相通

    E. 是两肺与心周围一个完全封闭的腔隙

40. 关于肋膈隐窝的描述，正确的是（　　　　）

    A. 是肋与膈肌转折处　　　　　　　　　B. 由胸外侧壁与膈围成

    C. 在肋胸膜与纵隔胸膜的转折处　　　　D. 位置最低，肺下缘不能进入

    E. 深吸气时，肺下缘充满此隐窝

41. 上纵隔及后纵隔内均含有（　　　　）

    A. 气管胸部　　　　　　　　B. 眼神经　　　　　　　　C. 食管胸部

    D. 胸腺　　　　　　　　　　E. 心包

三．多项选择题（有两个或两个以上正确答案）

1. 上呼吸道包括（　　　　）

    A. 鼻　　　　　　　　　　　B. 咽　　　　　　　　　　C. 喉

    D. 气管　　　　　　　　　　E. 主支气管

2. 开口于中鼻道的有（　　　　）

    A. 上颌窦　　　　　　　　　B. 额窦　　　　　　　　　C. 筛窦前群小房

    D. 筛窦中群小房　　　　　　E. 筛窦后群小房

3. 喉黏膜形成的结构是（　　　　）

    A. 会厌　　　　　　　　　　B. 弹性圆锥　　　　　　　C. 前庭襞

    D. 声韧带　　　　　　　　　E. 声襞

4. 关于声门裂的描述，正确的是（　　　　）

    A. 位于喉口　　　　　　　　　　　　　B. 介于两侧前庭襞之间

    C. 介于两侧声襞之间　　　　　　　　　D. 介于两侧喉室之间

    E. 是喉腔中最狭窄的部位

5. 关于气管的叙述，正确的是（　　　　）

    A. 上接环状软骨　　　　　　　　　　　B. 位于食管前方

    C. 可分为颈部、胸部2部分　　　　　　D. 甲状腺峡部位于第2～4气管软骨前方

    E. 气管切开术常在第3～5气管软骨处进行

6. 关于肺的描述，正确的是（　　　　）

    A. 肺尖突至颈根部　　　　　　　　　　B. 肺底中部有肺门

    C. 肺借肺根连于纵隔　　　　　　　　　D. 左肺有斜裂和水平裂

    E. 右肺只有斜裂

7. 壁胸膜包括（　　　　）

    A. 肺胸膜　　　　　　　　　B. 肋胸膜　　　　　　　　C. 膈胸膜

    D. 纵隔胸膜　　　　　　　　E. 胸膜顶

8. 关于肋膈隐窝的描述，正确的是（　　　）

    A. 是胸膜腔的一部分　　　　　　　B. 左、右各一

    C. 两侧的肋膈隐窝互相连通　　　　D. 位于肋胸膜和膈胸膜相互移行处

    E. 深吸气时肺下缘不能伸入其内

9. 胸膜前界的体表投影为（　　　）

    A. 胸膜前界是肋胸膜和纵隔胸膜前缘之间的返折线

    B. 起自锁骨外侧1/3段上方2～3 cm处

    C. 行经胸锁关节后方

    D. 右侧至右剑肋角

    E. 左侧至第6肋软骨

10. 纵隔内的结构包括（　　　）

    A. 喉　　　　　　　　　　B. 气管　　　　　　　　C. 食管

    D. 肺　　　　　　　　　　E. 心

11. 开口于中鼻道的鼻旁窦有（　　　）

    A. 筛窦的后群　　　　　　B. 筛窦的前群　　　　　C. 上颌窦

    D. 蝶窦　　　　　　　　　E. 额窦

12. 属于上呼吸道的是（　　　）

    A. 咽　　　　　　　　　　B. 喉前庭　　　　　　　C. 主支气管

    D. 气管　　　　　　　　　E. 喉中间腔

13. 后纵隔内有（　　　）

    A. 气管　　　　　　　　　B. 食管　　　　　　　　C. 膈神经

    D. 胸交感干　　　　　　　E. 迷走神经

14. 围成喉口的结构有（　　　）

    A. 杓间切迹　　　　　　　B. 杓状会厌襞　　　　　C. 会厌上缘

    D. 杓状软骨上缘　　　　　E. 甲状骨上缘

15. 不成对的软骨有（　　　）

    A. 杓状软骨　　　　　　　B. 会厌软骨　　　　　　C. 甲状软骨

    D. 环状软骨　　　　　　　E. 鼻中隔软骨

16. 肺根内有（　　　）

    A. 左右主支气管　　　　　B. 肺动脉　　　　　　　C. 肺静脉

    D. 气管　　　　　　　　　E. 支气管动脉

17. 关于主支气管的描述，正确的是（　　　）

    A. 左主支气管短粗

    B. 右主支气管细长

    C. 右主支气管与气管延长线的夹角小

    D. 左主支气管与气管延长线的夹角大

    E. 左主支气管约在平第6胸椎高度入左肺门

18. 关于肺的描述，正确的是（ ）

    A. 一般呈圆锥形   B. 胎儿的肺入水而不沉

    C. 老年人的肺颜色最深   D. 肺尖常超出锁骨内侧1/3段以上2~3 cm

    E. 肺段在结构和功能上可视为具有一定独立性的单位，临床上可以此做肺切除

四、填空题

1. 上呼吸道包括 _____ 、 _____ 和 _____ ；下呼吸道包括 _____ 和 _____ 。

2. 鼻旁窦包括 _____ 、 _____ 、 _____ 和 _____ 4对：开口于中鼻道

    的有 _____ 、 _____ 和 _____ ；开口于上鼻道的是 _____ ；

    开口于蝶筛隐窝的为 _____ 。

3. 喉软骨包括单块的 _____ 、 _____ 、 _____ 和成对的 _____ 。

4. 气管在 _____ 平面分为左、右主支气管，其分叉处称 _____ 。

5. 右主支气管的形态特点是 _____ 、 _____ 、 _____ 。

6. 肺位于 _____ 内， _____ 的两侧。右肺被 _____ 和 _____ 分为上、中、下

    3叶。

7. 胸膜根据部位可分为 _____ 、 _____ 、 _____ 和 _____ 4部分。

五、问答题

1. 简述鼻旁窦的名称、位置、开口部位及功能。

2. 左、右主支气管各有什么特点？经气管坠入异物多进入哪个支气管？

3. 试述肺的位置、形态和分叶。

4. 简述胸膜的概念及分部。

5. 简述肺和胸膜下界的体表投影。

第六章　泌尿系统

【目的要求】

（1）掌握肾的形态（肾门、肾蒂、肾窦的概念）。

（2）掌握肾的位置和肾的3层被膜。

（3）掌握输尿管的长度、行径（女性输尿管与子宫动脉的关系）分段及狭窄。

（4）掌握膀胱的形态、膀胱三角的位置和临床意义。

（5）掌握膀胱的位置及重要毗邻。

（6）掌握女性尿道的形态、特点及开口部位。

（7）了解肾的毗邻。

泌尿系统包括肾、输尿管、膀胱和尿道4部分，主要功能是排出机体代谢过程中所产生的溶于水的废物。

一、肾

（一）肾的形态和内部结构

肾是成对的红褐色实质性器官，外形为前后略扁的蚕豆状。一般左肾狭长，右肾宽短。正常成人的肾重120～150 g，可分为两端、两缘和两面（表6-1）。

表6-1　肾的形态特征

部　　位		形态特征
两端	上端	钝圆形，宽而薄
	下端	钝圆形、窄而厚
两缘	前面	较凸，朝向腹外侧
	后面	较平，紧贴腹后壁
两面	外侧缘	向外隆凸
	内侧缘	中部凹陷为肾门、深入肾内形成的空腔为肾窦

肾门：为肾内侧缘中部的凹陷，是肾血管、肾盂、淋巴管及神经等进出的部位。

肾蒂：出入肾门的结构被结缔组织包绕而成。

肾蒂内由前向后依次为肾静脉、肾动脉、肾盂。

肾蒂内由上到下依次为肾动脉、肾静脉、肾盂。

在肾的冠状切面上可分为浅部的肾皮质和深部的肾髓质2部分。

肾皮质：富血管、红褐色、颗粒状，主要由肾小体和肾小管构成，伸入髓质部分称为肾柱。

肾髓质：占肾实质的2/3，血管较少，淡红色，由15～20个肾锥体构成，锥体的基底朝向皮质，尖端圆钝，朝向肾窦，称为肾乳头，其上有孔，称为乳头孔，包绕肾乳头的漏斗状结构称为肾小盏，2～3个肾小盏合成一个肾大盏，2～3个肾大盏汇合成肾盂，肾盂出肾门后移行为输尿管。

（二）肾的位置和毗邻

1.位置　肾位于脊柱两侧，腹膜后方。肾门约平第1腰椎体。女性和儿童的肾较低。左肾、右肾高度不同（表6-2）。

表6-2　左肾、右肾与椎体的关系

分　部		与椎体的关系
左肾	上端	平第11胸椎体下缘
	下端	平第2腰椎体下缘
右肾	上端	平第12胸椎体上缘
	下端	平第3腰椎体上缘

肾门在腰背部的体表投影位置一般位于竖脊肌外侧缘与第12肋所形成的夹角处，临床上称为肾区。肾盂肾炎患者，叩击该区，常可引起疼痛。

2.毗邻

左肾前面从上至下依次为左肾上腺、胃、脾、胰、空肠和结肠左曲。

右肾前面从上至下依次为右肾上腺、肝右叶、结肠右曲，内侧缘为十二指肠降部。

左肾和右肾后面，上1/3贴附于膈肌腰部，与肋膈隐窝相邻；下2/3由内向外依次为腰大肌、腰方肌、腹横肌。

（三）肾的被膜

肾的被膜对固定肾脏起主要作用，有3层（表6-3）。

表6-3　肾的被膜

被　膜	特　　点
纤维囊	紧贴肾实质表面，薄而韧，通常易于剥离，肾手术时要缝合此膜
脂肪囊	包于纤维囊外面的囊状脂肪层，起弹性垫作用
肾筋膜	覆盖于脂肪囊的外面，分前后两层包裹肾、肾上腺及周围的脂肪囊 ①向上和向外：两层愈合，分别续膈下筋膜与腹横筋膜 ②向下：两层分离，其间有输尿管通过 ③向内侧：后层与腰大肌、腰方肌筋膜相连续，前层跨过腹主动脉和下腔静脉的前面与对侧前层相连续

（四）肾段的概念

肾动脉在肾实质内是按节段分布的。肾段动脉分布于一定区域的肾实质，称为肾段（表6-4）。

表6-4　肾段动脉与肾段

肾段动脉		肾　段
肾动脉前支	肾上段动脉	上段
	肾上前段动脉	上前段
	肾下前段动脉	下前段
	肾下段动脉	下段
肾动脉后支	肾后段动脉	后段

二、输尿管

1.输尿管的形态、分部　输尿管为一对细长且前后略扁的肌性管状器官，富有弹性，起于肾盂，先行于腹部，后进入盆腔，最后斜穿膀胱壁开口于膀胱内部。按行径，输尿管分为3部分（表6-5）。

表6-5　输尿管的分部

分　部	起　止	重要毗邻
腹部	由肾盂下端至小骨盆上口	位于腹膜后方，沿腰大肌前面下降
盆部	小骨盆上口至膀胱底	左跨髂总血管，右跨右髂外血管沿盆壁弯曲向前，女性在宫颈外侧2 cm处，从子宫动脉后下方经过，斜向前内
壁内部	斜穿膀胱壁的部分	

2.狭窄　输尿管全长粗细不等，有3个明显的狭窄，常是结石易于嵌顿的部位。3个狭窄分别位于肾盂与输尿管移行处、输尿管与髂血管交叉处、输尿管的壁内部。

三、膀胱

膀胱是储尿的肌性囊状器官，伸缩性很大，容积随年龄、性别及个体不同而异。膀胱的形态、大小、位置和壁的厚度及与周围器官的关系，都随尿液的充盈程度而发生相应改变。正常成人的膀胱容积为350～500 ml，最大800 ml，新生儿膀胱约为成人的1/10。

1.形态　膀胱充盈时为卵圆形，空虚时为三棱锥体形。可分上面、后面及左、右下外侧面，依外形可分尖、体、底、颈4部分（表6-6）。

表6-6　膀胱的分部

分　部	位　置
膀胱尖	为上面、左、右两下外侧面的汇合点，前上方连脐正中韧带
膀胱底	膀胱的后面
膀胱体	尖、底之间的部分
膀胱颈	膀胱的最下部即后面与左、右下外侧面的汇合处，下端有尿道内口。男性与前列腺相邻，女性与尿生殖膈相邻

2.位置　婴儿膀胱呈梭形，大部分在耻骨联合上缘的上方，随年龄的增长而逐渐下降入盆腔。成人空虚时的膀胱，其尖与耻骨联合平接，充盈时有不同程度的上升。

毗邻：前方为耻骨联合。在后方，男性与直肠、输精管壶腹与精囊相邻，女性则与子宫颈和阴道相邻。

四、尿道

1.女性尿道的形态　长约4 cm，直径约0.6 cm，具有短、粗、直的形态特征。

2.女性尿道的特点　较男性尿道短而直，易于扩张，仅有排尿功能。

3.女性尿道的开口　阴道前庭，阴道的前方。

【本章歌诀】

1. 肾蒂及主要结构排列：上下动静盂，前后静动盂；右侧肾蒂短，手术较不易。

2. 肾的位置和肾区：右肾略低上（端平）12，左肾略高平竖脊（肌）外缘12（肋）间，临床称为肾区。

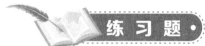

练 习 题

一、名词解释

1. 肾门

2. 肾区

3. 膀胱三角

4. 肾窦

5. 肾盂

二、单项选择题（只有一个正确答案）

1. 属于肾皮质的结构是 （　　　）

  A. 肾小盏   B. 肾盂   C. 肾乳头

  D. 肾柱   E. 肾大盏

2. 肾的被膜自外向内依次为 （　　　）

  A. 肾脂肪囊，肾纤维囊，肾筋膜   B. 肾筋膜，肾脂肪囊，肾纤维囊

  C. 肾纤维囊，肾脂肪囊，肾筋膜   D. 肾筋膜，肾纤维囊，肾筋膜囊

  E. 肾纤维囊，肾筋膜囊

3. 关于膀胱的说法，错误的是 （　　　）

  A. 膀胱充盈时为腹膜外位器官   B. 位于腹腔内

  C. 女性膀胱后方有子宫和阴道下段   D. 男性膀胱颈的下方有前列腺

  E. 膀胱为储尿器官

4. 关于输尿管的说法，正确的是 （　　　）

  A. 全程行于腰大肌前面   B. 属腹膜外位器官

  C. 分为腹、盆两段   D. 在女性经子宫动脉前上方达膀胱

  E. 输尿管管腔有2个狭窄

5. 女性尿道外口开口于（　　　）

  A. 阴道口后方   B. 阴道口前方   C. 肛门前方

  D. 阴道前庭后部   E. 膀胱

6. 男性膀胱底的毗邻中没有 （　　　）

  A. 前列腺   B. 直肠   C. 输精管壶腹

  D. 精囊   E. 耻骨联合

7. 关于膀胱的说法，错误的是（   ）

    A. 膀胱的位置随其充盈程度而异　　　B. 膀胱的平均容量，正常成人为300～500 ml

    C. 新生儿膀胱的容量较成人的小　　　D. 老年人膀胱的位置比成人低

    E. 新生儿的膀胱位置比成人低

8. 关于输尿管的描述，正确的是（   ）

    A. 开口于膀胱尖　　　　　　　B. 开口于膀胱体　　　　　　　C. 开口于膀胱颈

    D. 开口于膀胱底　　　　　　　E. 起于肾门

9. 肾蒂中没有（   ）

    A. 神经　　　　　　　　　　　B. 淋巴管　　　　　　　　　　C. 肾动脉

    D. 肾静脉　　　　　　　　　　E. 肾大盏

10. 关于肾的描述，正确的是（   ）

    A. 右肾比左肾略高

    B. 第12肋斜过左肾后面上部

    C. 出入肾门的结构有肾盂、肾动脉、肾静脉、神经及淋巴管等

    D. 肾的被膜由外向内为纤维囊、脂肪囊和肾筋膜

    E. 为腹膜内位器官

11. 关于肾的描述，正确的是（   ）

    A. 外侧面中部凹陷为肾门　　　　　B. 左侧肾蒂比右侧肾蒂长

    C. 为腹膜间位器官　　　　　　　　D. 肾门向肾皮质内深陷的腔穴称为肾窦

    E. 肾小盏直接连肾盂

12. 关于输尿管的描述，正确的是（   ）

    A. 上端起自肾门　　　　　　　　　B. 位于腹膜的前方

    C. 经髂血管前方入盆腔　　　　　　D. 在女性距子宫体外侧3 cm处与子宫相交

    E. 分为腹段、盆段2部分

13. 关于膀胱的描述，正确的是（   ）

    A. 内面黏膜在空虚时都形成皱襞　　　B. 膀胱颈下接膀胱尖

    C. 分尖、体、颈3部分　　　　　　　D. 膀胱三角在两侧输尿管口与尿道内口连线之间

    E. 充盈时为腹膜外位器官

三、多项选择题（有两个或两个以上正确答案）

1. 关于肾的说法，正确的是（   ）

    A. 为实质性器官　　　　　　　　　B. 肾的上内方有肾上腺

    C. 在肾的下极处肾盂移行为输尿管　　D. 属于腹膜间位器官

    E. 深部为肾锥体和肾柱

2.关于肾的说法，正确的是 （　　　）

A. 位于脊柱的两侧　　　　　　　　B. 肾门平第1腰椎

C. 皮质外附有肾筋膜　　　　　　　D. 髓质由肾锥体构成

E. 表层为皮质

3.肾蒂内含的结构有 （　　　）

A. 肾动脉　　　　　　　B. 肾静脉　　　　　　　C.输尿管

D. 神经　　　　　　　　E. 淋巴管

4.关于输尿管的说法，正确的是 （　　　）

A. 起自肾盂　　　　　　　　　　B. 为细长的肌性管道

C. 腹段行于腰大肌前方　　　　　D. 在女性经子宫动脉后下方达膀胱

E. 开口于膀胱底

5.关于膀胱的说法，正确的是 （　　　）

A. 空虚时不超过耻骨联合上缘　　B. 颈的下端有尿道内口

C. 在男性，后方与直肠相邻　　　D. 最下部称为膀胱底

E. 在男性其后面有前列腺

6.关于膀胱三角的说法，正确的是 （　　　）

A. 位于膀胱底黏膜面　　　　　　B. 缺少黏膜下层

C. 黏膜厚而多皱襞　　　　　　　D. 由两侧输尿管口和尿道内口围成

E. 呈一尖向上的正三角

7.肾窦内含有（　　　）

A. 肾盂　　　　　　　B. 肾大盏　　　　　　　C.肾小盏

D. 肾锥体　　　　　　E. 肾柱

8.膀胱的分部有 （　　　）

A. 膀胱底　　　　　　B. 膀胱体　　　　　　　C. 膀胱颈

D. 膀胱顶　　　　　　E. 膀胱尖

9.肾实质包括（　　　）

A. 肾窦　　　　　　　B. 肾皮质　　　　　　　C. 肾锥体

D. 肾柱　　　　　　　E. 纤维囊

10.下列关于膀胱三角的描述，正确的是（　　　）

A. 此处无黏膜组织　　　　　　　B. 此处无黏膜下组织

C. 是结核的好发部位　　　　　　D. 表面较光滑

E. 用膀胱镜观察时可见到输尿管间襞

11.维持肾正常位置的结构包括（　　　）

A. 纤维囊　　　　　　B. 脂肪囊　　　　　　　C. 肾筋膜

D. 肾血管　　　　　　E. 腹膜

12. 关于肾的构造的描述，正确的是（　　　）

    A. 髓质由肾柱构成　　　　　　　　B. 肾锥体的尖称为肾乳头

    C. 每个肾有7~8个肾大盏　　　　　D. 每个肾乳头上有10~30个乳头孔

    E. 肾实质分为皮质和髓质

13. 输尿管的狭窄位于（　　　）

    A. 肾盂与输尿管移行处　　　　　　B. 小骨盆入口跨越髂血管处

    C. 穿膀胱壁处　　　　　　　　　　D. 膀胱壁外段

    E. 肾大盏与输尿管移行处

四、填空题

1. 泌尿系统包括 _____ 、_____ 、_____ 和 _____ 4部分。

2. 肾的被膜自内向外依次为 _____ 、_____ 和 _____ 。

3. 输尿管根据位置可分为3段，分别称 _____ 、_____ 、_____ 。输尿管全长有3处狭窄，分别位于 _____ 、_____ 和 _____ 。

4. 膀胱三角由位于两个侧角的 _____ 和位于下角的 _____ 围成。

5. 女性尿道的特点是较 _____ 、_____ 、_____ 。

6. 膀胱的形态可分为 _____ 、_____ 、_____ 和 _____ 4部分。

五、问答题

1. 简述膀胱的位置及后方的毗邻。

2. 试述输尿管的分部和狭窄部位。狭窄有何临床意义？

3. 简述肾的被膜和特点。

4. 尿液从肾乳头排出后，经何途径到达体外？

第七章 生殖系统

生殖系统包括男性生殖系统和女性生殖系统（表7-1）。男、女性生殖器官都可分为内生殖器和外生殖器2部分。内生殖器包括产生生殖细胞及分泌性激素的生殖腺、排出生殖细胞的管道及附属腺。外生殖器则为保证两性生殖细胞相结合的性交器官。

表7-1 男女性生殖器官比较

生殖器官	男　性		女　性	
	器官名称	功　能	器官名称	功　能
生殖腺	睾丸	产生精子，分泌雄性激素	卵巢	产生卵子，排卵，分泌雌性激素
输送管道	附睾	贮精	输卵管	输卵，受精
	输精管	输精	子宫	孕育胎儿，行经
	射精管	射精	阴道	作为产道下部
	尿道	排尿、排精		
附属腺体	精囊腺	分泌物参与精液构成	前庭大腺	分泌少量液体湿润阴道口
	前列腺			
	尿道球腺			
外生殖器	阴囊、阴茎	保护睾丸	阴阜、大阴唇、阴蒂、阴道前庭、前庭球	

一、男性生殖器

【目的要求】

（1）掌握男性生殖系统的组成，各部分所包括的器官及主要功能。

（2）掌握睾丸和附睾的形态、位置及内部结构。

（3）掌握输精管的行径、分部。

（4）掌握前列腺的形态、分叶及位置。

（5）掌握男性尿道的分部、弯曲、狭窄及扩大的部位。

（6）掌握射精管的合成和开口部位，精索的概念。

（7）了解精囊腺及尿道球腺。

（8）了解阴囊与阴茎的形态、构造。

（一）男性内生殖器

1.睾丸　位于阴囊内，左右各一。睾丸呈扁卵圆形，表面光滑，可分为两面、两缘及两端（表7-2）。

表7-2 睾丸的形态

部　位		形态特点
两面	外侧面	较隆凸，与阴囊壁相贴
	内侧面	较平坦，与阴囊中隔相依
两缘	前缘	游离而隆凸
	后缘	平直连附睾
两端	上端	被附睾头遮盖
	下端	游离

2.附睾　附着于睾丸的上端及后缘，为一长条状结构，分3部分（表7-3）。

表7-3 附睾的分部与形态

分　部	形　态
附睾头	上端膨大而圆钝的部分
附睾体	中部大部分
附睾尾	下部渐细的部分，向上弯曲移行为输精管

功能：精子储存和成熟场所。

3.输精管　输精管是附睾管的直接延续，长30～50 cm，行程较长，可分为4部分（表7-4）。

表7-4 输精管的分部、位置和走行

分　部	位置和走行
睾丸部	最短，始于附睾尾部，在睾丸后缘附睾内侧上行，后入精索
精索部	介于睾丸上端到腹股沟管浅环间的部分，走行于精索血管内侧
腹股沟部	位于腹股沟管内
盆部	自腹股沟管向内下入盆腔，弯曲向内经输尿管前方达内侧，到膀胱底形成输精管壶腹

4.精索　精索为一对柔软的圆索状结构，从腹股沟管腹环经腹股沟管延至睾丸上端。它主要由数层被膜包裹输精管、睾丸动脉、蔓状静脉丛、输精管血管、神经、淋巴管及鞘韧带等组成。临床上行男性结扎术多选在输精管精索部。

5.前列腺　前列腺是不成对的实质性器官。

（1）形态：呈前后稍扁的栗子形，分为3部分（表7-5）。

表7-5 前列腺的形态

分　部	形　态
前列腺底	为上端宽大部，邻接膀胱颈，有尿道穿入
前列腺尖	为下端尖细部，向下接尿生殖膈
前列腺体	为底与尖之间的部分，后面正中有一浅纵沟称为前列腺沟

（2）分叶：一般分前叶、中叶、后叶及两侧叶（表7-6）。

表7-6 前列腺的分叶

分 叶	位 置
前叶	很小，在尿道的前方
中叶	尿道后方，两侧叶及射精管之间，增生可压迫尿道内口，致使排尿困难
后叶	位于射精管以下，两侧叶及中叶后方
两侧叶	紧贴于尿道侧壁，前叶、中叶两侧，后叶前方

（3）位置及主要毗邻：前列腺位于膀胱与尿生殖膈之间。底与膀胱颈、精囊和输精管壶腹相接触，前方为耻骨联合，后面贴近直肠壶腹。

（二）男性外生殖器

1. 阴囊 为一皮肤囊袋，位于阴茎根与会阴部之间。阴囊的皮肤薄而柔软，有少量阴毛，色素沉着明显。阴囊壁由皮肤和肉膜组成。肉膜内含有平滑肌纤维，随外界温度变化呈反射性舒缩，以调节阴囊内的温度，有利于精子的发育。在正中线上，肉膜向深部发出阴囊中隔，分阴囊为左、右两部，容纳睾丸和附睾。

睾丸和精索的被膜与腹前壁各层的对照关系如下（表7-7）。

表7-7 睾丸和精索的被膜与腹前壁各层的对照关系

睾丸和精索的被膜		腹前壁的层次		
1. 皮肤	构成阴囊壁	1. 皮肤		
2. 肉膜		2. 浅筋膜	浅层：康伯（Camper）筋膜	
			浅层：斯卡帕（Scarpa）筋膜	
3. 精索外筋膜		3. 腹外斜肌腱膜		
4. 提睾肌		4. 腹内斜肌与腹横肌		
5. 精索内筋膜		5. 腹横筋膜		
6. 睾丸鞘膜（脏层、壁层）		6. 腹膜		

2. 阴茎 为男性的性交器官，可分为根、体、头3部分（表7-8）。

表7-8 阴茎的分部

分 部	形态或位置
阴茎根	位于后部，附着于耻骨下支，坐骨支和尿生殖膈
阴茎体	位于中部，呈圆柱形，悬垂于耻骨联合前下方
阴茎头	前部膨大，尖端有矢状位的尿道外口，头与体交界处的环状沟为阴茎颈（冠状沟）

阴茎由2个阴茎海绵体和1个尿道海绵体构成（表7–9）。

表7–9　海绵体的位置、结构特点及附着部位

海绵体	位　　置	结构特点	附着部位
阴茎海绵体	阴茎背侧	左右列构成阴茎主体，前端变细嵌入阴茎头，后端分为两个阴茎脚	借两脚分别附着于两侧耻骨下支和坐骨支
尿道海绵体	阴茎腹侧	尿道贯穿海绵体全长，前端膨大成阴茎头，后端膨大为尿道球	尿生殖膈下筋膜

在海绵体的根部有肌肉覆盖，肌肉有协助排尿、勃起阴茎和排精的作用。

3.男性尿道　兼有排尿和排精的功能。全长16～20 cm，起自膀胱的尿道内口，止于阴茎头的尿道外口。全长可分为前列腺部、膜部和海绵体部（表7–10）。临床上把前列腺部和膜部称为后尿道，海绵体部称为前尿道。

表7–10　男性尿道的分部

分　　部	位　　置	长度（cm）	结构特点
前列腺部	贯穿前列腺的部分	2.5	管腔中部扩大，后壁上有一对射精管和若干前列腺排泄管的开口
膜部	贯穿尿生殖膈的部分	1.2	短而窄，周围绕有尿道括约肌（横纹肌），可随意控制排尿
海绵体部	贯穿尿道海绵体全长	15	后端膨大称为尿道球部，前端至阴茎头处扩大为舟状窝

男性尿道全长有3个狭窄、3个扩大和2个弯曲。

3个狭窄：尿道内口、膜部、尿道外口。

3个扩大：前列腺部、尿道球部、尿道舟状窝。

2个弯曲：耻骨下弯、耻骨前弯。其中耻骨下弯凸向后下，位于尿道前列腺部、膜部和海绵体部的起始部，此弯是固定的；耻骨前弯位于阴茎海绵体部，凸向前上，是可变的。

男性尿道歌诀：三狭三大二弯曲，内口外口膜部齐。前列球部舟状窝，耻骨下前两弯曲。

二、女性生殖器

【目的要求】

（1）掌握女性内生殖器的组成，各部分所包括的器官及主要功能。

（2）掌握卵巢、子宫的形态位置及固定装置。

（3）掌握输卵管的位置形态分部及常用的结扎部位。

（4）掌握阴道的形态位置及阴道穹的构成和临床意义。

（5）掌握阴道口与尿道口的位置。

女性内生殖器

1.卵巢　卵巢为成对的生殖腺，产生卵子和分泌雌性激素，位于小骨盆侧壁及髂内、外动脉所夹的卵巢窝内。卵巢呈扁卵圆形，可分为两面、两端和两缘（表7–11）。

表7-11 卵巢的形态

部 位		形态特点
两面	外侧面	贴靠盆腔侧壁
	内侧面	朝向盆腔，与小肠相邻
两端	上端	圆钝，称为输卵管端，接近输卵管伞
	下端	较细，称为子宫端，借卵巢固有韧带连于子宫
两缘	后缘	游离，称为独立缘
	前缘	有系膜附着，称为卵巢系膜缘，中部有卵巢门，有血管、神经出入

2.输卵管　为一对弯曲的喇叭状肌性管道，连于子宫底的两侧，位于子宫阔韧带上缘内。由外向内可分为4部（表7-12）。

表7-12 输卵管的分部和形态

分 部	形态结构
输卵管漏斗	输卵管末端呈漏斗状，游离缘有伞状突起为输卵管伞，常作为手术时识别标志，漏斗底部可见输卵管腹腔口
输卵管壶腹	径粗而弯曲，占输卵管外侧的2/3，是卵子受精部位
输卵管峡	紧贴子宫壁外面的一段，细而直，较短，占输卵管内侧1/3，常用作输卵管结扎部位
子宫部	为贯穿子宫壁的一段，经输卵管子宫口开口于子宫腔

临床上把卵巢和输卵管统称为子宫附件。

3.子宫　子宫是一个壁厚、腔小的肌性器官，是受精卵发育成长为胎儿的场所。

（1）形态：成年未产妇的子宫，前后稍扁，似倒置的梨形。可分为底、体、颈3部分（表7-13）。

表7-13 子宫的分部和位置、形态

分 部	位置和形态
子宫底	两侧输卵管入口以上圆而凸的部分
子宫体	子宫底与子宫颈之间的部分
子宫颈	子宫体下端狭细的部分，呈圆柱状 ①子宫颈阴道上部：在阴道以上，占2/3 ②子宫颈阴道部：伸入阴道内，占1/3

子宫颈与子宫体连接的部分，稍狭细，称为子宫峡。

子宫与输卵管相接的部分为子宫角。

子宫的内腔较狭窄，可分为上部和下部，上口和下口。

上部：称为子宫腔，在子宫底和体内呈倒置三角形。

下部：称为子宫颈管，在子宫颈内，呈梭形。

上口：颈管内口，通子宫体腔。

下口：颈管外口（子宫口），通阴道。

未产妇子宫口为圆形，经产妇子宫口为唇状（前唇、后唇）。

（2）位置：位于骨盆腔中部，介于膀胱与直肠之间。成年女子的正常子宫呈前倾前屈位。前倾是指整个子宫向前倾斜，与阴道形成的夹角近乎直角；前屈是指子宫体与子宫颈之间形成向前的夹角，为一钝角。

（3）卵巢与子宫的固定：维持子宫正常位置主要依靠的是盆膈的承托，其次是子宫周围韧带的牵引。

输卵管、子宫和卵巢的位置关系歌诀：

内细外粗向上弯，举臂抱瓜放两肩；开口子宫体腔角，伞在漏斗口周缘。

4.阴道　阴道为前后扁的肌性管道，富于伸展性，上端连于子宫，下端以阴道口开口于阴道前庭，为女子的性交器官，也是行经、娩出胎儿的通道。

阴道上端较宽阔，包绕子宫颈阴道部，二者之间形成环形凹陷——阴道穹。阴道分前部、后部及两侧部，后部最深。

位置：前壁邻膀胱和尿道，后壁邻直肠。

【附】乳房

【目的要求】

熟悉女性乳房的位置、形态结构及临床意义。

1.女性乳房形态和位置　成年未产妇的乳房呈半球形，紧张而有弹性。中央有乳头，乳头平对第4肋间隙或第5肋，乳头周围色素较深的环形区为乳晕。

乳房位于胸前部，胸大肌及胸筋膜表面。

上起第2~3肋，下至第6~7肋；内侧到胸骨旁线，外侧达腋中线。

2.女性乳房的构造　主要由乳腺、脂肪组织和纤维组织构成，表面覆盖皮肤。

乳腺被脂肪组织分成15 ~ 20个乳腺小叶，以乳头为中心呈放射状排列。手术时宜采取放射状切口，以减少对乳腺导管的损伤。

【附】会阴

【目的要求】

（1）熟悉会阴的概念（包括界线、分部、男女通过的结构及狭义的会阴概念）

（2）了解会阴的结构（肛门三角、尿生殖三角的肌肉与筋膜）盆膈与尿生殖膈的概念。

1.广义的会阴概念　指封闭小骨盆下口的全部软组织，呈菱形。

（1）界线。

前界：耻骨联合下缘。

后界：尾骨尖。

两侧：耻骨下支、坐骨支、坐骨结节、骶结节韧带。

（2）分部：经两侧坐骨结节画横线将会阴分为前、后两部。

前部：尿生殖区（尿生殖三角），有尿道和外生殖器。

后部：肛区（肛三角），有肛门。

尿生殖三角和肛三角均被肌肉和筋膜所封闭。

2.狭义的会阴概念　指外生殖器与肛门间的狭窄区域。妇女分娩时，要注意保护此区。

练习题·

一、名词解释

1. 精索

2. 射精管

3. 子宫峡

4. 阴道穹

5. 盆膈

6. 乳房悬韧带

二、单项选择题（只有一个正确答案）

1. 关于前列腺的说法，正确的是（　　）

 A. 与膀胱底相邻　　　　　　　　　B. 为男性生殖腺之一

 C. 呈栗子形，尖朝上底朝下　　　　D. 有尿道穿过

 E. 为女性生殖腺之一

2. 射精管开口于（　　）

 A. 尿道膜部　　　　　　　B. 尿道球部　　　　　　C. 尿道海绵体部

 D. 尿道前列腺部　　　　　E. 膀胱

3. 关于男性尿道的说法，正确的是（　　）

 A. 分为前列腺部、膜部和海绵体部

 B. 耻骨下弯凹面向上，耻骨后弯凹面向下

 C. 尿道前列腺部最粗且行程最长

 D. 后尿道包括前列腺部和尿道球部

 E. 分为前列腺部和海绵体部

4. 关于精索的说法，正确的是（　　）

 A. 从睾丸上端至腹股沟管腹环　　　B. 由结缔组织包被输精管而成

 C. 从睾丸下端至腹股沟管浅环　　　D. 精子排列成索状

 E. 从睾丸上端至腹股沟管浅环

5. 输精管道不包括（　　）

 A. 精囊腺排泄管　　　　　B. 尿道　　　　　　　　C. 射精管

 D. 输精管　　　　　　　　E. 附睾

6. 输精管壶腹位于（　　）

 A. 精索部　　　　　　　　B. 睾丸部　　　　　　　C. 盆部

 D. 腹股沟管部　　　　　　E. 射精管起始部

7. 精索中主要结构是输精管，一般所称的"精索"是指（　　）

 A. 腹环至浅环一段　　　　　B. 浅环至睾丸一段

 C. 腹环至睾丸一段　　　　　D. 腹环至前列腺一段

 E. 睾丸至前列腺一段

8. 关于男性尿道的描述，正确的是（　　　）

    A. 起于前列腺　　　　　　　　　B. 起于尿道球腺　　　　　　C. 有3个狭窄

    D. 有3个弯曲　　　　　　　　　E. 耻骨前弯恒定不变

9. 关于附睾的描述，正确的是（　　　）

    A. 分头、体、颈和尾4部分　　　　B. 头由精直小管构成

    C. 紧贴睾丸的上端和前缘　　　　　D. 体和尾由附睾管构成

    E. 附睾尾移行为精索

10. 关于睾丸的描述，正确的是（　　　）

    A. 由睾丸纵隔发出睾丸输出小管　　B. 白膜伸入睾丸实质内形成睾丸网

    C. 睾丸只有产生精子的功能　　　　D. 精直小管由精曲小管汇合而成

    E. 前缘有血管、神经出入

11. 关于输精管的描述，正确的是（　　　）

    A. 腹股沟管部最短　　　　　　　B. 盆部最长

    C. 全长可分3部分　　　　　　　D. 输精管结扎术常在睾丸部进行

    E. 开口于尿道前列腺部

12. 关于男性尿道的描述，正确的是（　　　）

    A. 海绵体部为后尿道　　　　　　B. 与输精管等长

    C. 膜部最短　　　　　　　　　　D. 2个弯曲均能人为改变

    E. 膜部有射精管开口

13. 关于卵巢的说法，正确的是（　　　）

    A. 是腹膜外位器官　　　　　　　B. 卵巢动脉起于髂内动脉

    C. 后缘有血管出入　　　　　　　D. 借卵巢固有韧带连于子宫底的两侧

    E. 是腹膜间位器官

14. 关于输卵管的说法，正确的是（　　　）

    A. 外侧2/3为输卵管漏斗　　　　　B. 内侧1/3为子宫部

    C. 常于输卵管峡行结扎术　　　　　D. 壶腹部在漏斗的外侧

    E. 是腹膜外位器官

15. 关于子宫的说法，正确的是（　　　）

    A. 为腹膜外位器官　　　　　　　B. 位于膀胱和直肠之间

    C. 其长轴呈垂直位　　　　　　　D. 子宫底连有骶子宫韧带

    E. 子宫底位于子宫的下方

16. 维持子宫前倾的主要韧带是（　　　）

    A. 子宫阔韧带　　　　　　　　　B. 子宫圆韧带

    C. 子宫主韧带和骶子宫韧带　　　　D. 骶子宫韧带和子宫阔韧带

    E. 子宫圆韧带和子宫主韧带

17. 关于乳房的说法中，错误的是（　　　）

    A. 输乳管以乳头为中心，呈放射状排列

    B. 乳晕皮肤较薄弱，易于损伤

    C. 乳房由皮肤、乳腺、脂肪和纤维组织构成

    D. 乳房悬韧带起支持乳房的作用

    E. 男性乳房不发育，女性乳房发育，平时即有分泌活动

18. 宫外孕（输卵管妊娠）易发生部位为（　　　）

    A. 输卵管漏斗　　　　　　　　B. 输卵管子宫部　　　　　　C. 输卵管壶腹

    D. 输卵管峡部　　　　　　　　E. 腹膜腔内

19. 子宫位置的临床特点是（　　　）

    A. 位于直肠的前方　　　　　　B. 位于膀胱的后方　　　　　C. 位于盆膈的上方

    D. 位于盆腔内　　　　　　　　E. 前倾前屈位

20. 属于女性生殖腺的是（　　　）

    A. 前庭大腺　　　　　　　　　B. 卵巢　　　　　　　　　　C. 尿道球腺

    D. 子宫颈黏液腺　　　　　　　E. 乳腺

21. 关于输卵管的说法，正确的是（　　　）

    A. 输卵管漏斗部最长　　　　　B. 输卵管壶腹部最粗

    C. 输卵管峡部最长　　　　　　D. 输卵管可分为3部分

    E. 绝育术的常用部位是输卵管壶腹部

22. 关于卵巢的描述，正确的是（　　　）

    A. 在左、右髂总动脉的夹角处　　B. 位于髂内血管与输尿管之间

    C. 后缘中部有卵巢门　　　　　　D. 产生卵子和分泌激素

    E. 是腹膜外位器官

23. 关于输卵管的描述，正确的是（　　　）

    A. 包在子宫阔韧带下缘内　　　　B. 分为漏斗、伞、壶腹、峡和子宫部

    C. 外端扩大为输卵管漏斗　　　　D. 输卵管峡为卵受精的部位

    E. 输卵管最内侧为峡部

24. 防止子宫向下脱垂的最主要结构是（　　　）

    A. 子宫主韧带　　　　　　　　B. 子宫圆韧带　　　　　　　C. 子宫阔韧带

    D. 骶子宫韧带　　　　　　　　E. 卵巢固有韧带

25. 关于子宫的描述，正确的是（　　　）

    A. 子宫体和子宫底之间的狭窄部分称为子宫峡

    B. 可分为底、体、颈和管4部分

    C. 前倾是指子宫体与子宫颈之间的弯曲

    D. 子宫颈是肿瘤的好发部位

    E. 成年未孕的子宫底位于小骨盆入口平面以上

三、多项选择题（有两个或两个以上正确答案）

1. 男性内生殖器包括（　　　）
   A. 阴茎海绵体　　　　　　　　　　B. 尿道海绵体　　　　　　C. 睾丸
   D. 输精管　　　　　　　　　　　　E. 前列腺

2. 关于附睾的描述，正确的是（　　　）
   A. 位于睾丸前方　　　　　　　　　B. 附睾头由附睾管构成
   C. 能产生精子　　　　　　　　　　D. 附睾体由附睾管构成
   E. 能促进精子成熟

3. 关于前列腺的描述，正确的是（　　　）
   A. 是成对的器官　　　　　　　　　B. 是不成对的器官　　　　C. 位于膀胱上部
   D. 位于膀胱下方　　　　　　　　　E. 前列腺沟位于前列腺后侧正中线上

4. 精索的被膜有（　　　）
   A. 精索外筋膜　　　　　　　　　　B. 精索内筋膜　　　　　　C. 提睾肌
   D. 睾丸鞘膜脏层　　　　　　　　　E. 睾丸鞘膜壁层

5. 关于睾丸的描述，正确的是（　　　）
   A. 产生精子　　　　　　　　　　　B. 实质分成睾丸小叶
   C. 睾丸小叶内有睾丸输出小管　　　D. 精曲小管与精直小管相连
   E. 温度越高越易产生精子

6. 关于附睾的描述，正确的是（　　　）
   A. 紧贴睾丸的上端和前缘　　　　　B. 分为头、体、尾3部分
   C. 附睾头由睾丸输出小管构成　　　D. 附睾体和附睾尾由附睾管构成
   E. 附睾尾急转向上移行成精索

7. 关于输精管的描述，正确的是（　　　）
   A. 分为睾丸部、精索部、腹股沟管部、盆部和壶腹部
   B. 是附睾管的延续
   C. 直接开口于尿道前列腺部
   D. 输精管壶腹位于精囊的内侧
   E. 越过输尿管末端的前方至其外侧

8. 关于男性尿道的描述，正确的是（　　　）
   A. 前列腺部称为前尿道　　　　　　B. 膜部管径最细
   C. 海绵体部是尿道最长的部分　　　D. 耻骨下弯凸向后下方
   E. 耻骨前弯可变

9. 关于卵巢的描述，正确的是（　　　）
   A. 后缘中部称为卵巢门
   B. 在未产妇位于髂内、外动脉夹角处
   C. 卵巢动脉、静脉位于卵巢固有韧带内
   D. 上端称为输卵管端，连着卵巢固有韧带
   E. 为腹膜内位器官

10. 维持子宫前倾的韧带有（　　　　）

　　A. 子宫阔韧带　　　　　　　　B. 子宫圆韧带　　　　　　C. 子宫主韧带

　　D. 子宫骶韧带　　　　　　　　E. 卵巢固有韧带

11. 关于子宫的描述，正确的是（　　　　）

　　A. 分底、体、颈3部分　　　　　B. 子宫体与子宫颈之间有子宫峡

　　C. 子宫颈仅为突入阴道的部分　　D. 子宫峡在妊娠期不明显，仅有1 cm

　　E. 子宫前屈位是指子宫体与子宫颈间的弯曲，一般凸向前

12. 腹膜外位器官包括（　　　　）

　　A. 肝　　　　　　　　　　　　B. 胰　　　　　　　　　　C. 脾

　　D. 肾　　　　　　　　　　　　E. 肾上腺

13. 腹膜内位器官包括（　　　　）

　　A. 卵巢　　　　　　　　　　　B. 输卵管　　　　　　　　C. 膀胱

　　D. 子宫　　　　　　　　　　　E. 胆囊

四、填空题

1. 男性尿道的2个弯曲，其中凸向上的是 _____ ，凸向下的是 _____ 。

2. 卵巢上端借 _____ 韧带连于骨盆侧壁，下端借 _____ 连于子宫角，前缘借 _____ 连于子宫阔韧带。

3. 输卵管分为4部，自外向内依次为 _____ 、 _____ 、 _____ 和 _____ 。其内口称为 _____ ，外口称为 _____ 。

4. 子宫位于 _____ 中央，前邻 _____ ，后邻 _____ 。

5. 子宫的内腔包括 _____ 和 _____ 2部分。

6. 子宫颈可分为上方的 _____ 和下方的 _____ 。

7. 维持子宫正常位置的主要装置是 _____ 的承托和韧带的牵引固定，固定子宫的韧带有 _____ 、 _____ 、 _____ 和 _____ 。

8. 子宫圆韧带起于 _____ ，止于 _____ 。

9. 乳房主要由 _____ 、 _____ 、 _____ 和 _____ 构成，支持乳房的韧带是 _____ 。

10. 广义的会阴包括前方的 _____ 三角和后方的 _____ 三角。

五、问答题

1. 精子的产生部位和排出体外途径是什么？

2.当男性患者插入导尿管时，需依次经过哪些尿道的狭窄和弯曲？

3.试述子宫和子宫颈的分部。

4.试述子宫的位置、正常姿势及固定装置。

5.试述输卵管的分部、受精和结扎部位。

第八章 腹　　膜

【目的要求】

（1）掌握腹膜与腹膜腔的概念、腹膜的功能。

（2）掌握腹膜与腹、盆腔脏器关系的3种类型。

（3）掌握小网膜、大网膜的位置及构成，网膜囊的概念。

（4）掌握各系膜的名称和附着部位。

（5）掌握男女性盆腔的陷凹。

（6）了解腹后壁的各隐窝。

（7）了解肝的韧带。

一、概述

腹膜是覆盖于腹壁、盆壁内面和腹腔、盆腔器官表面的浆膜，薄而光滑，衬覆于腹壁、盆壁内表面的部分称为壁腹膜（腹膜壁层），盖于脏器表面的部分称为脏腹膜（腹膜脏层）。脏层、壁层相互移行，共同围成一个不规则的潜在性的囊状间隙，称为腹膜腔。该腔男性完全封闭，女性可借生殖管道与外界相通。

腹膜的功能：①分泌少量浆液，对脏器有保护、润滑以减少摩擦的作用；②具有吸收能力，吸收腹膜腔内的积液与空气等，上部大于下部；③对腹腔、盆腔内脏有支持、固定及防御功能。

二、腹膜与脏器的关系

按照脏器被覆腹膜的情况，分为3类（表8-1）。

表8-1　脏器的分类

分　类	被覆情况	器　官
腹膜内位器官	表面完全被腹膜覆盖	胃、十二指肠上部、空肠、回肠、盲肠、阑尾、横结肠、乙状结肠、脾、卵巢和输卵管
腹膜间位器官	脏器三个面或表面的一半以上被覆腹膜	升结肠、降结肠、直肠上段、肝、胆囊、膀胱和子宫
腹膜外位器官	只有一面被覆盖（多为前面）	十二指肠降部、水平部和升部，直肠中下段，胰，肾上腺，肾和输尿管

三、腹膜形成的各种结构

腹膜脏层、壁层相互移行，形成了许多腹膜结构，包括网膜、系膜、韧带等。

1.网膜　指连于胃的腹膜结构。

（1）小网膜：由肝门移行至胃小弯和十二指肠上部的双层腹膜结构。由左、右2部分组成（表8-2）。

表8-2　小网膜的分部

分　部	位　置	内　容
肝胃韧带	连于肝与胃小弯之间（左侧）	胃左、胃右动脉、静脉，胃上淋巴结、胃的神经等
肝十二指肠韧带	连于肝与十二指肠上部（右侧）	最右侧胆总管，左侧肝固有动脉，二者后方有肝门静脉，并伴有淋巴管、淋巴结、神经等

（2）大网膜：呈围裙状遮蔽在小肠、结肠等腹腔脏器前方，上缘附着于胃大弯。

覆盖在胃前壁、后壁的腹膜自胃大弯和十二指肠起始部下延，形成大网膜的前2层，约在脐平面以下附近即返折向上成为后2层，上达横结肠并包绕之。成人的上述4层常愈合一起。

（3）网膜囊（小腹膜腔）：属腹膜腔的一部分，是位于小网膜和胃后方的一个前后扁窄的腹膜间隙。其周围结构不同（表8-3）。

表8-3　网膜囊周围的结构

部位	结　构
前壁	自上而下为小网膜，胃后壁腹膜及大网膜前两层
后壁	自下而上为大网膜后两层、横结肠及其系膜以及盖于胰、左肾和左肾上腺的腹膜网膜囊
上壁	肝左叶、尾状叶和膈下面的腹膜
下壁	大网膜第二层与第三层的愈着部
左壁	脾和胃脾韧带、脾肾韧带
右壁	借网膜孔与腹膜腔余部相通。网膜孔可容1～2个手指通过 ①上界为肝尾状叶 ②下界为十二指肠上部 ③后界为盖于下腔静脉前面的腹膜 ④前界为小网膜游离右缘（肝十二指肠韧带）

2.系膜　系膜是将肠管或其他器官连于腹壁、盆壁等处的双层腹膜结构（表8-4）。其间有神经、血管、淋巴管、淋巴结和脂肪等。

表8-4　系膜的形态和根部附着部位

系膜名称	形　态	根部附着部位
小肠系膜	扇形	自第2腰椎左侧，斜向右下，至右骶髂关节前方
阑尾系膜	三角形	肠系膜下端
横结肠系膜	横位，宽阔	自结肠右曲向左，经右肾中部、十二指肠降部和胰头前方，沿胰前缘至左肾中部前面，直至结肠左曲
乙状结肠系膜	扇形，较长	左髂窝和骨盆左后壁

3.韧带　是脏腹膜、壁腹膜移行处或连于脏器之间的腹膜结构，包括肝的韧带（表8-5）、脾的韧带。

表8-5 肝的韧带

韧带名称	位 置
镰状韧带	腹前壁上部与肝上面间，游离缘内包有肝圆韧带
冠状韧带	在肝与膈之间，呈冠状位
三角韧带	左右各一，位于冠状韧带两侧
肝胃韧带	连于肝与胃小弯之间
肝十二指肠韧带	连于肝与十二指肠上部

四、腹膜的隐窝和陷凹

1.隐窝 常见隐窝如下（表8-6）。

表8-6 常见隐窝

隐窝名称	位 置
十二指肠空肠隐窝	位于十二指肠空肠曲和腹主动脉左侧
盲肠后隐窝	位于盲肠后方
乙状结肠间隐窝	位于乙状结肠系膜左下方
肝肾隐窝	肝右叶下方与右肾间（仰卧时为腹膜腔最低处）

2.陷凹 陷凹主要位于盆腔内。

男性：直肠膀胱陷凹（男性直立位时为腹膜腔最低处）。

女性：直肠子宫陷凹（女性直立位时为腹膜腔最低处）、膀胱子宫陷凹。

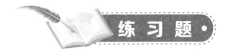

练 习 题

一、名词解释

1.壁腹膜

2.脏腹膜

3.系膜

二、单项选择题（只有一个正确答案）

1.大网膜（ ）

　A.是连于胃大弯和后腹壁的双层腹膜　　B.含有胃左动脉、胃右动脉

　C.附于横结肠和胃大弯　　D.由肠系膜上动脉供血

　E.以上都不对

2.腹膜腔（ ）

　A.不与外界相通　　B.内为较大的负压

　C.含有少量浆液　　D.内有腹膜内位器官

　E.是一个非常规则的腔隙

3. 属于腹膜内位器官的是（　　　　）

　　A. 十二指肠上部　　　　　　B. 十二指肠下部　　　　　　C. 十二指肠降部

　　D. 十二指肠升部　　　　　　E. 直肠上段

三、多项选择题（有两个或两个以上正确答案）

1. 腹膜的功能有（　　　　）

　　A. 防御功能　　　　　　　　B. 吸收功能　　　　　　　　C. 免疫功能

　　D. 修复功能　　　　　　　　E. 分泌功能

2. 关于腹膜的描述，正确的有（　　　　）

　　A. 男性腹膜腔为一个封闭的腔，而女性则与外界相通

　　B. 壁腹膜为衬覆于腹壁内面的浆膜

　　C. 腹膜腔产生的浆液起润滑和减少脏器间摩擦的作用

　　D. 腹膜不能吸收腹膜腔内的液体和气体

　　E. 腹膜脏层、壁层相互移行，形成许多腹膜结构

四、填空题

1. 腹膜形成的肠管系膜有 ＿＿＿＿＿＿＿、＿＿＿＿＿＿＿、＿＿＿＿＿＿＿ 和 ＿＿＿＿＿＿＿。

2. 腹膜腔的分区有＿＿＿＿＿＿＿ 和 ＿＿＿＿＿＿＿。

五、问答题

1. 何为腹膜内位、间位和外位器官？

2. 试述小网膜的分部。

第三篇　脉管系统

【目的要求】

（1）掌握脉管系统的组成。

（2）了解其功能。

一、脉管系统的组成

脉管系统包括心血管系统和淋巴系统。它是人体内一套密闭的连续管道系统，分布于周身各部。

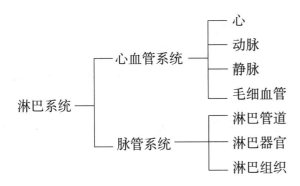

淋巴系统 ┬ 心血管系统 ┬ 心
　　　　　│　　　　　├ 动脉
　　　　　│　　　　　├ 静脉
　　　　　│　　　　　└ 毛细血管
　　　　　└ 脉管系统 ┬ 淋巴管道
　　　　　　　　　　　├ 淋巴器官
　　　　　　　　　　　└ 淋巴组织

二、脉管系统的功能

（1）将消化系统吸收的营养物质和肺吸入的氧气运送到全身各器官、组织和细胞，供其新陈代谢；并将代谢产生的废物（如二氧化碳、尿素等）运送到肺、肾或皮肤等器官，排出体外，以保证人体新陈代谢的正常进行。

（2）将内分泌器官所产生的激素送至相应的靶器官，以调节其生理功能。

（3）维持机体内环境（如酸碱和电解质平衡等）的相对稳定。

第九章　心血管系统

一、概论

【目的要求】

（1）掌握心血管系统的组成。

（2）掌握体循环和肺循环的概念。

（3）了解血管吻合和侧支循环的概念。

1. 心血管系统的组成

（1）心：主要由心肌组成，是心血管系统的动力器官，将血液由静脉吸入，由动脉射出，使血液在心血管内流动。

（2）动脉：由心室发出运送血液离心室的管道。

（3）毛细血管：连于动脉、静脉之间，呈网状，血液与组织间物质交换的场所。

（4）静脉：引导血液回心房的管道。

2. 血液循环的途径　血液循环途径可分为体循环和肺循环。

体循环：含氧量高的动脉血自左心室流入主动脉，再沿各级分支达全身各部毛细血管，在此进行物质交换后，缺氧的静脉血经各级静脉，最后由冠状窦、上腔静脉、下腔静脉流回右心室。

肺循环：静脉血自右心室进入肺动脉，经肺动脉各级分支，进行气体交换后，含氧丰富的动脉血经肺静脉流回左心房。

二、心

【目的要求】

（1）掌握心的位置、外形。

（2）掌握心各腔的形态结构及房间隔、室间隔的形态结构。

（3）掌握心传导系统的组成及各结构位置和功能。

（4）掌握左右冠状动脉起始、行径、重要分支和分布区域。

（5）掌握冠状窦的位置、开口及心包的构成。

（6）了解心大、中、小静脉的注入。

（7）了解房间隔和室间隔缺损的常见部位和结缔组织支架。

1. 心的位置　心位于胸腔内中纵隔的前下部，两肺之间，外面包有心包。前方对胸骨体和第2~6肋软骨，后方平对第5~8胸椎。约2/3位于正中线的左侧，1/3在中线右侧。心的长轴由右后上方至左前下方。

心内注射部位：胸骨左缘第4肋间隙进针，可不伤胸膜和肺。

2. 心的外形　心的外形为前后略扁的倒置的圆锥体，略大于本人的拳头。可分为一尖、一底、两面、三缘和三沟（表9-1）。

表9-1 心的形态

部 位		形态、位置及组成
一尖	心尖	圆钝，游离，朝向左前下方，由左心室构成
一底	心底	朝向右后上方，大部分为左心房，小部分为右心房
两面	胸肋面（前上面）	大部分为右心房、右心室，小部分左心室
	膈面（下面）	大部分为左心室，小部分为右心室
三缘	右缘	锐利，垂直，由右心房构成
	左缘	圆钝，斜向左下，由左心室构成
	下缘	近水平，由右心室和心尖构成
二沟	冠状沟	近心底处，为心房、心室表面分界线
	前室间沟	位于胸肋面
	后室间沟	位于膈面

3.心的各腔　心腔共有4个腔，即右心房、右心室、左心房和左心室。左右心房间有房间隔，左右心室间有室间隔。

（1）右心房：心腔中最靠右侧的部分。以界沟为界，可分为前、后两部。

前部：为固有心房，内面有界嵴、梳状肌；后内侧壁下部有一浅凹——卵圆窝；前下方有出口——右房室口，通右心室。前上方还有三角形的右心耳。

后部：为腔静脉窦，有3个入口，即上腔静脉口、下腔静脉口和冠状窦口。

（2）右心室：位于右心房左前下方，为心腔最靠前的部分。

入口：为右房室口：卵圆形，上有三尖瓣（前尖、后尖、隔侧尖）的边缘借腱索连于乳头肌。

出口：为肺动脉口：口周附有3个半月形的肺动脉瓣。

（3）左心房：位于右心房左后方，构成心底大部。左心房向前突出部为左心耳。

入口：在两侧壁有4条肺静脉。

出口：位于前下方，左房室口，通左心室。

（4）左心室：位于右心室左后下方，构成心尖，以二尖瓣前尖为界分为2部。

入口：为左房室口，口周有二尖瓣（前尖、后尖）。

出口：为主动脉口：口周附有3个半月形的主动脉瓣。

4.心的构造

（1）心壁：可分为3层：

心内膜：贴在房室内面的薄膜，与大血管内膜相延续。

心肌层：由心肌纤维构成，分浅斜、中环、深纵3层。

心外膜：覆于心肌层表面，为浆膜性心包的脏层。

（2）心的间隔：房间隔和室间隔。

房间隔：较薄，在卵圆窝处最薄，由心内膜、结缔组织和少量肌束构成。

室间隔：较厚，肌部主要由心内膜和心肌构成；膜部为室间隔上缘中部—小卵圆形区域，缺乏肌质。

5.心的传导系统　心的传导系统位于心壁内，由特殊分化的心肌细胞构成。

功能：产生并传导冲动，维持心的正常节律。

结构：窦房结、房室结、房室束和浦肯野纤维（表9-2）。

表9-2　心传导系统的结构

结　　构	位　　置	功　　能
窦房结	上腔静脉与右心耳交界处的心外膜深面	自动发出节律性兴奋
房室结	冠状窦口与右房室口之间心内膜深面	传导冲动
房室束	室间隔处，由房室结发出，左束支至左心室，右束支至右心室	传导冲动
浦肯野纤维	分布于心肌	兴奋心室

6.心的血管

（1）动脉：分为左、右冠状动脉（表9-3）。

表9-3　冠状动脉的起始、行径、分支和分布

	右冠状动脉	左冠状动脉
起始	主动脉右窦	主动脉左窦
行径	经右心耳和肺动脉起始部之间入冠状沟向右后方至房室交点	经左心耳与肺动脉起始部之间向左行
分支	左室后支和后室间支	旋支和前室间支
分布	右心房、后室间沟两侧心室壁、室间隔下1/3、左心室侧壁、窦房结、房室结	左心房、左心室前壁、右心室前壁一部分、室间隔前2/3、左心室膈面、左心室侧壁、窦房结、房室束

（2）静脉：包括心大静脉、心中静脉、心小静脉、心前静脉、心最小静脉。

心大静脉、心中静脉、心小静脉均开口于冠状窦注入右心房。

心前静脉直接注入右心房。

心最小静脉开口于心房或心室腔。

7.体表投影（了解）　成年人心的体表投影可用4点的连线来表示（表9-4）。

表9-4　成年人心的体表投影的位置

名　　称	投影位置
左上点	左侧第2肋软骨下缘，距胸骨左缘约1.2 cm
右上点	右侧第3肋软骨上缘，距胸骨右缘约1 cm
右下点	右侧第6胸肋关节处
左下点	左侧第5肋间隙，距前正中线约7～9 cm

左上点和右上点连线为心上界，左下点和右下点连线为心下界，右上点和右下点间微凸向

右的连线为心右界，左上点和左下点间微凸向左的连线为心左界。

心瓣膜的体表投影与听诊部位如下（表9-5）。

表9-5　心瓣膜的体表投影和听诊部位

瓣　　膜	投影位置	听诊部位
二尖瓣	左第4胸肋关节处	心尖处
三尖瓣	胸骨中线与第4肋间交点	胸骨下端偏右
主动脉瓣	胸骨左缘第3肋间	胸骨右缘第2肋间
肺动脉瓣	左第3胸肋关节处	胸骨左缘第2肋间

8.心包　为包裹心脏和大血管根部的锥形囊，可分为纤维性心包和浆膜性心包（表9-6）。

表9-6　心包的分层

分　　层		位置或特点
纤维性心包		最外层，厚而无伸缩性
浆膜性心包	心包脏层	贴于心肌层外面，构成心外膜
	心包壁层	贴于纤维性心包内面

心包腔：即浆膜性心包脏层、壁层之间的窄隙，含少量浆液，起润滑作用。包含2个窦。

心包横窦：前为升主动脉和肺动脉干，后为左心房与上腔静脉。

心包斜窦：左心房后方，4条肺静脉与心包后壁之间。

三、动脉

【目的要求】

（1）掌握主动脉的起止、行径及分部。

（2）掌握左右颈总动脉的起止、位置和行径。

（3）掌握颈动脉窦和颈动脉小球的形态位置与功能。

（4）掌握颈外动脉主要分支的行径和分布。

（5）掌握锁骨下动脉及上肢动脉的起止、行径和分布。

（6）掌握腹主动脉的起止、行径和分支。

（7）掌握腹腔干、肠系膜上动脉、肠系膜下动脉及它们的分支的行径和分布。

（8）掌握髂外动脉、股动脉、腘动脉、胫前动脉、胫后动脉、足背动脉的起止、行径和分布。

（9）掌握子宫动脉的行径和分布。

（10）熟悉胸主动脉的起止、行径和分布。

（11）熟悉肋间后动脉的行径和分布。

（12）了解掌浅弓和掌深弓的组成、分布。

（13）了解肾动脉、睾丸动脉、卵巢动脉的行径和分布。

（14）了解髂总动脉的起止和行径。

（15）了解髂内动脉其他分支的分布。

（16）了解股深动脉的行径和分布。

（17）了解腹壁下动脉、腓动脉的行径。

（一）肺循环的动脉

肺动脉干为短粗的干，起自右心室，经主动脉起始部的前方向左后上方斜升，右主动脉弓下方分为左、右肺动脉（表9-7）。

表9-7　肺动脉的行径

分　支	行　　径
右肺动脉	较长，横行向右，在升主动脉和上腔静脉后方达右肺门，分3支进入右肺上、中、下3叶
左肺动脉	略细，左行，经食管和胸主动脉前方达肺门，分2支进入左肺的上、下叶

动脉韧带：连于肺动脉干分叉处稍左与主动脉弓间，为胚胎期动脉导管闭锁后的遗迹。

（二）体循环的动脉

主动脉为体循环动脉的主干。由左心室发出，向右前上方斜行达右侧第2胸肋关节高度，弯向左后方，至第4胸椎体下缘左侧，沿脊柱下降，穿膈的主动脉裂孔入腹腔，至第4腰椎体下缘分为左、右髂总动脉。以右侧第2胸肋关节和第4胸椎体下缘为界，分为升主动脉、主动脉弓和降主动脉（胸主动脉、腹主动脉）（表9-8）。

表9-8　主动脉的分部

分　部		起　　止
升主动脉		胸骨左缘后方平对第3肋间起自左心室→右侧第2胸肋关节高度
主动脉弓		续升主动脉→第4胸椎体下缘
降主动脉	胸主动脉	续主动脉弓→第12胸椎高度
	腹主动脉	第12胸椎高度→第4腰椎体下缘

1.主动脉弓

毗邻：前方邻胸骨柄，后方邻气管、食管等。

结构：压力感受器（位于主动脉弓壁内，调节血压），化学感受器（主动脉小球，主动脉弓下方2~3个粟粒状小体）。

分支：从主动脉弓的凸侧，由右前向左后依次发出头臂干（又分右颈总动脉和右锁骨下动脉），左颈总动脉和左锁骨下动脉。

（1）颈总动脉：头颈部的动脉主干。

起始：左起自主动脉弓，右起自头臂干。

行径：均在胸锁关节后方经胸廓上口达颈部，在胸锁乳突肌深面上升，至平甲状软骨上缘分为颈内动脉和颈外动脉。

毗邻：外侧有颈内静脉，内侧有喉、气管、食管，后有迷走神经和颈部交感干。

颈动脉鞘：颈总动脉、颈内静脉和迷走神经被包裹于一个结缔组织鞘内。

颈总动脉分叉处有2个重要结构（表9-9）。

表9-9　颈总动脉分叉处的2个重要结构

结　构	位　置	功　能
颈动脉窦	颈总动脉末端和颈内动脉起始处的膨大部分	有压力感受器，参与调节血压
颈动脉小球	颈、内外动脉分叉处后方的扁椭圆形小体	有化学感受器，参与调节呼吸

颈外动脉起自颈总动脉，上行达下颌颈处分为颞浅动脉和上颌动脉2个终支。主要分支如下（表9-10）。

表9-10　颈外动脉的主要分支

分　支		起始、行径	分　布
甲状腺上动脉		平舌骨大角下方发出，行向前下方并发出喉上动脉	甲状腺上部、喉腔黏膜和喉肌
舌动脉		平舌骨大角发出，弯向前上，经舌骨舌肌后缘入舌	舌、舌下腺、腭扁桃体
面动脉		平下颌角发出，经下颌下腺深面，绕下颌骨下缘、咬肌前缘入面部。行经口角和鼻翼外侧到内眦，改名内眦动脉	咽、腭扁桃体、下颌下腺及面部软组织
枕动脉		与面动脉平对，向后发出，经乳突深面达枕部	枕部肌、皮肤
颞浅动脉		平下颌颈项发出，直升达颞部	额、颞、顶部软组织，腮腺
上颌动脉		平下颌颈发出，向前入颞下窝，再向上内入翼腭窝，沿途发出分支	外耳道、中耳、颊部、鼻腔及咀嚼肌
	脑膜中动脉：经棘孔入颅内		硬脑膜外面大部
	下牙槽动脉：入下颌孔，出颏孔		下颌牙齿、颏部软组织
	上牙槽动脉：穿上颌骨后面小孔		上颌后部牙齿、上颌窦
	眶下动脉：入眶下裂，沿眶下管，出眶下孔		上颌前部牙齿、上颌窦，眶下部软组织

颈内动脉垂直上升至颅底，经颈动脉管至颅腔，主要分布于脑和视器。在颈部无分支。

（2）锁骨下动脉：为一对较粗大的动脉干。

起止：左侧发自主动脉弓，右侧发自头臂干，于第1肋外侧缘续为腋动脉。

行径：分别沿两肺尖内侧，出胸廓上口达颈根部，斜越胸膜顶前面，经第1肋上面穿过斜角肌间隙。

分支：椎动脉、胸廓内动脉和甲状颈干（表9-11）。

表9-11　锁骨下动脉的分支、分布

分　支		分　布
椎动脉		脑和脊髓
胸廓内动脉	肌膈动脉	胸膜、心包、膈肌和乳房等
	腹壁上动脉	下位肋间隙和腹直肌
甲状颈干	甲状腺下动脉	甲状腺、喉和气管、咽和食管
	肩胛上动脉	冈上肌、冈下肌
	颈横动脉	颈肌和背部浅肌

（3）上肢的动脉：为锁骨下动脉的直接延续，分布于上肢的骨、关节、肌和皮肤等（表9-11）。腋动脉为锁骨下动脉的延续，穿过腋窝深部至下外方，在大圆肌下缘移行为肱动脉。肱动脉沿肱二头肌内侧沟向下与正中神经伴行，至肘窝中点平桡骨颈高度分为尺动脉与桡动脉。桡动脉在肱桡肌与旋前圆肌间，沿前臂桡侧下行，后位于肱桡肌腱与桡侧腕屈肌腱之间。经桡骨茎突处转至手背，贯穿第一骨间背侧肌达手掌深面。尺动脉则下行于尺侧腕屈肌与指浅屈肌间的沟内达腕部，经腕横韧带浅面入手掌。

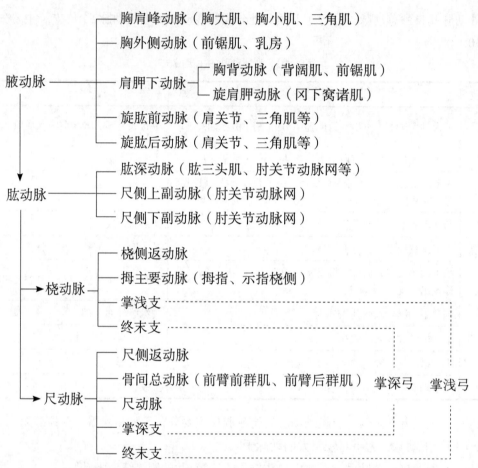

掌深弓：桡动脉末端与和尺动脉的掌深支吻合而成。

掌浅弓：尺动脉末端与和桡动脉的掌浅支吻合而成。

掌浅弓分支：①指掌侧总动脉（3条），至掌指关节附近再分出指掌侧固有动脉，分布于第2~5指相对缘；②小指尺掌侧动脉（1条），分布于小指尺掌侧缘。

体表投影：拇指外展时，自拇指基底部远侧缘横过手掌的直线，其中份即是掌浅弓体表投影。掌深弓约在此线近侧2 cm处。

2.胸主动脉　胸主动脉在第4胸椎下缘左侧续主动脉弓，位于胸腔后纵隔内，初沿脊柱左侧下行，逐渐转至其前方，达第12胸椎高度穿膈肌主动脉裂孔，移行为腹主动脉。胸主动脉分壁支和脏支（表9-12）。

表9-12　胸主动脉的分支、分布

分　支		分　布
壁支	肋间后动脉（9对）	第3～11肋间及腹壁
	肋下动脉（1对）	腹壁
脏支	支气管动脉	肺、支气管等
	食管动脉	食管胸段
	心包支	心包

3.腹主动脉　腹主动脉自膈的主动脉裂孔处续胸主动脉，沿脊柱前方下降，至第4腰椎体下缘处分为左、右髂总动脉。腹主动脉居腹膜后方，右侧有下腔静脉，前方有胰，十二指肠水平部和小肠系膜根。腹主动脉分壁支和脏支。

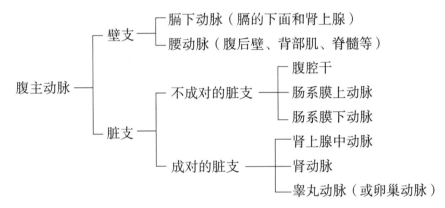

（1）腹腔干的分支与分布：腹腔干为一短干，平第12胸椎（主动脉裂孔稍下方）向前发出，分为3支（表9-13）。

表9-13　腹腔干的分支、分布

分　支			分　布
胃左动脉	食管支		食管腹段
	胃支		贲门、胃小弯附近的胃体
肝总动脉	肝固有动脉	胃右动脉	胃小弯处的胃体
		肝左支	
		肝右支—胆囊动脉	胆囊
	胃十二指肠动脉	胰十二指肠上动脉	胰头、十二指肠
		胃网膜右动脉	胃大弯部、大网膜
脾动脉	胃网膜左动脉		胃大弯部、大网膜
	胃短动脉		胃底
	胰支		胰体、胰尾
	脾支		脾

（2）肠系膜上动脉、肠系膜下动脉：肠系膜上动脉约平第1腰椎高度由腹主动脉前壁发出，经胰头与十二指肠下部间入小肠系膜根；肠系膜下动脉约平第3腰椎高度由腹主动脉前壁发出，在腹膜后行向左下方。肠系膜上动脉、肠系膜下动脉均有分支（表9-14）。

表9-14   肠系膜上动脉、肠系膜下动脉的分支、分布

分 支		分 布
肠系膜上动脉	胰十二指肠下动脉	胰头、十二指肠下部
	空肠和回肠动脉	空肠、回肠
	回结肠动脉	回肠末端、盲肠、升结肠
	阑尾动脉	阑尾
	右结肠动脉	升结肠
	中结肠动脉	横结肠
肠系膜下动脉	左结肠动脉	降结肠和结肠左曲
	乙状结肠动脉	乙状结肠
	直肠上动脉	直肠上部

4.髂总动脉   髂总动脉平第4腰椎高度由腹主动脉分出，沿腰大肌内侧缘向下外斜行，至骶髂关节前方分为髂内动脉和髂外动脉。

（1）髂内动脉：分为壁支和脏支（表9-15）。

表9-15   髂内动脉的分支、分布

分 支			分 布
脏支	脐动脉——膀胱上动脉		膀胱上、中部
	膀胱下动脉		膀胱底，精囊、前列腺，女性至阴道壁
	直肠下动脉		直肠、肛提肌
	子宫动脉		阴道、子宫、输卵管、卵巢等
	阴部内动脉	肛动脉	肛门周围肌和皮肤
		会阴动脉	会阴肌、皮肤等
		阴茎（蒂）背动脉	阴茎（阴蒂）、尿道球等
壁支	闭孔动脉		髋关节、大腿内侧肌群
	髂腰动脉		腰方肌、髂腰肌、髋骨等
	骶外侧动脉		梨状肌、肛提肌、脊髓等
	臀上动脉		臀肌、髋关节
	臀下动脉		臀大肌、髋关节、坐骨神经及臀部皮肤

子宫动脉与输尿管的关系：子宫动脉自髂内动脉发出后，沿盆腔侧壁向内下方入子宫阔

韧带，由外侧向内侧横行，在子宫颈外侧2 cm处，跨过输尿管的前上方与之交叉。该关系称为"桥下流水"。行子宫切除术结扎子宫动脉时应注意此关系。

（2）髂外动脉：沿腰大肌内侧缘下降，经腹股沟韧带中点深面入股部，移行为股动脉。

（3）股动脉：股动脉在腹股沟韧带中点深面续于髂外动脉，通过股三角，进入收肌管，由大腿前部转至大腿内侧，出收肌腱裂孔至腘窝，移行为腘动脉。经腘窝深部中线下降，至腘肌下缘分为胫前动脉和胫后动脉。胫后动脉沿小腿后面浅、深屈肌间下降，经内踝后方至足底，分为足底内侧动脉与外侧动脉。胫前动脉向前穿小腿骨间膜至小腿前面，经小腿前群肌间下行，过小腿横韧带深面移行为足背动脉。

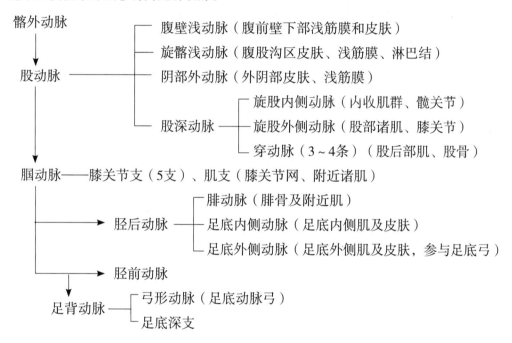

【附】全身主要动脉的摸脉点、压迫止血部位和止血范围

动脉名称	压迫止血部位	止血范围
颈总动脉和颈外动脉	在环状软骨弓两侧，向内后方压向第6颈椎横突的颈动脉结节上	一侧头面部
面动脉	在下颌骨体表面，咬肌前缘处，向下颌骨方向压迫	面颊部
颞浅动脉	外耳门前方颧弓根部，向颞骨压迫	一侧颞部、顶部
锁骨下动脉	在锁骨中点上方锁骨上窝处，向后下方第1肋骨压迫	一侧上肢
肱动脉	臂中部向肱骨压迫	压迫点以下的上肢
桡动脉	腕上横纹外侧端向深部压迫	手部
尺动脉	腕上横纹内侧端向深部压迫	手部
指掌侧固有动脉	在指根部两侧向指骨压迫	手指
股动脉	在腹股沟韧带中点，向深部耻骨上支压迫	全下肢
腘动脉	腘窝	小腿和足部
足背动脉	内踝、外踝连线的中点向深部压迫	足部

四、静脉

【目的要求】

（1）掌握上腔静脉的组成、起止、行径。

（2）掌握头静脉、贵要静脉、肘正中静脉的行径及注入部位。

（3）掌握颅内外静脉的交通。

（4）掌握小隐静脉的起始、行径和注入部位。

（5）掌握肝门静脉的组成、行径、分支和属支。

（6）掌握肝门静脉系的结构特点及肝门静脉与上腔、下腔静脉的交通。

（7）熟悉头臂静脉的组成和行径。

（8）熟悉颈内静脉的起止、行径和主要属支。

（9）熟悉锁骨下静脉和腋静脉的起止、行径及颈外浅静脉的行径。

（10）熟悉奇静脉的起止、行径。

（11）熟悉下腔静脉、髂总静脉、髂内静脉、髂外静脉、股静脉、腘静脉的起止、行径。

（12）熟悉肾静脉和睾丸静脉（卵巢静脉）的行径。

（13）熟悉大隐静脉起始、行径、注入部位及其属支。

（14）了解静脉系的组成及静脉的结构特点、左右肺静脉的行径。

（15）了解半奇静脉的起止、行径。

（16）了解上肢其他深静脉。

（一）概述

1.静脉系的组成　静脉是血液循环中运送血液回心的血管，始于毛细血管，终止于心房。

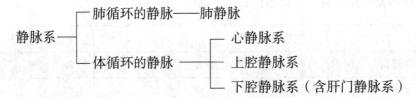

2.结构特点

（1）体循环的静脉都分深、浅2种。

浅静脉（皮下静脉）：表浅，无动脉伴行，与深静脉交通丰富。

深静脉（并行静脉）：深，多与动脉伴行。

（2）静脉瓣：防止血液逆流，下肢多于上肢。

（3）血流缓慢，血压低，管壁弹性小，腔大，属支多。

（4）特殊结构的静脉有硬脑膜窦、板障静脉。

3.静脉导血回心的因素　①胸腔的负压；②心房舒张时的吸力；③静脉周围的肌肉收缩；④伴行动脉的搏动；⑤静脉瓣的作用；⑥静脉壁的紧张度。

（二）肺循环的静脉

肺静脉左右各2条，即左肺上静脉、左肺下静脉、右肺上静脉、右肺下静脉。这些静脉均起自肺门，横行向内，分别注入左心房后部。

（三）体循环的静脉

1. 上腔静脉系　上腔静脉系的主干为上腔静脉，末端注入右心房。它借各级属支收集头部、颈部、上肢及胸壁和部分胸腔脏器的静脉血。

（1）上腔静脉、头臂静脉、锁骨下静脉、颈内静脉和颈外静脉的起止：如下（表9-16）。

表9-16　上腔静脉、头臂静脉、锁骨下静脉、颈内静脉和颈外静脉的起止

静　脉	起　　点	止　　点
上腔静脉	右侧第1胸肋软骨结合处后方由左右头臂静脉合成	右侧第3胸肋关节处注入右心房
头臂静脉	胸锁关节后方由颈内静脉和锁骨下静脉合成	在右侧第1胸肋软骨结合后方合成上腔静脉
锁骨下静脉	第1肋外侧缘续于腋静脉	胸锁关节后方与颈内静脉合成头臂静脉
颈内静脉	在颈静脉孔处与乙状窦相续	胸锁关节后方与锁骨下静脉合成头臂静脉
颈外静脉	耳下方由下颌后静脉后支、耳后静脉和枕静脉合成	注入锁骨下静脉或静脉角

（2）头颈部的静脉回流。

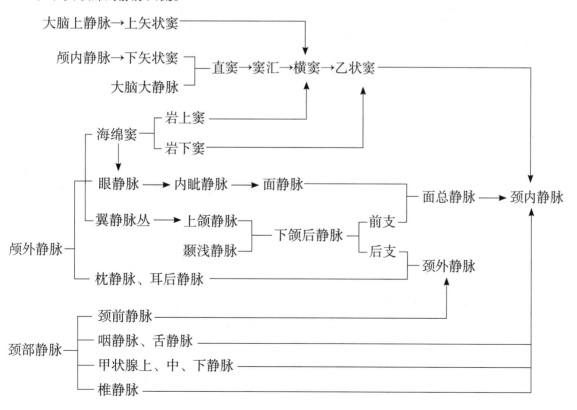

（3）上肢和胸部的静脉回流。

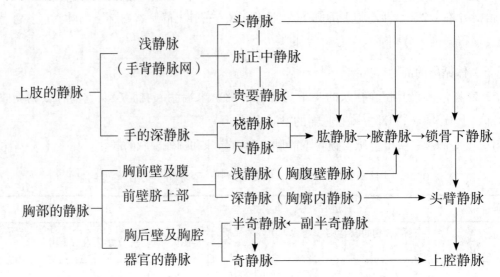

2.下腔静脉系　下腔静脉系的主干为下腔静脉，主要收集下半身的血液。

（1）下腔静脉系各静脉干的起止：如下（表9-17）。

表9-17　下腔静脉系各静脉干的起止

静　脉	起　点	止　点
下腔静脉	在第4、第5腰椎高度，由左右髂总静脉合成	穿膈的腔静脉孔入右心房
髂总静脉	在骶髂关节前方，由髂内外静脉合成	合成下腔静脉
髂内静脉	坐骨大孔稍上方由盆部静脉合成	骶髂关节前方
髂外静脉	在腹股沟韧带深面续股静脉	
肝门静脉	在胰头后方由脾静脉和肠系膜上静脉合成	肝门处分2支入肝的左叶、右叶

（2）下肢及盆部的静脉回流。

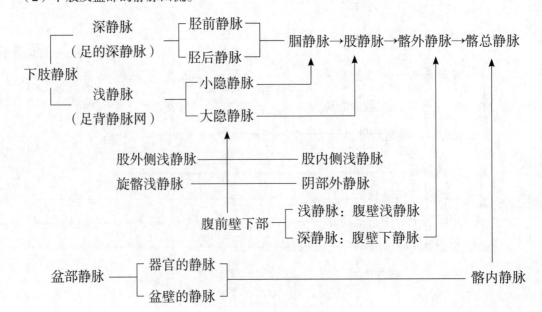

（3）下腔静脉的属支回流。

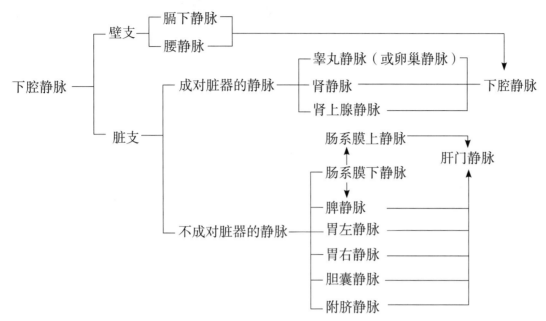

（4）肝门静脉与上、下腔静脉系的吻合：主要有3处，即食管静脉丛、直肠静脉丛和脐周静脉网。

肝门静脉侧支循环途径：

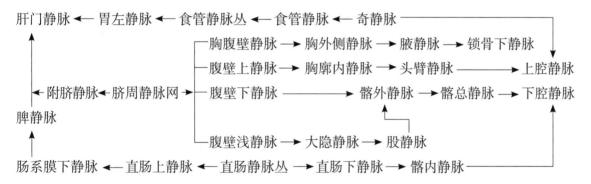

【本章歌诀】

1. 出入心底的大血管：2动6静。2动：升主动脉、肺动脉干。6静：上腔静脉、下腔静脉和4条肺静脉。

2. 心脏位置和外形：心脏位于中纵隔，2/3位左侧。左前下方是心尖，两面三（四）沟和三缘，房室交点冠（状沟）后（室）间（沟）。

3. 右心室结构：右房室口三尖瓣；肺动脉口肺动（脉）瓣；位索乳（头）肌室上俯；（动脉）圆锥肉柱加隔缘（肉柱）

4. 主动脉窦：主动脉窦左右后（窦），左右冠状（动脉）有开口。

5. 无毛细血管的结构：软骨、角膜、晶状体，毛发、牙釉，被（覆）上皮。

6. 有动静脉吻合的部位：指尖趾尖鼻唇边。

7. 门静脉的属支：脾上（肠系膜上静脉）合成下入里，胃左右胆（囊）和附脐。

8. 下腔静脉的属支：壁支隔下、腰，脏支肾、右睾（丸静脉），左中右肝静（脉），右肾上腺（静脉）同。

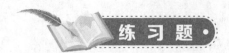

练习题

一、名词解释

1. 体循环

2. 肺循环

3. 卵圆窝

4. 动脉韧带

5. 颈动脉窦

6. 颈动脉小球

7. 窦房结

8. 危险三角

二、单项选择题（只有一个正确答案）

1. 关于脉管系统的描述，正确的是（　　　）

　　A. 由心和血管系组成　　　　　　　　B. 淋巴液汇入静脉

　　C. 动脉内含动脉血　　　　　　　　　D. 静脉内含静脉血

　　E. 只有运送物质的功能

2. 关于心血管系统的描述，正确的是（　　　）

　　A. 动脉是由心房发出的血管　　　　　B. 静脉是由心室发出的血管

　　C. 毛细血管起于盲端　　　　　　　　D. 毛细血管内血流速度快

　　E. 组织静息时许多毛细血管闭锁

3. 关于血液循环的描述，正确的是（　　　）

　　A. 大循环始于右心室　　　　　　　　B. 小循环始于左心室

　　C. 大循环内流动的是动脉血　　　　　D. 小循环内流动的是动脉血

　　E. 小循环的主要功能是将静脉血转为动脉血

4. 关于心的描述，正确的是（　　　）

　　A. 左右半心互相连通　　　　　　　　B. 左半心含静脉血

　　C. 右半心含动脉血　　　　　　　　　D. 体循环起于右半心

　　E. 左半心称为动脉心

5. 关于血管的描述，正确的是（　　　）

　　A. 动脉、静脉间不能直接连通　　　　B. 动脉分为深动脉、浅动脉两组

　　C. 肺动脉内含静脉血　　　　　　　　D. 肝门静脉内含营养丰富的动脉血

　　E. 静脉比同级的动脉管径小

6. 属于终动脉的是（　　　）

　　A. 上颌动脉　　　　　　　　　　B. 脑膜中动脉　　　　　　　　　C. 直肠上动脉

　　D. 视网膜中央动脉　　　　　　　E. 颈浅动脉

7. 关于冠状动脉的描述，正确的是（　　　　）

　　A. 包括左、右两支　　　　　　　　　B. 起于肺动脉干

　　C. 左冠状动脉只营养左心房和左心室　　D. 右冠状动脉只营养右心房和右心室

　　E. 以上都不对

8. 关于动脉韧带的描述，正确的是（　　　　）

　　A. 位于肺动脉干根部

　　B. 连于肺动脉干分叉部偏左侧与主动脉弓下缘之间

　　C. 连于左右肺动脉分叉部偏右处

　　D. 是肺动脉干与主动脉之间的通道

　　E. 胚胎时期已形成

9. 心包腔是下列哪两层之间的狭窄（　　　　）

　　A. 纤维心包和浆膜心包之间　　　　　　B. 纤维心包与浆膜心包壁层之间

　　C. 纤维心包与浆膜心包脏层之间　　　　D. 浆膜心包的脏层与壁层之间

　　E. 以上都不对

10. 关于左颈总动脉的描述，正确的是（　　　　）

　　A. 是头臂干的分支　　　　　　　　　B. 是主动脉的一级分支

　　C. 由主动脉弓凹侧发出　　　　　　　D. 行于颈动脉鞘外

　　E. 动脉起始处有颈动脉窦

11. 关于脑膜中动脉的描述，正确的是（　　　　）

　　A. 颈外动脉的一级分支　　　　　　　B. 上颌动脉的分支

　　C. 椎动脉的分支　　　　　　　　　　D. 颈内动脉的分支

　　E. 大脑中动脉的分支

12. 有关右锁骨下动脉的描述，正确的是（　　　　）

　　A. 起于主动脉弓　　　　　　　　　　B. 起于头臂干

　　C. 于前斜角肌前方走行　　　　　　　D. 发出甲状腺上动脉

　　E. 该动脉的止血点是锁骨中点

13. 关于掌浅弓的描述，以下正确的是（　　　　）

　　A. 位于掌腱膜的浅面　　　　　　　　B. 位于掌腱膜的深面

　　C. 由桡动脉末端与尺动脉掌浅支构成　　D. 发出掌心动脉

　　E. 位于掌深弓的近侧约2 cm处

14. 卵圆窝的位置是（　　　　）

　　A. 左心房后壁上　　　　　　B. 右心室后壁上　　　　　　C. 右心房前壁上

　　D. 右心房房间隔上　　　　　E. 右心室室间隔上

15. 关于右心室的描述，正确的是（　　　　）

　　A. 室壁比左心室厚　　　　　　　　　B. 室壁比左心房薄

　　C. 室腔内有二尖瓣　　　　　　　　　D. 右房室口有三尖瓣

　　E. 以上都不对

16. 腹腔干的一级分支有（　　　）

    A. 胃网膜左动脉　　　　　　　B. 胃网膜右动脉　　　　　C. 胃右动脉

    D. 肝固有动脉　　　　　　　　E. 以上都不对

17. 心尖朝向（　　　）

    A. 左前方　　　　　　　　　　B. 左方　　　　　　　　　C. 左下方

    D. 左前下方　　　　　　　　　E. 右方

18. 左心房有下列哪些结构？（　　　）

    A. 肺动脉口　　　　　　　　　B. 4个肺静脉口　　　　　C. 2个肺静脉口

    D. 冠状窦口　　　　　　　　　E. 上腔静脉口

19. 冠状窦口的位置是（　　　）

    A. 下腔静脉口与右心耳之间　　　B. 下腔静脉口与右房室口之间

    C. 上腔静脉口与右房室口之间　　D. 上腔静脉口与下腔静脉口之间

    E. 上腔静脉口与界嵴之间

20. 三尖瓣附着的位置是（　　　）

    A. 左房室口周缘　　　　　　　B. 肺动脉口周缘　　　　　C. 右房室口周缘

    D. 主动脉口周缘　　　　　　　E. 冠状窦口周缘

21. 窦房结的位置是（　　　）

    A. 上腔静脉口附近心外膜下　　　B. 上腔静脉口附近心内膜下

    C. 下腔静脉口附近心外膜下　　　D. 下腔静脉口附近心内膜下

    E. 冠状窦口附近内心膜下

22. 右心室入口处有下列哪个结构？（　　　）

    A. 主动脉瓣　　　　　　　　　B. 肺动脉瓣　　　　　　　C. 二尖瓣

    D. 三尖瓣　　　　　　　　　　E. 下腔静脉瓣

23. 左心室的入口处有下列哪个结构？（　　　）

    A. 三尖瓣　　　　　　　　　　B. 主动脉瓣　　　　　　　C. 二尖瓣

    D. 下腔静脉瓣　　　　　　　　E. 肺动脉瓣

24. 右心室的出口处有下列哪个结构？（　　　）

    A. 肺动脉瓣　　　　　　　　　B. 二尖瓣　　　　　　　　C. 主动脉瓣

    D. 三尖瓣　　　　　　　　　　E. 下腔静脉瓣

25. 左心室的出口处有下列哪个结构？（　　　）

    A. 二尖瓣　　　　　　　　　　B. 主动脉瓣　　　　　　　C. 肺动脉瓣

    D. 三尖瓣　　　　　　　　　　E. 下腔静脉瓣

26. 关于房室束的描述，正确的是（　　　）

    A. 连于窦房结与房室结之间　　　B. 由房室结发出

    C. 由窦房结发出　　　　　　　D. 分为前脚和后脚

    E. 直接连于浦肯野纤维

27. 血液流进左心室的入口是（　　　　）

　　A. 左肺静脉口　　　　　　　　B. 上腔静脉口　　　　　　　C. 左房室口

　　D. 右房室口　　　　　　　　　E. 下腔静脉口

28. 血液进入右心室的口是（　　　　）

　　A. 右肺静脉口　　　　　　　　B. 下腔静脉口　　　　　　　C. 冠状窦口

　　D. 右房室口　　　　　　　　　E. 左肺静脉口

29. 肺动脉干起于（　　　　）

　　A. 右心房　　　　　　　　　　B. 左心房　　　　　　　　　C. 左心室

　　D. 右心室　　　　　　　　　　E. 冠状窦

30. 主动脉起于（　　　　）

　　A. 右心房　　　　　　　　　　B. 左心房　　　　　　　　　C. 左心室

　　D. 右心室　　　　　　　　　　E. 左心室流入道

31. 有关主动脉弓的描述，正确的是（　　　　）

　　A. 续于升主动脉，呈弓形弯向左后方　　B. 凸侧有4大分支

　　C. 自左心室起，呈弓形弯向左后方　　　D. 凹侧有3大分支

　　E. 发出左、右冠状动脉

32. 有关右颈总动脉的描述，正确的是（　　　　）

　　A. 其内侧有颈内静脉　　　　　B. 起自头臂干

　　C. 直接起自主动脉弓　　　　　D. 其前方有迷走神经

　　E. 下段位置表浅

33. 有关颈内动脉的描述，正确的是（　　　　）

　　A. 发出甲状腺下动脉　　　　　B. 起自锁骨下动脉

　　C. 经颈动脉管入颅　　　　　　D. 经颈静脉孔入颅

　　E. 经棘孔入颅

34. 有关颈外动脉的描述，正确的是（　　　　）

　　A. 发出甲状腺下动脉　　　　　B. 发出甲状腺上动脉

　　C. 起自颈内动脉　　　　　　　D. 在颈部无分支

　　E. 起自锁骨下动脉

35. 有关锁骨下动脉的描述，正确的是（　　　　）

　　A. 左侧起自头臂干　　　　　　B. 右侧起于主动脉弓

　　C. 延续为肱动脉　　　　　　　D. 发出椎动脉

　　E. 发出胸外侧动脉

36. 有关肾动脉的描述，正确的是（　　　　）

　　A. 左侧较右侧长　　　　　　　B. 在第4腰椎高度起于腹主动脉

　　C. 左侧较右侧短　　　　　　　D. 右侧起点稍高于左侧

　　E. 发出肾上腺中动脉

37. 由腹腔干发出的分支是（   ）

    A. 胃左动脉　　　　　　　　　　B. 胃网膜左动脉　　　　　　C. 胃右动脉

    D. 胃网膜右动脉　　　　　　　　E. 肝固有动脉

38. 直接分布到胃的动脉有（   ）

    A. 脾动脉　　　　　　　　　　　B. 肝总动脉　　　　　　　　C. 胃短动脉

    D. 胃十二指肠动脉　　　　　　　E. 胆囊动脉

39. 有关脾动脉的描述，正确的是（   ）

    A. 起自腹主动脉　　　　　　　　B. 起自肝总动脉　　　　　　C. 有到胃的分支

    D. 无到胃的分支　　　　　　　　E. 发出胃网膜右动脉

40. 有关肠系膜上动脉的描述，正确的是（   ）

    A. 进入乙状结肠系膜根　　　　　B. 进入小肠系膜根

    C. 是成对的动脉　　　　　　　　D. 发出乙状结肠动脉

    E. 起自腹腔干

41. 阑尾动脉直接起自（   ）

    A. 右结肠动脉　　　　　　　　　B. 肠系膜上动脉　　　　　　C. 肠系膜下动脉

    D. 回结肠动脉　　　　　　　　　E. 乙状结肠动脉

42. 有关肠系膜下动脉的描述，正确的是（   ）

    A. 进入小肠系膜根　　　　　　　B. 起自肠系膜上动脉

    C. 向下延续为直肠上动脉　　　　D. 向下延续为直肠下动脉

    E. 起自腹腔干

43. 有关髂内动脉的描述，正确的是（   ）

    A. 起于髂外动脉　　　　　　　　B. 起于腹主动脉

    C. 发出直肠上动脉　　　　　　　D. 发出直肠下动脉

    E. 发出肾动脉

44. 有关髂外动脉的描述，正确的是（   ）

    A. 起自髂内动脉　　　　　　　　B. 在腹股沟韧带浅面续为股动脉

    C. 起自腹主动脉　　　　　　　　D. 发出直肠上动脉

    E. 在腹股沟韧带深面续为股动脉

45. 有关子宫动脉的描述，正确的是（   ）

    A. 进入子宫阔韧带两层之间　　　B. 在输尿管后方经过

    C. 不进入子宫阔韧带　　　　　　D. 在输尿管下方经过

    E. 起自肠系膜下动脉

46. 有关股动脉在腹股沟韧带的描述，正确的是（   ）

    A. 深面续于髂内动脉　　　　　　B. 深面续于髂外动脉

    C. 浅面续于髂外动脉　　　　　　D. 深面续于髂总动脉

    E. 浅面发出股深动脉

47. 分布于室间隔前2/3的动脉是（　　　）

　　A. 左冠状动脉本干　　　　　B. 右冠状动脉本干　　　　C. 前室间支

　　D. 后室间支　　　　　　　　E. 左室后支

48. 肠系膜上动脉营养的部位是（　　　）

　　A. 直肠　　　　　　　　　　B. 肛管　　　　　　　　　C. 降结肠

　　D. 横结肠　　　　　　　　　E. 乙状结肠

49. 中结肠动脉的位置是（　　　）

　　A. 小网膜内　　　　　　　　B. 横结肠系膜内　　　　　C. 肠系膜内

　　D. 大网膜内　　　　　　　　E. 乙状结肠系膜内

50. 不属于右心房的结构是（　　　）

　　A. 上腔静脉口　　　　　　　B. 卵圆窝　　　　　　　　C. 肺静脉口

　　D. 梳状肌　　　　　　　　　E. 冠状窦口

51. 乙状结肠动脉起自（　　　）

　　A. 腹腔干　　　　　　　　　B. 腹主动脉　　　　　　　C. 肠系膜上动脉

　　D. 肠系膜下动脉　　　　　　E. 髂内动脉

52. 肠系膜下动脉营养的部位是（　　　）

　　A. 盲肠　　　　　　　　　　B. 空、回肠　　　　　　　C. 升结肠

　　D. 降结肠　　　　　　　　　E. 阑尾

53. 关于静脉的说法，正确的是（　　　）

　　A. 浅静脉与浅动脉伴行　　　B. 管壁相对较动脉厚

　　C. 所有的静脉都有静脉瓣　　D. 体循环静脉分深浅两种

　　E. 管腔比伴行动脉小

54. 关于静脉角的描述，正确的是（　　　）

　　A. 位于锁骨中点的后方　　　B. 位于胸锁关节的后方

　　C. 由两侧头臂静脉汇合而成　D. 无浅静脉注入

　　E. 以上均不对

55. 关于颈内静脉的描述，正确的是（　　　）

　　A. 直接注入上腔静脉　　　　B. 与颈外动脉伴行　　　　C. 注入头臂静脉

　　D. 注入锁骨下静脉　　　　　E. 属于浅静脉

56. 关于肘正中静脉的描述，正确的是（　　　）

　　A. 起于手背静脉网正中　　　B. 大多注入肱静脉　　　　C. 属于深静脉

　　D. 属于浅静脉　　　　　　　E. 连接桡静脉和尺静脉

57. 关于奇静脉的描述，正确的是（　　　）

　　A. 注入头臂静脉　　　　　　B. 注入上腔静脉

　　C. 起自左腰升静脉　　　　　D. 不收集乳房静脉的血液

　　E. 收集胸廓内静脉的血液

58. 关于小隐静脉的描述，正确的是（　　　）

    A. 行于外踝后方　　　　　　　　　B. 行于外踝前方

    C. 起于足背静脉弓内侧　　　　　　D. 注入肾后静脉

    E. 无静脉瓣

59. 关于肝门静脉的描述，正确的是（　　　）

    A. 注入下腔静脉　　　　　　　　　B. 注入肝静脉

    C. 无静脉瓣　　　　　　　　　　　D. 没有侧副循环

    E. 只有肠系膜上下静脉注入

60. 关于头静脉的描述，正确的是（　　　）

    A. 起于手背静脉网桡侧　　　　　　B. 起于手背静脉网尺侧

    C. 注入肱静脉　　　　　　　　　　D. 注入贵要静脉

    E. 属于深静脉

61. 关于副半奇静脉的描述，正确的是（　　　）

    A. 起于左腰升静脉　　　　　　　　B. 起于右腰升静脉

    C. 注入半奇静脉　　　　　　　　　D. 收集左下部肋间后动脉的血液

    E. 以上均不对

62. 关于睾丸静脉的描述，正确的是（　　　）

    A. 均注入下腔静脉　　　　　　　　B. 右侧的注入下腔静脉

    C. 左侧的注入下腔静脉　　　　　　D. 均注入肾静脉

    E. 注入肾上腺静脉

63. 关于颈外静脉的描述，正确的是（　　　）

    A. 是颈部最粗大的浅静脉　　　　　B. 由枕静脉和面静脉合成

    C. 注入颈内静脉　　　　　　　　　D. 注入头臂静脉

    E. 位于胸锁乳突肌深方

64. 上腔静脉由左、右的什么血管汇合而成？（　　　）

    A. 头臂静脉　　　　　　　　　　　B. 锁骨下静脉

    C. 颈内静脉　　　　　　　　　　　D. 头臂干

    E. 锁骨下静脉和颈内静脉

65. 关于头臂静脉的描述，正确的是（　　　）

    A. 只有1条　　　　　　　　　　　B. 由两侧颈内静脉合成

    C. 由颈内静脉与锁骨下静脉合成　　D. 由两侧的锁骨下静脉合成

    E. 在胸锁关节后注入上腔静脉

66. 关于大隐静脉的描述，正确的是（　　　）

    A. 是下肢的深静脉　　　　　　　　B. 起自足背静脉弓的外侧

    C. 起自足背静脉弓的内侧　　　　　D. 注入腘静脉

    E. 注入胫静脉

三、多项选择题（有两个或两个以上正确答案）

1. 关于大循环和小循环的说法，正确的是（　　　）

A. 大循环的血分布到整个身体各部

B. 动脉内都是动脉血

C. 大循环的血由左心室射出

D. 大、小循环分别始于左、右心室

E. 是完全分开的两个独立系统

2. 含有静脉血的血管是（　　　）

A. 肺动脉　　　　　　　　　B. 肝门静脉　　　　　　　　C. 头臂干

D. 冠状动脉　　　　　　　　E. 脑膜中动脉

3. 存在于冠状沟的血管有（　　　）

A. 右冠状动脉　　　　　　　B. 旋支　　　　　　　　　　C. 前室间支

D. 后室间支　　　　　　　　E. 冠状窦

4. 属于心腔血液流入口的是（　　　）

A. 主动脉口　　　　　　　　B. 肺动脉口　　　　　　　　C. 肺静脉口

D. 冠状窦口　　　　　　　　E. 上腔静脉口

5. 参与心腔防止血液逆流的结构有（　　　）

A. 二尖瓣　　　　　　　　　B. 三尖瓣　　　　　　　　　C. 腱索

D. 肉柱　　　　　　　　　　E. 室上嵴

6. 有关左冠状动脉的描述，正确的是（　　　）

A. 起于主动脉左窦　　　　　B. 起于主动脉右窦　　　　　C. 起于冠状窦

D. 分支有左室后支　　　　　E. 分支有前室间支

7. 有关室间隔的描述，正确的是（　　　）

A. 由膜部和肌部构成　　　　B. 全部由肌性成分构成

C. 膜部位于上部　　　　　　D. 膜部是室间隔缺损的好发部位

E. 肌部位于上部

8. 心传导系包括的结构有（　　　）

A. 房室结　　　　　　　　　B. 冠状窦　　　　　　　　　C. 窦房结

D. 房室束　　　　　　　　　E. 隔缘肉柱

9. 有关掌深弓的描述，正确的是（　　　）

A. 由弓的凸侧发出掌心动脉　　B. 桡动脉的终末支参与构成

C. 尺动脉的末端参与构成　　　D. 在屈指肌腱的深面

E. 弓顶位于掌浅弓的近侧

10. 营养肾上腺的动脉起自（　　　）

A. 腹主动脉　　　　　　　　B. 膈下动脉　　　　　　　　C. 肾动脉

D. 腰动脉　　　　　　　　　E. 腹腔干

11. 腹主动脉的直接分支为（　　）

　　A. 胃短动脉　　　　　　　　B. 胃左动脉　　　　　　C. 肾上腺中动脉

　　D. 腰动脉　　　　　　　　　E. 肾动脉

12. 营养小肠的动脉有（　　）

　　A. 回结肠动脉　　　　　　　B. 肝总动脉　　　　　　C. 脾动脉

　　D. 胃网膜右动脉　　　　　　E. 肠系膜上动脉

13. 子宫动脉分布于（　　）

　　A. 子宫　　　　　　　　　　B. 输卵管　　　　　　　C. 卵巢

　　D. 会阴　　　　　　　　　　E. 直肠

14. 分布于直肠的动脉有（　　）

　　A. 肠系膜上动脉的分支　　　　B. 肠系膜下动脉的分支

　　C. 髂内动脉的直接分支　　　　D. 髂外动脉的分支

　　E. 阴部内动脉的分支

15. 关于心的描述，正确的是（　　）

　　A. 位于前纵隔内　　　　　　　B. 位于中纵隔内

　　C. 约2/3在正中线左侧　　　　　D. 约1/2在正中线左侧

　　E. 全部位于正中线左侧

16. 出入心底的大血管有（　　）

　　A. 升主动脉　　　　　　　　B. 肺动脉干　　　　　　C. 冠状动脉

　　D. 肺静脉　　　　　　　　　E. 心大静脉

17. 在左心房内可见的结构有（　　）

　　A. 梳状肌　　　　　　　　　B. 界嵴　　　　　　　　C. 肺静脉口

　　D. 冠状窦口　　　　　　　　E. 左房室口

18. 在左心室内可见的结构有（　　）

　　A. 三尖瓣　　　　　　　　　B. 二尖瓣　　　　　　　C. 肉柱

　　D. 乳头肌　　　　　　　　　E. 室上嵴

19. 左冠状动脉营养的部位有（　　）

　　A. 右心室前壁　　　　　　　B. 左心房　　　　　　　C. 左心室前壁

　　D. 室间隔后1/3　　　　　　　E. 左心室后壁

20. 右冠状动脉营养的部位有（　　）

　　A. 左心室前壁　　　　　　　B. 左心室后壁　　　　　C. 右心室前壁

　　D. 右心室后壁　　　　　　　E. 室间隔后2/3

21. 心的静脉回流途径有（　　）

　　A. 直接流入右心房　　　　　B. 直接流入各心室

　　C. 经冠状窦流入右心房　　　D. 经上腔静脉流入右心房

　　E. 经下腔静脉流入右心房

22. 有关主动脉的描述，正确的是（　　　）

    A. 是体循环的动脉主干　　　　　　B. 起于右心室

    C. 起于左心室　　　　　　　　　　D. 是肺循环的动脉主干

    E. 可分为升主动脉、主动脉弓和降主动脉

23. 有关主动脉弓的描述，正确的是（　　　）

    A. 在气管分叉处的下方通过　　　　B. 跨越左主支气管的上方

    C. 壁内有压力感受器　　　　　　　D. 壁内有化学感受器

    E. 凸侧发出左颈总动脉

24. 有关颈总动脉的描述，正确的是（　　　）

    A. 左侧起于主动脉弓　　　　　　　B. 右侧起于头臂干

    C. 发出颈内动脉、颈外动脉两支　　D. 右颈总动脉起于主动脉弓

    E. 左侧起于头臂干

25. 有关颈内动脉的描述，正确的是（　　　）

    A. 经枕骨大孔入颅　　　　　　　　B. 经颈动脉管入颅

    C. 在起始部发出甲状腺上动脉　　　D. 发出分支至眼球

    E. 发出分支至小脑

26. 颈外动脉发出分支营养下列哪些结构？（　　　）

    A. 舌　　　　　　　　　　B. 眼球　　　　　　　　C. 眼睑

    D. 腮腺　　　　　　　　　E. 牙

27. 有关锁骨下动脉的描述，正确的是（　　　）

    A. 右侧起自主动脉弓　　　　　　　B. 左侧起自头臂干

    C. 穿过斜角肌间隙　　　　　　　　D. 不穿过斜角肌间隙

    E. 发出椎动脉

28. 有关浆膜性心包的描述，正确的是（　　　）

    A. 是心包的最外层　　　　　　　　B. 是心包的内层

    C. 脏层与壁层之间为心包腔　　　　D. 与纤维性心包之间有心包腔

    E. 分脏层和壁层

29. 腹腔干发出的分支有（　　　）

    A. 胃左动脉　　　　　　　B. 肾动脉　　　　　　　C. 肝总动脉

    D. 脾动脉　　　　　　　　E. 胃右动脉

30. 肠系膜上动脉分支营养的结构有（　　　）

    A. 回肠　　　　　　　　　B. 空肠　　　　　　　　C. 横结肠

    D. 降结肠　　　　　　　　E. 盲肠

31. 营养大肠的动脉主要来自（　　　）

    A. 肠系膜下动脉　　　　　　　B. 肠系膜上动脉　　　　　C. 回结肠动脉

    D. 髂内动脉　　　　　　　　　E. 阴部内动脉

32. 营养下消化道的动脉可来自（　　　）

　A. 腹腔干　　　　　　　　　　B. 肠系膜下动脉　　　　C. 肠系膜上动脉

　D. 髂内动脉　　　　　　　　　E. 回结肠动脉

33. 分布于上消化道的动脉分别来自（　　　）

　A. 脾动脉　　　　　　　　　　B. 腹腔干　　　　　　　C. 肠系膜上动脉

　D. 肝固有动脉　　　　　　　　E. 肠系膜下动脉

34. 分布于直肠和肛管的动脉分别来自（　　　）

　A. 髂外动脉　　　　　　　　　B. 肠系膜下动脉　　　　C. 髂内动脉

　D. 肠系膜上动脉　　　　　　　E. 阴部内动脉

35. 有关心包的描述，正确的是（　　　）

　A. 内层为浆膜性心包　　　　　　B. 外层为纤维性心包

　C. 浆膜性心包壁层又称为心外膜　　D. 浆膜性心包脏层又称为心外膜

　E. 浆膜性心包脏、壁层之间为心包腔

36. 只有在右心室内才可见到的结构（　　　）

　A. 三尖瓣　　　　　　　　　　B. 室上嵴　　　　　　　C. 肉柱

　D. 隔缘肉柱　　　　　　　　　E. 前室间支

37. 关于大隐静脉的描述，正确的是（　　　）

　A. 注入髂外静脉　　　　　　　B. 注入股静脉

　C. 起于足背静脉弓内侧　　　　D. 经内踝前方

　E. 属支有小隐静脉

38. 下腔静脉的属支为（　　　）

　A. 肝静脉　　　　　　　　　　B. 左睾丸静脉　　　　　C. 右睾丸静脉

　D. 腰静脉　　　　　　　　　　E. 髂外静脉

39. 肝门静脉、上下腔静脉侧副吻合所通过的部位有（　　　）

　A. 肝　　　　　　　　　　　　B. 胃　　　　　　　　　C. 脾

　D. 脐周围　　　　　　　　　　E. 食管

40. 上肢的浅静脉有（　　　）

　A. 桡静脉　　　　　　　　　　B. 贵要静脉　　　　　　C. 头静脉

　D. 尺静脉　　　　　　　　　　E. 肱静脉

41. 关于头臂静脉的描述，正确的是（　　　）

　A. 由颈内、外静脉合成　　　　B. 注入上腔静脉　　　　C. 左右各有一条

　D. 有甲状腺下静脉注入　　　　E. 有甲状腺上静脉注入

42. 大隐静脉的属支有（　　　）

　A. 股内侧浅静脉　　　　　　　B. 股外侧浅静脉　　　　C. 腹壁浅静脉

　D. 旋髂浅静脉　　　　　　　　E. 阴部外静脉

43. 关于静脉的说法，正确的是（　　　）

　　A. 与动脉相比内压较高　　　　　　　B. 起于毛细血管网

　　C. 总容积大于动脉的总容积　　　　　D. 四肢深静脉与动脉伴行

　　E. 头颈部静脉大多无静脉瓣

44. 关于深静脉和浅静脉的说法，正确的是（　　　）

　　A. 浅静脉位于皮下组织内　　　　　　B. 浅静脉不与动脉伴行

　　C. 深静脉常作为静脉注射的部位　　　D. 深静脉大多数与动脉伴行

　　E. 深静脉、浅静脉之间有丰富的吻合

45. 关于肺静脉的描述，正确的是（　　　）

　　A. 有静脉瓣　　　　　　　　B. 没有静脉瓣　　　　　　　C. 左右各一支

　　D. 左右各有二支　　　　　　E. 注入左心房

46. 关于锁骨下静脉的描述，正确的是（　　　）

　　A. 是肱静脉的延续　　　　　　　　　B. 是腋静脉的延续

　　C. 自第1肋内缘起始　　　　　　　　D. 注入头静脉

　　E. 颈外静脉的注入部位

47. 关于贵要静脉的描述，正确的是（　　　）

　　A. 位于上肢桡侧　　　　　　　　　　B. 位于上肢尺侧

　　C. 起于手背静脉网尺侧　　　　　　　D. 起于手背静脉网桡侧

　　E. 注入腋静脉或肱静脉

48. 关于奇静脉的描述，正确的是（　　　）

　　A. 起自左腰升静脉　　　　　　　　　B. 起自右腰升静脉

　　C. 注入上腔静脉　　　　　　　　　　D. 沟通上、下腔静脉系的主要途径之一

　　E. 不能沟通上、下腔静脉系

49. 关于头静脉的描述，正确的是（　　　）

　　A. 起于手背静脉网的尺侧　　　　　　B. 由颈内静脉和锁骨下静脉汇合而成

　　C. 起于手背静脉网的桡侧　　　　　　D. 注入上腔静脉

　　E. 注入腋静脉

50. 关于静脉瓣的描述，正确的是（　　　）

　　A. 由静脉壁的内膜折叠形成　　　　　B. 以头颈部静脉为多

　　C. 以下肢静脉为多　　　　　　　　　D. 瓣膜顺血流开放

　　E. 是防止血液逆流的重要装置

51. 肝门静脉的属支有（　　　）

　　A. 肠系膜上静脉　　　　　　B. 肠系膜下静脉　　　　　　C. 胃左静脉

　　D. 胃右静脉　　　　　　　　E. 脾静脉

四、填空题

1. 脉管系统包括 ＿＿＿＿ 和 ＿＿＿＿ 系统。

2. 心血管系统由 ＿＿＿＿ 、 ＿＿＿＿ 、 ＿＿＿＿ 和 ＿＿＿＿ 组成。

3. 心位于胸腔 ＿＿＿＿ 内，心底朝向 ＿＿＿＿ 方，心尖朝向 ＿＿＿＿ 方，在左侧第 ＿＿＿＿ 肋间隙，锁骨中线 ＿＿＿＿ 侧1～2 cm处可摸到心尖搏动。

4. 心房与心室表面的分界标志是 ＿＿＿＿＿＿ ，左、右心室表面的分界标志是 ＿＿＿＿＿＿ 和 ＿＿＿＿＿＿ 。

5. 右心房的入口有 ＿＿＿＿ 、 ＿＿＿＿ 和 ＿＿＿＿ 。右心房的出口是 ＿＿＿＿ 。

6. 右心室的入口为 ＿＿＿＿ ，其周缘附有 ＿＿＿＿ 瓣；右心室的出口为 ＿＿＿＿ ，其周缘附有 ＿＿＿＿ 瓣。

7. 左心室的入口称 ＿＿＿＿ 口，口周缘附有 ＿＿＿＿ ，借 ＿＿＿＿ 连于乳头肌。

8. 心传导系由 ＿＿＿＿＿＿＿＿＿＿＿＿ 构成，包括 ＿＿＿＿ 、 ＿＿＿＿ 、 和 ＿＿＿＿ 及浦肯野纤维网。

9. 心的室间隔大部分为 ＿＿＿＿ ，小部分为 ＿＿＿＿ 。

10. 营养心的动脉有 ＿＿＿＿ 和 ＿＿＿＿ ，回心的血管有 ＿＿＿＿ 、 ＿＿＿＿ 、 和冠状窦。

11. 心包可分为 ＿＿＿＿ 和 ＿＿＿＿ 。

12. 浆膜性心包脏层、壁层之间的腔隙称为 ＿＿＿＿ 。

13. 主动脉根据其行径可分为 ＿＿＿＿ 、 ＿＿＿＿ 和 ＿＿＿＿ 3段。

14. 腹主动脉不成对的脏支有 ＿＿＿＿ 、 ＿＿＿＿ 和 ＿＿＿＿ 动脉。

15. 腹腔干由 ＿＿＿＿ 动脉发出，其分支有 ＿＿＿＿ 、 ＿＿＿＿ 和 ＿＿＿＿ 动脉。

16. 肠系膜上动脉的主要分支有 ＿＿＿＿ 、 ＿＿＿＿ 、 ＿＿＿＿ 、 和 ＿＿＿＿ ，阑尾动脉起自 ＿＿＿＿ 动脉。

17. 肠系膜下动脉的分支有 ＿＿＿＿ 、 ＿＿＿＿ 和 ＿＿＿＿ 动脉。

18. 营养胃的动脉有 ＿＿＿＿ 、 ＿＿＿＿ 、 ＿＿＿＿ 、 ＿＿＿＿ 和 ＿＿＿＿ 动脉。

19. 颈外静脉是颈部最粗大的 ＿＿＿＿＿＿ ，由 ＿＿＿＿ 、 ＿＿＿＿ 和 ＿＿＿＿ 汇合而成，注入 ＿＿＿＿＿＿ 。

20. 上肢的浅静脉有 ＿＿＿＿＿＿ 、 ＿＿＿＿＿＿ 和 ＿＿＿＿＿＿ 。

21. 肝门静脉一般是由 ＿＿＿＿ 和 ＿＿＿＿ 合成，此外还有 ＿＿＿＿ 、 ＿＿＿＿ 、 ＿＿＿＿ 、 和 ＿＿＿＿ ，共7条属支。

五、问答题

1. 描述心内各腔有哪些入口和出口？

2. 心的传导系统包括哪些？

3. 请列出全身浅表动脉的名称，压迫止血部位及止血范围。

4. 简述腹主动脉的成对及不成对脏支的名称及分布范围。

5. 简述分布于胃的动脉的名称、来源及分布范围。

6. 简述肠系膜上、下动脉分支的名称及分布范围。

7. 简述营养结肠的动脉名称及其来源。

8. 简述营养直肠的动脉名称及其来源。

9. 试述腹腔干的分支名称及分布范围。

10. 列出全身浅静脉的名称及注入部位。

11. 试述肝门静脉的组成、属支、特点及与上下腔静脉的吻合部位。

12. 在手背静脉网注射青霉素治疗阑尾炎，问药物需经过哪些途径到达阑尾？

13. 口服药物后，经哪些途径随尿液排出体外？

第十章　淋巴系统

【目的要求】

（1）掌握胸导管的起始、行径、注入及收集范围，右淋巴导管的组成、输出淋巴管注入及收集范围。

（2）熟悉淋巴系统的组成、分布特点。

（3）熟悉脾的形态、位置。

一、概述

1.淋巴系统的构成及特点

（1）构成：淋巴管道、淋巴器官和淋巴组织。

淋巴管道：毛细淋巴管、淋巴管、淋巴干和淋巴导管。

淋巴器官：淋巴结、脾、胸腺、扁桃体等。

淋巴组织：广泛分布于消化道和呼吸道黏膜内。

（2）特点：①是静脉的辅助管道，向心流动，但比静脉更慢；②起于组织间隙，最后注入静脉；③有浅、深之分，但比静脉数量更多；④淋巴管内有大量瓣膜；⑤淋巴结成群分布，收纳一定部位的淋巴管；⑥是临床上肿瘤细胞转移的重要途径。

2.全身淋巴管的汇流概况

淋巴管分布在头颈部，上肢、下肢，胸壁浅层、胸壁深层、胸腔脏器，腹腔脏器、腹壁、盆部、外生殖器。

右淋巴导管收纳右侧上半身的淋巴液（约占全身淋巴液的1/4）。

胸导管收纳整个下半身和左侧上半身的淋巴液（约占全身淋巴液的3/4）。

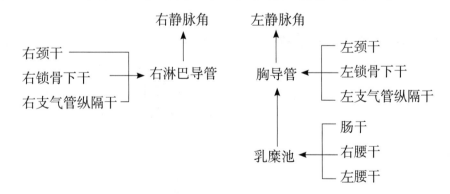

二、人体的淋巴导管

（1）胸导管：是全身最大的淋巴管，长为30~40 cm。始于第1腰椎前方的乳糜池，上行穿主动脉裂孔至胸腔后纵隔内，初行于主动脉与奇静脉间，继在食管后方升到第4、第5胸椎高度，斜过主动脉后方，行于脊柱左侧，出胸廓上口达颈根部，呈弓状弯曲向左，注入左静脉角。

（2）右淋巴导管：长约1.5 cm。由右颈干、右锁骨下干和右支气管纵隔干汇合而成，注入右静脉角。

三、脾

1.**位置**　脾位于左季肋区，恰与第 9 ~ 11 肋相对，其长轴与第10肋一致，在肋弓下不能触及。

2.**形态**　活体为暗红色，质软而脆。略呈椭圆形，可分为两面、两缘与两端（表10-1）。

表10-1　脾的形态

部　位		形　态
两面	膈面	平滑隆凸，朝向外上，与膈相贴
	脏面	凹陷，近中央处有脾门
两缘	前缘	较锐，下部有2~3个脾切迹
	后缘	较钝圆
两端	上端	钝圆，朝向后内
	下端	较阔，向前外方

【本章歌诀】

　　9条淋巴干：颈干锁（骨）下为双侧，左、右支气管纵隔（干）；左右腰干单肠干，乳糜池处来汇合。

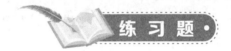

练习题

一、名词解释

1.静脉角

2.乳糜池

二、单项选择题（只有一个正确答案）

1.胸导管不收集的淋巴有（　　　）

　　A.左上半身的淋巴　　　　　　　　B.左下半身的淋巴

　　C.右下半身的淋巴　　　　　　　　D.右上半身的淋巴

　　E.左下肢的淋巴

2.关于右淋巴导管的描述，正确的是（　　　）

　　A.收集右上半身的淋巴　　　　　　B.收集右下半身的淋巴

　　C.收集右下肢的淋巴　　　　　　　D.是最长的淋巴导管

　　E.收集全身1/2的淋巴

3.关于人体的淋巴干的描述，正确的是（　　　）

　　A.有8条　　　　　　　　　　　　B.有9条

　　C.不成对的有2条　　　　　　　　D.都注入胸导管

　　E.注入静脉角

4. 关于淋巴管的描述，正确的是（　　　）

    A. 管径是均匀一致的　　　　　　　　　B. 始终与血管伴行

    C. 存在于所有的器官组织内　　　　　　D. 有大量瓣膜

    E. 最终汇入右淋巴导管

5. 关于胸导管的描述，正确的是（　　　）

    A. 经膈的食管裂孔入腹腔　　　　　　　B. 经膈的主动脉裂孔入胸腔

    C. 沿食管前方上行　　　　　　　　　　D. 接纳右支气管纵隔干

    E. 经腔静脉孔入胸腔

6. 胸导管常注入的部位是（　　　）

    A. 左静脉角　　　　　　　　　　　　　B. 右静脉角

    C. 右锁骨下静脉　　　　　　　　　　　D. 右头臂静脉

    E. 左锁骨下静脉

7. 关于脾的描述，正确的是（　　　）

    A. 为扁圆形中空性器官　　　　　　　　B. 位于右季肋区

    C. 被第9～11肋覆盖　　　　　　　　　D. 后缘有2～3个脾切迹

    E. 位于腹上区

8. 关于淋巴系统的描述，正确的是（　　　）

    A. 由淋巴结和淋巴管组成　　　　　　　B. 由淋巴管、淋巴干和淋巴导管组成

    C. 由淋巴管道、淋巴器官和淋巴组织组成　　D. 由淋巴管、脾组成

    E. 是动脉的辅助系统

9. 关于淋巴管的描述，正确的是（　　　）

    A. 由毛细淋巴管汇集而成　　　　　　　B. 管腔无瓣膜

    C. 无浅、深之分　　　　　　　　　　　D. 最后注入同名静脉

    E. 浅、深淋巴管之间无交通

10. 关于淋巴结的描述，正确的是（　　　）

    A. 常单一分布　　　　　　　　　　　　B. 与淋巴管不相连

    C. 凹侧有淋巴结门　　　　　　　　　　D. 淋巴结门处有输入淋巴管

    E. 无浅、深之分

11. 关于乳糜池的描述，正确的是（　　　）

    A. 通常位于第2～3腰椎前方　　　　　B. 多为胸导管起始部的膨大部

    C. 由左右腰干和左右肠干合成　　　　　D. 由左右肠干和1条腰干合成

    E. 以上都不对

12. 关于右淋巴导管的描述，正确的是（　　　）

    A. 由右腰干和右肠干汇合而成

    B. 穿膈脚入胸腔

    C. 接受右锁骨下干、右颈干及左右支气管纵隔干的注入

    D. 收纳身体右侧半淋巴

    E. 注入右静脉角

13. 右淋巴导管注入的结构是（　　　）

　　A. 左静脉角　　　　　　　　　　B. 右静脉角　　　　　　　　C. 乳糜池

　　D. 右颈干　　　　　　　　　　　E. 左颈干

14. 肠干注入的结构是（　　　）

　　A. 左静脉角　　　　　　　　　　B. 右静脉角　　　　　　　　C. 乳糜池

　　D. 右颈干　　　　　　　　　　　E. 左颈干

15. 胸导管起自的结构是（　　　）

　　A. 左静脉角　　　　　　　　　　B. 右静脉角　　　　　　　　C. 乳糜池

　　D. 右颈干　　　　　　　　　　　E. 左颈干

16. 下列称为Virchow淋巴结的是（　　　）

　　A. 右锁骨上淋巴结　　　　　　　B. 左锁骨上淋巴结　　　　　C. 斜角肌淋巴结

　　D. 左斜角肌淋巴结　　　　　　　E. 中斜角肌淋巴结

三、多项选择题（有两个或两个以上正确答案）

1. 下列选项中属于腋淋巴结有（　　　）

　　A. 外侧群　　　　　　　　　　　B. 内侧群　　　　　　　　　C. 中央群

　　D. 肩胛上群　　　　　　　　　　E. 腋尖群

2. 腹股沟浅淋巴结收集（　　　）

　　A. 大腿部的浅淋巴管　　　　　　B. 足外侧缘的浅淋巴管

　　C. 足背内侧浅淋巴管　　　　　　D. 小腿后外侧部浅淋巴管

　　E. 外生殖器的浅淋巴管

3. 关于乳糜池的描述，正确的是（　　　）

　　A. 是胸导管起始处的囊状膨大部　　B. 由左、右腰干汇合而成

　　C. 由左、右腰干和肠干汇合而成　　D. 位于第1腰椎体前方

　　E. 位于第2腰椎体前方

4. 胸导管在注入左静脉角之前，接纳（　　　）

　　A. 左支气管纵隔干　　　　　　　B. 右支气管纵隔干　　　　　C. 左颈干

　　D. 右颈干　　　　　　　　　　　E. 左锁骨下干

5. 下列选项中属于淋巴器官的是（　　　）

　　A. 淋巴结　　　　　　　　　　　B. 胸腺　　　　　　　　　　C. 扁桃体

　　D. 脾　　　　　　　　　　　　　E. 淋巴组织

6. 关于淋巴管的描述，正确的是（　　　）

　　A. 内有瓣膜　　　　　　　　　　B. 有浅、深之分

　　C. 有广泛的吻合　　　　　　　　D. 借毛细淋巴管连于毛细血管网

　　E. 沿途穿经一个或多个淋巴结

7. 关于淋巴干的描述，正确的是（　　　　）

　　A. 尖淋巴结的输出管汇成锁骨下干　　　　　　B. 腰淋巴结的输出管汇合成左、右腰干

　　C. 全身共有7条淋巴干　　　　　　　　　　　D. 左、右颈干汇入右淋巴导管

　　E. 左支气管纵隔干汇入胸导管

8. 关于乳糜池的描述，正确的是（　　　　）

　　A. 位于第1腰椎体前方　　　　　　　　　　　B. 由左、右肠干合成

　　C. 由左、右腰干和肠干合成　　　　　　　　　D. 为胸导管末端的膨大部

　　E. 为胸导管起始部的膨大部

9. 关于胸导管的描述，正确的是（　　　　）

　　A. 由左、右腰干和肠干汇合而成　　　　　　　B. 穿主动脉裂孔上行

　　C. 注入左静脉角　　　　　　　　　　　　　　D. 收纳下半身和右上半身的淋巴

　　E. 注入右静脉角

10. 注入右淋巴导管的淋巴干是（　　　　）

　　A. 左颈干　　　　　　　　　　　　　　　　　B. 右颈干

　　C. 左支气管纵隔干　　　　　　　　　　　　　D. 右支气管纵隔干

　　E. 右锁骨下干

11. 下列选项属于腋淋巴结的是（　　　　）

　　A. 胸肌淋巴结　　　　　　　　　　　　　　　B. 外侧淋巴结

　　C. 腋尖淋巴结　　　　　　　　　　　　　　　D. 中央淋巴结

　　E. 肩胛下淋巴结

12. 关于乳房淋巴引流，下列说法正确的是（　　　　）

　　A. 乳房上部的淋巴管注入中央群淋巴结　　　　B. 乳房外侧部淋巴管注入胸肌淋巴结

　　C. 乳房内侧的淋巴管注入胸骨旁淋巴结　　　　D. 乳房下部的淋巴管注入腹股沟淋巴结

　　E. 乳房深部的淋巴管注入肩胛下淋巴结

13. 关于脾的描述，正确的是（　　　　）

　　A. 参与消化　　　　　　　　　　　　　　　　B. 后缘较锐，有2～3个脾切迹

　　C. 位于胃底与膈之间，质软而脆　　　　　　　D. 正常在左肋弓下不能触及

　　E. 脾静脉注入肝门静脉

四、填空题

1. 淋巴系统是由 ＿＿＿＿＿＿ 、 ＿＿＿＿＿＿ 和 ＿＿＿＿＿＿ 组成。淋巴管道包括 ＿＿＿＿＿ 、
＿＿＿＿＿＿ 、 ＿＿＿＿＿＿ 和 ＿＿＿＿＿＿ 。

2. 右淋巴导管收集 ＿＿＿＿＿＿＿＿ 、 ＿＿＿＿＿＿＿＿ 和 ＿＿＿＿＿＿＿＿ 的3个淋巴
干的淋巴，注入 ＿＿＿＿＿＿＿＿ 。

3. 胸导管收集 ＿＿＿＿＿ 、 ＿＿＿＿＿ 、 ＿＿＿＿＿ 、 ＿＿＿＿＿ 、 ＿＿＿＿＿ 和 ＿＿＿＿＿ 的6个
淋巴干的淋巴，注入 ＿＿＿＿＿＿ 。

五、问答题

1. 简述全身淋巴干的名称、收纳范围及汇入哪些淋巴导管。

2. 简述腋淋巴结各群的名称及各群的收纳范围。

3. 简述乳房的淋巴回流。

第四篇　感觉器官

【目的要求】

（1）了解感受器与感觉器官的关系。

（2）了解感受器的分类。

一、感受器与感觉器官

感觉器官是由感受器及其辅助装置共同组成，简称感官。

感受器是机体接受内外环境各种刺激的感受装置。一般不同的感受器接受不同的刺激。当感受器接受刺激后，把刺激转化为神经冲动，经感觉神经传入中枢神经系统，到达大脑皮质等有关感觉中枢，而产生相应的知觉。

二、感受器的分类

根据感受器所在部位和接受刺激的来源，感受器可分为3类。

外感受器：分布在皮肤、黏膜、视器及听器等处，接受来自外环境的物理刺激（触压、切割、湿度、光、声等）和化学刺激。

内感受器：分布在内脏器官和血管等处，接受加于这些器官的物理或化学刺激（压力、渗透压、湿度、离子和化合物浓度）。

本体感受器：分布在肌、肌腱、关节、韧带和内耳位觉感受器等处，接受机体运动和平衡变化时产生的刺激。

第十一章 视 器

【目的要求】

（1）掌握眼球前房、后房、房水、晶状体、玻璃体的形态、位置。

（2）掌握房水循环。

（3）掌握结膜的形态结构。

（4）掌握角膜、巩膜、虹膜、睫状体和视网膜视部的形态、结构和功能。

（5）熟悉泪器、泪腺和泪道的形态、位置和开口。

（6）熟悉运动眼球和眼睑的肌肉名称、位置和作用。

（7）了解眼球辅助装置的组成和功能。

（8）了解眼睑的形态和构造。

（9）了解眼的动脉。

（10）了解眼球的外形。

一、眼球

眼球为视器的主要部分，近似球形，位于眼眶内。前面有眼睑保护，后面借视神经连于间脑。眼球前面的正中点叫前极，后面的正中点叫后极，前后极的连线为眼轴。通过瞳孔的中央到视网膜中央凹的连线为视轴。两轴成锐角交叉。

眼球由周围的眼球壁和眼球内容物（房水、晶状体、玻璃体）组成。

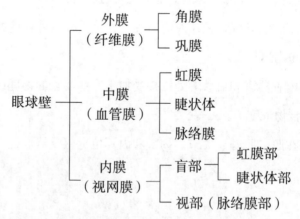

1.眼球壁各层的形态结构和功能 如下（表11-1）。

表11-1 眼球壁各层的形态结构和功能

名 称	形 态 结 构	功 能
角膜	无色透明，无血管，神经末梢丰富	折光
巩膜	白色不透明，厚而坚韧	保护
虹膜	环状，中央为瞳孔，内含瞳孔括约肌和瞳孔开大肌	调节进入眼球内光线的量

（续表）

名　称	形态结构		功　能
睫状体	虹膜后方环形增厚部分，前部为睫状突，后部为睫状环，内有睫状肌		调节晶状体曲度
脉络膜	占中膜的后2/3，富含血管和色素		营养眼球内组织，吸收分散光线
视网膜	平滑而透明，后部有视神经盘、黄斑、含有3层细胞	视细胞	视锥细胞	感受强光，辨色
			视杆细胞	感受弱光
		双极细胞	传导神经冲动
		节细胞	轴突构成视神经

2.眼球的屈光装置　如下（表11-2）。

表11-2　眼球的屈光装置

屈光装置	形态结构
角膜	无色透明，无血管，神经末梢丰富
房水	无色透明液体，充满眼房内，回流受阻时，致青光眼
晶状体	无色透明而有弹性，形如双凸透镜，无血管和神经
玻璃体	无色透明的胶状物质，充满于晶状体与视网膜之间

3.房水循环　睫状体产生→眼球后房→瞳孔→眼球前房→虹膜角膜角→巩膜静脉窦→睫前静脉→眼静脉。

二、眼副器

眼副器包括眼睑、结膜、泪器和眼球外肌等结构，有保护、运动、支持眼球的功能。

1.眼的结膜　结膜是一层薄而光滑透明富有血管的黏膜，可分3部。

睑结膜：衬覆于上、下睑的内面。

球结膜：覆盖在眼球前面。

穹隆结膜：位于睑结膜与球结膜互相移行处。

2.泪器的构成

（1）泪腺：分泌泪液。

（2）泪道：引流泪液。泪道包括泪点、泪小管、泪囊和鼻泪管（表11-3）。

表11-3　泪道的结构

结　构	位置或起止
泪点	位于上、下睑内侧端、针尖样小孔
泪小管	起于泪点，先上、下垂直行走，后转近水平向内，入泪囊
泪囊	位于泪囊窝，上为盲端，下续鼻泪管
鼻泪管	开口于下鼻道前部

3.眼球外肌和眼内肌比较　如下（表11-4）。

表11-4　眼球外肌和眼内肌比较

眼部肌肉		功　　能	神经支配	肌肉种类	位　　置
眼球外肌	提上睑肌	上提上睑，开大睑裂	动眼神经	骨骼肌	眼球和眶之间
	上直肌	瞳孔转向内上			
	下直肌	瞳孔转向内下			
	内直肌	瞳孔转向内			
	下斜肌	瞳孔转向外上			
	上斜肌	瞳孔转向外下	滑车神经		
	外直肌	瞳孔转向外	展神经		
眼内肌	瞳孔开大肌	开大瞳孔	交感神经	平滑肌	眼球中膜前部
	瞳孔括约肌	缩小瞳孔	副交感神经		
	睫状肌	调节晶状体			

三、眼的血管

眼球及眼副器的动脉供应：眼动脉及其分支。视网膜中央动脉是终动脉。

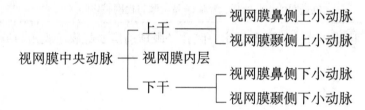

$$视网膜中央动脉 \begin{cases} 上干 \begin{cases} 视网膜鼻侧上小动脉 \\ 视网膜颞侧上小动脉 \end{cases} \\ 视网膜内层 \\ 下干 \begin{cases} 视网膜鼻侧下小动脉 \\ 视网膜颞侧下小动脉 \end{cases} \end{cases}$$

【本章歌诀】

1.眼球外肌共有七，上下斜肌睑提肌，上下内外四直肌。

2.平衡球囊椭圆（囊）斑，膜壶腹内壶腹嵴，感知听觉螺旋器。

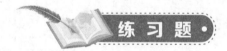

练 习 题

一、名词解释

1.角膜

2.巩膜静脉窦

3.视神经盘

4.瞳孔

5.黄斑

二、单项选择题（只有一个正确答案）

1.关于角膜的描述，正确的是（　　　）

　　A.占纤维膜前1/3　　　　　　　　B.占纤维膜前1/4

　　C.无血管　　　　　　　　　　　　D.乳白色

　　E.蓝白色

2.关于眼球血管膜的描述，正确的是（　　　）

　　A.分前、后两部分　　　　　　　　B.含大量血管和色素细胞

　　C.睫状体内有平滑肌纤维和横纹肌纤维　D.虹膜占血管膜前1/2

　　E.睫状体占血管膜中1/3

3.关于视网膜的说法，正确的是（　　　）

　　A.盲部紧贴脉络膜内面　　　　　　B.色素部紧贴血管膜外面

　　C.生理盲点位于盲部　　　　　　　D.内层为神经部

　　E.中央部位于视神经盘内侧

4.关于房水的描述，正确的是（　　　）

　　A.由睫状体产生　　　　　　　　　B.只充满眼前房

　　C.经巩膜筛板入静脉窦　　　　　　D.房水量随瞳孔开大、缩小而改变

　　E.眼球内房水过多不会影响视力

5.不起于总腱环的眼球外肌是（　　　）

　　A.内直肌　　　　　　　　B.上直肌　　　　　　　　C.下直肌

　　D.上斜肌　　　　　　　　E.下斜肌

6.有关泪囊的叙述，正确的是（　　　）

　　A.下端为盲端　　　　　　B.上端为盲端　　　　　　C.是一肌性囊

　　D.由眼轮匝肌部分肌纤维构成　　　E.位于眶下壁

7.引起外麦粒肿的原因是（　　　）

　　A.睑板腺的急性炎症　　　　　　　B.睫毛腺的急性炎症

　　C.结膜急性炎症　　　　　　　　　D.睑急性炎症

　　E.睑板腺慢性炎

8.晶状体浑浊会引起（　　　）

　　A.青光眼　　　　　　　　B.白内障　　　　　　　　C.飞蚊症

　　D.睑腺炎　　　　　　　　E.睑板腺囊肿

9.关于球结膜的描述，正确的是（　　　）

　　A.被覆于巩膜前面的结膜　　　　　B.被覆于角膜表面的结膜

　　C.分为上下两部，二者形成结膜囊　D.与巩膜结合紧密

　　E.与角膜结合紧密

10. 眼属于（　　）

  A. 内感受器   B. 外感受器   C. 本体感受器

  D. 感觉器官   E. 神经的特殊部位

11. 属于眼屈光装置的是（　　）

  A. 角膜   B. 虹膜   C. 睫状体

  D. 脉络膜   E. 视网膜

12. 眼球外膜的结构包括（　　）

  A. 巩膜   B. 虹膜   C. 脉络膜

  D. 结膜   E. 视网膜

13. 眼球中膜的结构包括（　　）

  A. 巩膜   B. 睫状体   C. 视网膜

  D. 角膜   E. 晶状体

14. 眼球内膜的结构包括（　　）

  A. 视网膜   B. 脉络膜   C. 虹膜

  D. 巩膜   E. 角膜

15. 视力最敏锐的地方是（　　）

  A. 脉络膜   B. 虹膜   C. 视神经盘

  D. 视网膜中央凹   E. 视轴

16. 下斜肌能使眼球前极转向（　　）

  A. 下外方   B. 下内方   C. 上外方

  D. 上内方   E. 下方

17. 关于眼动脉的描述，正确的是（　　）

  A. 来自颈外动脉   B. 发出视网膜中央动脉   C. 只营养眼球

  D. 经眶上裂入眶   E. 起自脑膜中动脉

18. 巩膜静脉窦位于（　　）

  A. 结膜内   B. 巩膜内   C. 虹膜根部

  D. 巩膜与角膜交界处深面   E. 脉络膜

19. 黄斑位于视神经盘的（　　）

  A. 内侧   B. 上方   C. 外侧稍偏下方

  D. 内侧稍偏上方   E. 内侧稍偏下方

三、多项选择题（有两个或两个以上正确答案）

1. 眼球的内容物包括（　　）

  A. 房水   B. 晶状体   C. 玻璃体

  D. 角膜   E. 脉络膜

2. 使眼球前极向内移动的眼球外肌有（　　　）

   A. 上直肌　　　　　　　　　　B. 上斜肌　　　　　　　C. 内直肌

   D. 上睑提肌　　　　　　　　　E. 睫状肌

3. 属于眼球纤维膜的结构有（　　　）

   A. 虹膜　　　　　　　　　　　B. 巩膜　　　　　　　　C. 角膜

   D. 脉络膜　　　　　　　　　　E. 视网膜

4. 关于巩膜的说法，正确的是（　　　）

   A. 在眼球赤道处增厚　　　　　B. 与角膜交界处有巩膜静脉窦

   C. 占外膜后2/3　　　　　　　 D. 巩膜筛板有视神经纤维通过

   E. 无血管

5. 关于虹膜的叙述，正确的有（　　　）

   A. 呈圆盘状　　　　　　　　　B. 位于血管膜中部　　　C. 中央有瞳

   D. 位于睫状体后方　　　　　　E. 内有瞳孔括约肌

6. 有关睫状体的说法，正确的是（　　　）

   A. 前部为睫状突　　　　　　　B. 前部为睫状环　　　　C. 内有睫状肌

   D. 能产生房水　　　　　　　　E. 借睫状突连于晶状体

7. 关于视网膜视部的说法，正确的是（　　　）

   A. 视力最敏锐的部位是视神经盘　　B. 中央凹为感光最敏感区

   C. 由高度分化的神经组织构成　　　D. 感光细胞为双极细胞

   E. 外层为节细胞

8. 关于眼房的描述，正确的有（　　　）

   A. 分为眼前房和眼后房　　　　B. 房内充满房水

   C. 前房角的前外侧壁上有虹膜角膜角　　D. 眼球前后房借瞳孔相通

   E. 虹膜角膜角是房水回流的通道

9. 关于晶状体的叙述，正确的是（　　　）

   A. 呈双凸透镜状　　　　　　　B. 无血管但有神经分布

   C. 借睫状小带连于睫状环上　　D. 视近物时曲度增大

   E. 透明而富弹性

10. 眼的屈光装置有（　　　）

   A. 巩膜　　　　　　　　　　　B. 角膜　　　　　　　　C. 晶状体

   D. 玻璃体　　　　　　　　　　E. 瞳孔

11. 关于泪点的描述，正确的是（　　　）

   A. 仅存在于下眼睑　　　　　　B. 位于泪乳头中央

   C. 是泪小管的开口　　　　　　D. 是泪道的终末部分

   E. 通过泪小管与泪囊相通

12. 关于鼻泪管的叙述，正确的有（　　　）

    A. 位于泪囊下端　　　　　　　　B. 直接连接泪小管

    C. 是一个膜性管　　　　　　　　D. 开口于下鼻道

    E. 开口于中鼻道

四、填空题

1. 眼球由 _____ 和 _____ 2部分组成，眼球壁由外、中、内3层被膜构成，依次称为 _____、_____ 和 _____。

2. 眼球纤维膜包括 _____ 和 _____ 2部分，前者占纤维膜的 _____，后者占纤维膜的 _____，后者与前者交接处的深部有 _____。

3. 黄斑中央的凹陷称为 _____，是视力 _____ 的地方。

4. 眼球的内容物包括 _____、_____ 和 _____，它们和 _____ 一起组成眼球的屈光装置。

5. 眼球外肌有 _____、_____、_____、_____、_____、_____ 和 _____。

五、问答题

1. 眼球壁有哪几层？各层由哪些部分构成？

2. 眼内肌有哪几块？各有什么作用？

3. 说明房水的产生、循环和临床意义。

4. 支配眼球运动的肌肉有哪些？各自有什么作用？由什么神经支配？

第十二章　前庭蜗器

【目的要求】

（1）掌握外耳道的形态、分部及位置。

（2）掌握小儿咽鼓管的形态特征，作用及开口位置。

（3）掌握骨迷路的形态与膜迷路的组成。

（4）掌握鼓室的形态（分部及6个壁上的结构）、位置和交通。

（5）熟悉中耳的组成、乳突小房和乳突窦的位置。

（6）熟悉内耳的分部和位置。

（7）了解听小骨的名称和作用。

（8）了解鼓膜张肌和镫骨肌的作用。

（9）了解椭圆囊、球囊、膜半规管和蜗管的形态和功能。

（10）了解前庭蜗器的组成和各部的作用。

（11）了解外耳的组成。

一、概述

前庭蜗器又称为位听器，包括感受头部位置变化的位觉感受器和感受声波刺激的听觉感受器。可分为外耳、中耳和内耳3部分（表12-1）。其中，外耳和中耳是传导声波的部分，内耳是接受声波和位觉刺激的感受器。

表12-1　前庭蜗器的分部、位置和结构特点

分　部		位　置	结构特点
外耳	耳廓	头部两侧	由皮肤和弹性软骨构成，下部无软骨部分为耳垂
	外耳道	耳廓与鼓膜之间	外侧1/3为软骨部，内侧2/3为骨部
	鼓膜	外耳道与鼓室之间	卵圆形半透明薄膜，中心凹陷为鼓膜脐。上1/4为松弛部，下3/4为紧张部，活体可见光锥
中耳	鼓室	颞骨岩部内，鼓膜与内耳之间	形态不规则的含气小腔，鼓室有6个壁，室内有锤骨、砧骨和镫骨连成的听小骨链将声波传至内耳
	咽鼓管	鼻咽与鼓室之间	为一管道，外侧1/3为骨部，内侧2/3为软骨部，可保持鼓膜内、外大气压的平衡。小儿咽鼓管短而平直，腔较大，故咽部感染易经此管扩散至鼓室
	乳突窦和乳突小房	颞骨乳突内	有许多含气小腔，前部借乳突窦通鼓室
内耳	骨迷路	颞骨岩部	由3个互相垂直的骨半规管和前庭、耳蜗组成，具有保护、传导声波的作用
	膜迷路	骨迷路内	由膜半规管、球囊和椭圆囊、蜗管组成，具有感受位置觉和听觉的作用

二、鼓室

鼓室为颞骨岩部内的一个不规则含气小腔，位于鼓膜与内耳之间，向前经咽鼓管通咽，向后借鼓窦口通乳突小房，内有听小骨及听小骨肌，腔内均覆以黏膜。

鼓室由6个壁围成（表12-2）。

表12-2　鼓室的壁

壁	结构或毗邻
上壁（盖壁）	为一薄层骨板，邻颅中窝
下壁（颈静脉壁）	为一薄层骨板，邻颈内静脉起始部
前壁（颈动脉壁）	外上方有咽鼓管鼓室口
后壁（乳突壁）	上部有乳突窦入口，通入乳突小房
外侧壁（鼓膜壁）	大部分由鼓膜构成
内侧壁（迷路壁）	由内耳的外侧壁构成，中部有隆起为岬，岬的后上方有前庭窗，岬的后下方有蜗窗（第二鼓膜）

鼓室内有3块听小骨：锤骨、砧骨、镫骨。

三、内耳

内耳又称为迷路，位于颞骨岩部内，位于鼓室与内耳道间，由构造复杂的弯曲管道组成。分为骨迷路与膜迷路2部（表12-3）。膜迷路套在骨迷路内，二者间有一定空隙，腔内充满外淋巴；膜迷路内含有内淋巴。内、外淋巴互不相通。

表12-3　骨迷路与膜迷路比较

迷路	位置	结构	内含液体	功能	形态结构
骨迷路	颞骨岩部内	为骨密质构成的管道腔隙	外淋巴液	保护及传导声波	（由前向后）耳蜗、前庭、骨半规管（分前、后、外）
膜迷路	骨迷路内	为膜质构成的管道系统	内淋巴液	感受位置觉、听觉	（由前向后）膜蜗管、椭圆囊、球囊、膜半规管（前、后、外）

膜迷路分部如下（表12-4）。

表12-4　膜迷路分部

分部	感受器	功能	神经联系
蜗管	螺旋器	听觉	蜗神经
椭圆囊、球囊	椭圆囊斑、球囊斑	位置觉	前庭神经
膜半规管	壶腹嵴	位置觉	前庭神经

【附】声波的传导途径

1.空气传导

```
          ┌──────空气振动──────┐   ┌──────机械运动──────┐
声波→耳廓→外耳道──────→鼓膜──→中耳（锤骨→砧骨→镫骨）→
  ┌──────────────→液体波动→──────────────┐
内耳外淋巴液（前庭阶）→蜗管内淋巴液→螺旋器→
  ┌──────────────→神经传导──────────────┐
听神经──────────────→听觉通路──────→大脑颞叶听觉中枢
```

2.骨传导

声波→颅骨→内耳外淋巴液（前庭阶）→蜗管内淋巴液（鼓阶）→螺旋器→听神经→听觉通路→听觉中枢。

【本章歌诀】

鼓室六壁：上下内外前和后，盖静迷鼓动乳构。

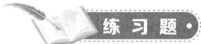

练 习 题

一、名词解释

1.鼓室

2.咽鼓管

3.螺旋器（Corti器）

二、单项选择题（只有一个正确答案）

1.关于外耳道的描述，错误的是（   ）

    A.成人检查鼓膜时应将耳郭拉向后上方   B.外耳道皮下组织少，炎性疖肿时疼痛剧烈

    C.外2/3为软骨部，内1/3为骨部   D.是自外耳门至鼓膜的弯曲管道

    E.功能是传导声波

2.关于鼓膜的描述，正确的是（   ）

    A.位于内耳和外耳之间   B.中心部向内凹陷为鼓膜脐

    C.松弛部在下方   D.前上方有反射光锥

    E.紧张部呈淡红色

3.小儿咽鼓管的特点是（   ）

    A.较细长   B.较细短   C.较粗长

    D.较粗短   E.粗短且水平位

4.关于膜迷路的说法，正确的是（   ）

    A.位于骨迷路内   B.内含外淋巴

    C.由膜半规管、椭圆囊、球囊3部分构成   D.内含神经纤维

    E.椭圆囊和球囊是位觉感受器

5. 不属于膜迷路的是（　　　）

   A. 椭圆囊 　　　　　　　　　　B. 膜半规管 　　　　　　　C. 蜗管

   D. 前庭 　　　　　　　　　　　E. 球囊

6. 位置觉感受器是（　　　）

   A. 骨半规管 　　　　　　　　　B. 螺旋器 　　　　　　　　　C. 耳蜗

   D. 椭圆囊斑 　　　　　　　　　E. 毛细胞

7. 关于鼓室的描述，正确的是（　　　）

   A. 外侧壁是鼓室盖 　　　　　　B. 内侧壁是耳蜗

   C. 壁内有黏膜覆盖 　　　　　　D. 经前庭窗通内耳

   E. 借内耳门通颅腔

8. 关于听小骨的描述，正确的是（　　　）

   A. 是骨传导的途径 　　　　　　B. 镫骨居3块听小骨之间

   C. 锤骨附着于鼓膜内面 　　　　D. 砧骨处于最内侧

   E. 连接蜗窗

9. 关于咽鼓管的说法，正确的是（　　　）

   A. 是内耳与咽相通的管道 　　　B. 呈负压状态

   C. 小儿此管近似垂直 　　　　　D. 作用是维持鼓室内外气压平衡

   E. 增强声波的传导

10. 有关外耳道的叙述，正确的是（　　　）

   A. 外2/3为软骨 　　　　　　　B. 外2/3为骨部

   C. 内2/3为软骨部 　　　　　　D. 内2/3为骨部

   E. 将耳郭拉向前上方可矫正其弯曲

11. 关于鼓膜的说法，正确的是（　　　）

   A. 正常呈水平位 　　　　　　　B. 婴儿鼓膜几乎呈矢状位

   C. 鼓膜脐对锤骨柄的下端 　　　D. 上方为紧张部

   E. 下方为松弛部

12. 关于听小骨的说法，正确的是（　　　）

   A. 锤骨头连鼓膜 　　　　　　　B. 砧骨连于锤骨、镫骨之间

   C. 镫骨后脚与砧骨长脚相连 　　D. 听小骨链首先振动鼓膜的外淋巴

   E. 镫骨底参与封闭蜗窗

13. 关于咽鼓管的说法，正确的是（　　　）

   A. 后内1/3为骨部 　　　　　　B. 骨部与软骨部相接处是管道最窄处

   C. 软骨部开口于鼓室前壁 　　　D. 骨部有咽鼓管咽口

   E. 小儿的咽鼓管较成人的相对细而短

14. 骨迷路包括（　　　）

   A. 蜗管 　　　　　　　　　　　B. 前庭 　　　　　　　　　　C. 壶腹嵴

   D. 球囊 　　　　　　　　　　　E. 椭圆囊

15. 听觉感受器包括（　　　　）

    A. 球囊斑   B. 壶腹嵴   C. 椭圆囊斑

    D. 螺旋器   E. 蜗螺旋管

三、多项选择题（有两个或两个以上正确答案）

1. 关于外耳道的描述，正确的有（　　　　）

    A. 为一弯曲的管道   B. 外侧1/3为软骨部，内侧2/3为骨部

    C. 成人外耳道长约5 cm   D. 观察成人鼓膜时须将耳郭向后上方牵拉

    E. 外耳道的皮肤与骨膜、软骨膜结合疏松

2. 关于鼓膜的描述，正确的有（　　　　）

    A. 位于外耳道的底部   B. 与外耳道下壁成45°角倾斜

    C. 鼓膜后下部有光锥   D. 鼓膜上1/4部为松弛部

    E. 鼓膜的中央略向外凹陷，称鼓膜脐

3. 关于鼓室各壁的描述，正确的是（　　　　）

    A. 外侧壁有鼓膜   B. 上壁是鼓室盖

    C. 后壁通向乳突窦   D. 下壁邻近颈内静脉起始部

    E. 内侧壁上有前庭窗和蜗窗

4. 关于咽鼓管的描述，错误的是（　　　　）

    A. 是连通鼓室与鼻咽部的通道   B. 是中耳的一部分

    C. 咽鼓管咽口通常处于开放状态   D. 管壁的黏膜与鼓室的黏膜不相延续

    E. 可维持鼓膜内、外压力的平衡

5. 关于内耳的描述，正确的有（　　　　）

    A. 位于鼓室内侧   B. 由骨迷路和膜迷路构成

    C. 骨迷路位于膜迷路内   D. 膜迷路内含有内淋巴

    E. 有听觉感受器和位觉感受器

6. 骨迷路包括（　　　　）

    A. 骨半规管   B. 蜗管   C. 耳蜗

    D. 椭圆囊   E. 前庭

7. 位觉感受器包括（　　　　）

    A. 壶腹嵴   B. 螺旋器   C. 椭圆囊斑

    D. 鼓膜   E. 球囊斑

8. 内耳的平衡感受器有（　　　　）

    A. 膜壶嵴   B. 壶腹嵴   C. 螺旋器

    D. 球囊斑   E. 椭圆囊斑

9. 关于鼓室的说法，正确的有（　　　）

　　A. 与鼻咽部相通　　　　　　　　B. 外侧壁只有鼓膜

　　C. 内侧壁上有蜗窗　　　　　　　D. 下壁为颈动脉壁

　　E. 壁有咽鼓管的开口

10. 属于中耳的结构有（　　　）

　　A. 前庭　　　　　　　　　B. 鼓室　　　　　　　　　C. 锤骨

　　D. 砧骨　　　　　　　　　E. 耳蜗

11. 膜迷路包括（　　　）

　　A. 蜗管　　　　　　　　　B. 耳蜗　　　　　　　　　C. 球囊

　　D. 椭圆囊　　　　　　　　E. 膜半规管

四、填空题

1. 前庭蜗器按部位分为 _____、_____ 和 _____，外耳又分为 _____、_____ 和 _____ 3部分。

2. 中耳可分为 _____、_____、_____ 3部分。

3. 鼓室有6个壁，上壁称 _____，下壁称 _____，前壁称 _____，后壁称 _____，外侧壁称 _____，内侧壁称 _____。

4. 听小骨有 _____、_____ 和 _____。

5. 咽鼓管是沟通 _____ 和 _____ 的管道，可分为 _____ 和 _____。

五、问答题

1. 外耳和中耳各包括哪几部分？

2. 简述鼓室的6个壁及交通。

3. 简述声波的主要传导途径。

4. 小儿鼓室感染引起中耳炎易引起哪些并发症？各经过什么路径？

第五篇 神经系统

【目的要求】

（1）掌握神经系统的区分。

（2）掌握反射及反射弧。

（3）掌握神经系统的常用术语（神经节、神经核、神经、纤维束、灰质、皮质、白质、髓质和网状结构）。

（4）熟悉神经系统的组成（包括神经元的结构、分类及突触的概念）。

（5）了解神经系统在机体中的作用及主导地位。

一、神经系统的区分

神经系统是由脑、脊髓及遍布全身各处的神经共同组成的一个完整的系统，分为中枢神经系统和周围神经系统。

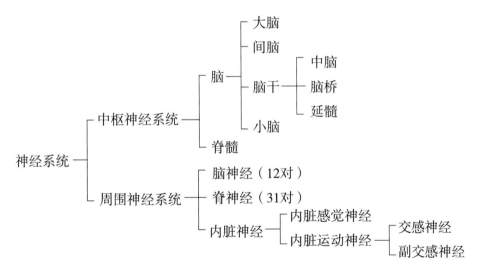

二、神经系统的基本结构

神经系统的基本成分是高度特化的神经细胞，即神经元。起辅助作用的神经胶质细胞即神经胶质。

神经元是神经系统结构和功能的基本单位。

1.神经元的基本结构　神经元由胞体和突起2部分构成。

胞体：有多种形态，如球形、卵圆形、圆锥形、多角形。

突起：分为树突和轴突。树突可以是一个或多个，短而分叉，形似树枝；轴突只有一条，细长光滑而少分支。

2.神经元的分类　神经元可按其突起的数目和功能等进行分类。

按突起的数目分：假单极神经元、双极神经元、多极神经元。

按功能分：感觉神经元、运动神经元、联络神经元。

三、反射与反射弧

反射是神经系统进行活动的基本形式，是神经系统在调节机体的活动中，对内、外环境的刺激做出的适宜的反应。

神经系统进行反射活动的形态学基础就是反射弧，由5部分组成：①感受器；②传入神经；③神经中枢；④传出神经；⑤效应器。

四、神经系统的常用术语

1.神经节与神经核　形态和功能相似的神经元胞体聚集在一起，位于周围神经系统的为神经节；位于中枢神经系统的为神经核。

2.神经与纤维束　神经元的突起常集中成束，在周围神经系统称为神经；在中枢神经系统称为纤维束。

3.灰质与皮质　中枢神经系统内，神经元的胞体和树突集中处，在新鲜标本上呈灰色称为灰质；分布在大脑、小脑表面的灰质称为皮质。

4.白质与髓质　中枢神经系统内，轴突集中处，在新鲜标本上呈白色称为白质；分布于大脑、小脑深面的白质称为髓质。

5.网状结构　中枢神经内，神经纤维纵横交错穿插成网状，有大小不等的神经元胞体散居其中，该种结构为网状结构。

第十三章　中枢神经系统

一、脊髓

【目的要求】

（1）掌握脊髓的位置、上下端和分节。

（2）掌握脊髓灰质、白质分布的形式及各部名称。

（3）掌握灰质前角、后角、侧角的主要核团。

（4）掌握脊髓的主要上行纤维（薄束、楔束、脊髓丘脑束）的位置、起止和功能。

（5）掌握脊髓的主要下行纤维（皮质脊髓前束、侧束）的位置、起止和功能。

（6）熟悉脊髓节段与椎骨对应关系。

（7）了解脊髓和脊神经根外形的特征。

（8）了解脊髓中央管的位置。

（9）了解前庭脊髓束、顶盖脊髓束、内侧纵束和网状脊髓束、脊髓固有束的位置和功能。

（10）了解脊髓的功能和节段反射。

1.脊髓外形和位置　　脊髓位于椎管内，呈圆柱形，前后稍扁。脊髓上端平枕骨大孔处与延髓相接；下端变细，称为脊髓圆锥，成人平第1腰椎下缘，新生儿平第3腰椎下缘。脊髓圆锥下端是无神经组织的细丝，称为终丝。

脊髓的外形：两膨大、六条沟（表13-1）。

表13-1　脊髓的外形

外　　形		位　　置
两膨大	颈膨大	自颈髓第4节至胸髓第1节，相当于臂丛发出的节段（支配上肢）
	腰骶膨大	自腰髓第2节至骶髓第3节，相当于发出腰骶丛的节段（支配下肢）
六条沟	前正中裂	位于前面，较深
	后正中沟	位于后面，较浅
	前外侧沟（1对）	连脊神经前根
	后外侧沟（1对）	连脊神经后根

2.脊髓节段及其与椎骨的对应关系　　全身有31对脊神经，和每对脊神经根相连的一段脊髓称为一个脊髓节段。因此，脊髓有31个节段，即颈节（8个）、胸节（12个）、腰节（5个）、骶节（5个）、尾节（1个）。

脊髓和脊柱的长度不等，所以脊髓的节段与脊柱的节段并不完全对应，有粗略的推算方法（表13-2）。

表13-2　脊髓与椎骨的关系

脊髓节段	与椎骨的关系
上颈髓（$C_{1\sim4}$）	对应同序数椎骨椎体
下颈髓（$C_{5\sim8}$）	对应同序数椎骨上1节椎体
上胸髓（$T_{1\sim4}$）	对应同序数椎骨上1节椎体
中胸髓（$T_{5\sim8}$）	对应同序数椎骨上2节椎体
下胸髓（$T_{9\sim12}$）	对应同序数椎骨上3节椎体
腰髓（$L_{1\sim5}$）	平对第10～12胸椎
骶尾髓（$S_{1\sim5}$，Co）	平对第1腰椎

　　3.脊髓的内部结构　　脊髓的内部结构在各节段中的特点虽不尽相同，但总的特征是一致的。横切面上，中央的小管为中央管，其周围是"H"形的灰质，由神经元的胞体和纵横交织的神经纤维构成；灰质的四周是白质，主要是纵行排列的神经纤维束。

　　（1）灰质：脊髓的灰质从后到前分为后角、中间带和前角3部分（表13-3），连接两侧灰质的横行部分为灰质连合。

表13-3　脊髓灰质的结构和功能

分部	核团	分布和功能
后角（后柱）	胶状质	贯穿脊髓全长，与传导浅部感受有关，属中间神经元
	后角固有核	见于脊髓全长，与传导浅感觉有关
	胸核（背核）	仅见于颈髓第8节到腰髓第2节，与传导深感觉有关
中间带	中间内侧核	见于脊髓全长，作用类似后角，中继传入冲动
	中间外侧核	仅见于胸髓和上3节腰髓，为交感神经的低级中枢
前角（前柱）	前角内侧核	见于脊髓全长，支配颈部、躯干的固有肌
	前角外侧核	仅见于颈膨大和腰骶膨大节段，支配上肢肌、下肢肌

　　脊髓灰质细胞构筑分层与上述划分法存在对应关系（表13-4）。

表13-4　脊髓灰质细胞构筑分层

脊髓细胞构筑分层	对应结构
第 I 层	后角边缘核
第 II 层	胶状质
第 III 层 第 IV 层	后角固有核
第 V 层	后角颈部
第 VI 层	后角基底部
第 VII 层	中间带（含胸核）
第 VIII 层	前角基部
第 IX 层	前角大型运动细胞群
第 X 层	中央管周围灰质

（2）白质：脊髓的白质从后向前分为3部（表13-5）。

表13-5　脊髓白质的结构

分　部	位　置
后索	后正中沟与后外侧沟之间
外侧索	后外侧沟与前外侧沟之间
前索	前外侧沟与前正中裂之间

凡同起止、同功能的一束纤维，称为一个纤维束（传导束）。纤维束分上行与下行2种：上行纤维束起自脊神经节细胞或脊髓灰质，将各种感觉信息自脊髓传递至脑；下行纤维束起自不同的脑部，止于脊髓（表13-6）。

表13-6　白质的纤维束

纤维束	位　置	起　点	止　点	方向	功　能
固有束	前索、后索、外侧索	灰质	灰质	上行	脊髓节段间的联系
薄束*	后索内侧部	胸髓第5节以下脊神经节	延髓薄束核	上行	传导本体感觉
楔束*	后索外侧部	胸髓第4节以上脊神经节	延髓楔束核	上行	传导精细触觉
脊髓小脑后束	外侧索后部边缘	胸核	小脑皮质	上行	传导非意识性本体感觉
脊髓小脑前束	外侧索前部边缘	腰骶膨大节段的后角基底部和中间带的外侧部	小脑皮质	上行	
脊髓丘脑侧束*	外侧索	后角固有核	丘脑腹后外侧核	上行	传导痛觉、温觉、粗略触觉和压觉
脊髓丘脑前束*	前索	后角固有核	丘脑腹后外侧核	上行	
皮质脊髓侧束*	侧索	大脑皮质运动中枢	前角外侧核	下行	控制骨骼肌随意运动
皮质脊髓前束*	前索	大脑皮质运动中枢	前角内侧核	下行	
红核脊髓束	外侧索	中脑红核	前角运动细胞	下行	调节屈肌紧张度
前庭脊髓束	前索	脑干前庭外侧核	前角运动细胞	下行	调节伸肌紧张度
顶盖脊髓束	前索、外侧索	中脑上丘	前角运动细胞	下行	参与视听防御反射活动
网状脊髓束	前索、外侧索	脑干网状结构	前角运动细胞	下行	调节肌张力
内侧纵束	前索	前庭神经核	前角运动细胞	下行	把内耳平衡觉感受器与眼球运动和头的运动联系起来

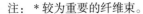

注：＊较为重要的纤维束。

（3）重要纤维束损伤后的表现（表13–7）。

表13–7　重要纤维束损伤后的表现

纤维束	损伤后的主要表现
薄束	① 损伤水平以下同侧本体觉及精细触觉均消失
楔束	② 感觉性共济失调
脊髓丘脑侧束	损伤平面以下对侧半身体的痛觉、温觉减退消失，一侧损伤症状不明显
脊髓丘脑前束	
皮质脊髓侧束	损伤平面以下躯干、四肢呈痉挛性瘫痪
红核脊髓束	肢体僵直、头后仰、运动不协调

二、脑

【目的要求】

（1）掌握延髓、脑桥、中脑内部结构的主要特点。

（2）掌握脑干内的脑神经核的位置和功能。

（3）掌握脑干内重要纤维束（锥体束、脊髓丘系和内侧丘系、外侧丘系、三叉丘系）的位置。

（4）掌握背侧丘脑与后丘脑特异性核团的纤维联系和功能。

（5）掌握大脑半球各面的主要沟回及大脑半球的分叶。

（6）掌握基底核的组成、位置及纹状体的组成。

（7）掌握在内囊中各主要投射纤维束的排列位置关系及损伤后的"三偏综合征"。

（8）掌握大脑皮质躯体感觉区、视区、听区的位置、形态特点和功能定位。

（9）掌握躯体运动区的位置、形态特点和功能定位。

（10）掌握大脑皮质语言中枢的位置。

（11）熟悉脑干（延髓、脑桥和中脑）的外形（包括菱形窝）、第四脑室和脉络丛。

（12）熟悉其他主要核团（薄束核、楔束核、下橄榄核、脑桥核、红核、黑质等）的位置。

（13）熟悉下丘脑的主要核团、主要纤维联系和功能。

（14）熟悉间脑的位置、外形、分部和第三脑室。

（15）熟悉小脑的位置、外形（蚓部和小脑半球）、分叶，以及3对小脑脚。

（16）了解网状结构的一般概念，小脑皮质传出、传入纤维的概况及小脑的功能。

（17）了解大脑半球的髓质（连合纤维——胼胝体和前连合、联络纤维和投射纤维）。

（18）了解大脑皮质（古皮质、旧皮质、新皮质）。

（19）了解丘脑、上丘脑、底丘脑和下丘脑在位置上的分界。

（20）了解平衡觉、嗅觉和味觉区在大脑上的定位。

（21）了解边缘系统的组成和联系。

脑位于颅腔内，包括大脑、间脑、小脑、中脑、脑桥和延髓6个部分。通常把中脑、脑桥和延髓合称为脑干。

1.脑干

（1）脑干的外形：整个脑干的外形大致为前后略扁的圆柱状。

脑干自下而上由延髓、脑桥和中脑组成（表13-8）。延髓形似倒置的圆锥体；脑桥腹侧面膨隆宽阔；中脑腹侧面有一对粗大的柱状隆起。延髓和脑桥的背面与小脑相连，三者之间的室腔为第四脑室。脑干的下界平枕骨大孔与脊髓相续，上界以视束与间脑毗邻。

表13-8　脑干的外部结构

分部	部	位	结构特点
中脑	腹侧面	大脑脚	深面有锥体束通过
		脚间窝	动眼神经由此出脑
	背侧面	上丘	皮质下视觉反射中枢
		下丘	皮质下听觉反射中枢，其下方有滑车神经出脑
脑桥	腹侧面		膨隆，中央有基底动脉沟，两侧为小脑中脚，二者交界处有三叉神经出脑，下方以延髓脑桥沟邻延髓，沟内由内侧向外侧依次有展神经、面神经、前庭蜗神经
	背侧面	后正中沟、界沟	界沟外侧为前庭区，其外侧角有听结节；界沟内侧隆起，下端有面神经丘
		上外界	小脑上脚，为进出小脑的纤维
		上髓帆	为介于两侧小脑上脚之间的薄层白质板
延髓	腹侧面	前正中裂	下端见锥体交叉
		锥体	深部有锥体束通过
		前外侧沟	舌下神经在此出脑
		橄榄	深部有下橄榄核
		后外侧沟	自上而下有舌咽神经、迷走神经和副神经
	背侧面	后正中沟	
		薄束结节	深部有薄束核
		楔束结节	深部有楔束核
		小脑下脚	主要为进入小脑的纤维
		髓纹	脑桥与延髓的分界
	界沟	外侧	为前庭区，深面有前庭神经核
		内上侧	为舌下神经三角，深部为舌下神经核
		下外侧	为迷走神经三角，深部为迷走神经背核

（2）脑干的内部结构：脑干的基本结构和脊髓相同，即由灰质、白质和灰白相间的网状结构组成。

1）灰质：不再连贯成柱状，而是分化断开成为功能相似的神经核。

感觉核：脑神经中感觉神经的终止核，为脑神经核。

运动核：运动神经的起始核，为脑神经核。

传导中继核：中继上行或下行纤维束的核，属于非脑神经核。

2）白质：由上、下行神经纤维束组成终止或起始于脑神经核的纤维终止于中继核后再向上或下传导的纤维，仅在脑干中穿行的长纤维。

3）网状结构：特别发达，某些神经元发展为重要的生命中枢。

12对脑神经中，除嗅神经和视神经以外，其他脑神经的核团都位于脑干内（表13-9）。

表13-9　脑神经核团的位置

功能柱	功能柱位置	核团	位置		
			中脑	脑桥	延髓
躯体运动柱	在中线两侧	动眼神经核（Ⅲ）	上丘		
		滑车神经核（Ⅳ）	下丘		
		展神经核（Ⅵ）		中下部	
		舌下神经核（Ⅻ）			橄榄中部、内侧丘系交叉
特殊内脏运动柱	在躯体运动柱的腹外侧	三叉神经运动核（Ⅴ）		中部	
		面神经核（Ⅶ）		中下部	
		疑核（Ⅸ、Ⅹ、Ⅺ）			橄榄上部、中部，内侧丘系交叉
		副神经核（Ⅺ）			锥体交叉
一般内脏运动柱	在躯体运动柱的背外方	动眼神经副核（Ⅲ）	上丘		
		上泌涎核（Ⅶ）		中下部	橄榄上部
		迷走神经背核（Ⅹ）			橄榄中部，内侧丘系交叉
内脏感觉柱（一般和特殊）	在一般内脏运动柱背外方	孤束核（Ⅶ、Ⅸ、Ⅹ）		中下部	橄榄上部、中部，内侧丘系交叉
一般躯体感觉柱	在内脏感觉柱腹外侧	三叉神经中脑核（Ⅴ）	上丘、下丘		
		三叉神经脑桥核（Ⅴ）		中部	
		三叉神经脊束核（Ⅴ、Ⅸ、Ⅹ）			橄榄上部、中部，内侧丘系交叉，锥体交叉
特殊躯体感觉柱	在最外侧（前庭区深方）	前庭神经核Ⅷ		中下部	
		蜗神经核Ⅷ			

脑干内各类脑神经核的位置和功能如下（表13-10）。

表13-10　各类脑神经核的位置和功能

核团（功能柱）		位　　置	功　　能
躯体运动核	动眼神经核	上丘平面	支配上睑提肌，上、内、下直肌，下斜肌
	滑车神经核	下丘平面	支配上斜肌
	展神经核	面神经丘深面	支配外直肌
	舌下神经核	舌下神经三角深面	支配全部舌内肌、部分舌外肌
	副神经核	延髓下段	支配胸锁乳突肌、斜方肌
	三叉神经运动核	脑桥中部	支配咀嚼肌
	面神经核	展神经核前外方	支配面肌（表情肌）
	疑核	延髓上部	支配咽喉肌
内脏运动核	动眼神经副核	上丘平面	支配瞳孔括约肌、睫状肌
	上泌涎核	髓纹上方	支配舌下腺、下颌下腺、泪腺
	下泌涎核	髓纹下方	支配腮腺
	迷走神经背核	迷走神经三角深面	支配胸腹腔大部分脏器
内脏感觉核	孤束核	延髓内达脑桥下段	感受味觉及一般内脏感觉
躯体感觉核	蜗神经核	听结节深方	感受听觉
	前庭神经核	前庭区深方	感受平衡觉
	三叉神经中脑核	脑桥中部至中脑	感受头面部骨骼肌的本体感觉
	三叉神经脑桥核	脑桥中部	感受头面部触觉
	三叉神经脊束核	脑桥下部至延髓	感受头面部痛觉、温觉

脑干内传导中继核的位置与功能如下（表13-11）。

表13-11　传导中继核的位置与功能

核　团	位　　置	功　　能
薄束核	延髓薄束结节深面	薄束上行中继核
楔束核	延髓楔束结节深面	楔束上行中继核
下橄榄核	延髓橄榄深面	大脑至小脑的下行中继核
脑桥核	脑桥基底部内	大脑至小脑的下行中继核
红核	中脑上丘被盖部	大脑、小脑至脊髓的下行中继核
黑质	中脑被盖与大脑脚底之间	大脑至间脑、脑干网状结构的下行中继核

脑干的白质主要的变化表现在4个丘系和1个锥体束上（表13-12）。

表13-12　脑干白质的主要纤维束

纤维束	位置	终止部位	功能
内侧丘系	发自对侧的薄束核、楔束核，纤维在腹侧经内侧丘系交叉，上行于中线两侧	丘脑腹后外侧核	传导本体感觉和精细触觉
脊髓丘系	来自脊髓的脊髓丘脑前束、侧束，入延髓后靠近，纵贯脑干腹外侧部	丘脑腹后外侧核	传导痛觉、温觉及粗略触觉
外侧丘系	由蜗神经核发出的纤维，部分交叉、部分不交叉，上行于脑桥外侧部	下丘核及内侧膝状体	传导听觉
三叉丘系	由三叉神经感觉核发出的纤维，交叉后上行，紧邻脊髓丘系	丘脑腹后内侧核	传导头面部痛觉、温觉
锥体束	大脑皮质中央前回巨型锥体细胞发出的下行纤维束，经中脑的大脑脚、脑桥基底部、延髓的锥体，大部分纤维交叉后入脊髓外侧索，小部分不交叉入前索	脑干内躯体运动核	管理头颈部骨骼肌随意运动
		脊髓前角运动细胞	管理躯干、四肢骨骼肌随意运动

2. 小脑　　小脑位于脑干的背侧，占据颅腔的颅后窝。小脑的中间狭窄部为小脑蚓，两侧为小脑半球。小脑上面较为平坦，中部有横行深沟，称为原裂。下面两侧膨隆，接近枕骨大孔处尤为显著，称为小脑扁桃体。

（1）分叶：按照形态结构和功能联系分为绒球小结叶、前叶和后叶。

绒球小结叶（古小脑）：绒球、小脑蚓的小结、绒球脚，与平衡机能有关。

前叶（旧小脑）：原裂以前及蚓锥体、蚓垂的部分，与调节肌张力有关。

后叶（新小脑）：原裂以后的部分，与协调肌肉运动有关。

（2）内部构造：由深及浅依次为小脑核、髓质和皮质。

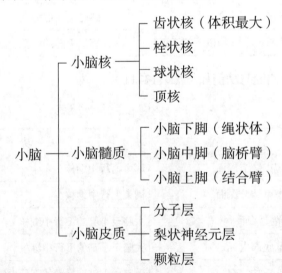

齿状核：接受新小脑皮质的纤维，传出纤维组成小脑上脚，交叉后止于对侧的中脑红核和丘脑。

顶核：接受古小脑、旧小脑的纤维，发出纤维分别经小脑上脚、下脚至脑干网状结构和前庭神经核。

小脑脚的位置和纤维联系见如下（表13-13）。

表13-13　小脑脚的纤维组成与联系

小脑脚	位　　置	纤维联系
小脑下脚（绳状体）	小脑和延髓之间	由延髓传入纤维构成，联系古小脑、旧小脑
小脑中脚（脑桥臂）	小脑和脑桥之间	由脑桥核发出的纤维组成，联系新小脑
小脑上脚（结合臂）	小脑和中脑之间	由新小脑的传出纤维组成，联系红核、丘脑

3.间脑　　间脑位于中脑与大脑半球间，大部分为大脑半球所覆盖。外侧壁与大脑半球相愈合，上面和内侧面游离，下邻颅中窝的蝶鞍和交叉前沟等，中间有第三脑室。间脑分为5个部分。

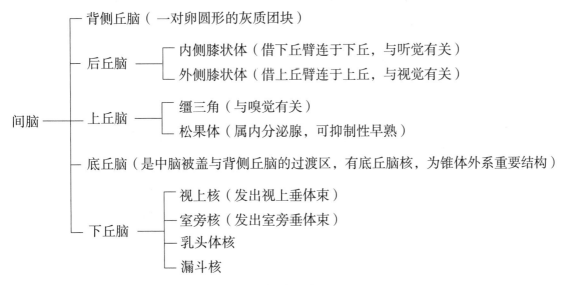

其中背侧丘脑被"Y"形内髓板分隔为3部分（表13-14）。

表13-14　背侧丘脑的核团

核　团			纤维联系和功能
丘脑前核（内髓板分叉处前方）			接受乳头丘脑束纤维，并发出纤维联系大脑皮质扣带回，功能与内脏活动有关
丘脑内侧核（内髓板的内侧）			与丘脑的其他核团、下丘脑、大脑额叶等广泛联系，是躯体和内脏感觉中枢的整合中枢
丘脑内侧核（内髓板外侧）	腹侧部	腹前核	主要接受中脑黑质、大脑基底核及小脑的纤维
		腹外侧核	接受小脑上脚的交叉纤维，并发出纤维至大脑中央前回，丘脑外侧为一中继核
		腹后内侧核	接受三叉丘系的纤维，并发出纤维至大脑皮质中央腹后核后回，传导头面部的浅、深感觉
		腹后外侧核	接受内侧丘系、脊髓丘系的纤维，后至大脑皮质中央后回，传导躯干和四肢的深、浅感觉
	背侧	背外侧核	
		后外侧核	
		枕核	

4.大脑　　大脑又称为端脑，主要包括左、右大脑半球。左右半球间有大脑纵裂，半球和小脑之间有大脑横裂。每个半球可分为背外侧面、内侧面和底面。半球表面布满深浅不一的沟，沟与沟之间有隆起的脑回。每侧半球借3条沟分为5个脑叶。

3条沟：外侧沟、中央沟和顶枕沟。

外侧沟：位于背外侧面，行向后上方，是颞叶的上界。岛叶则位于外侧沟深面。

中央沟：起于半球上缘的中部，沿半球背外侧面下行，末端接近外侧沟。沟前为额叶，沟后为顶叶。

顶枕沟：位于半球内侧面后部，略转向背外侧面。沟前为顶叶，沟后为枕叶。

5个叶：额叶、顶叶、枕叶、颞叶和岛叶。

（1）大脑半球的外形：

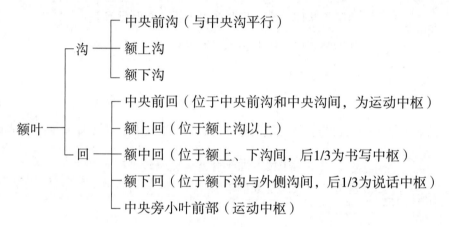

额叶
- 沟
  - 中央前沟（与中央沟平行）
  - 额上沟
  - 额下沟
- 回
  - 中央前回（位于中央前沟和中央沟间，为运动中枢）
  - 额上回（位于额上沟以上）
  - 额中回（位于额上、下沟间，后1/3为书写中枢）
  - 额下回（位于额下沟与外侧沟间，后1/3为说话中枢）
  - 中央旁小叶前部（运动中枢）

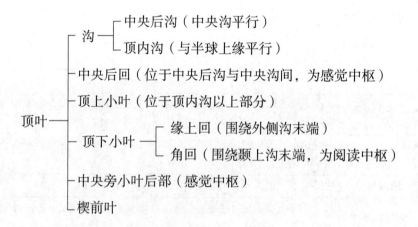

顶叶
- 沟
  - 中央后沟（中央沟平行）
  - 顶内沟（与半球上缘平行）
- 中央后回（位于中央后沟与中央沟间，为感觉中枢）
- 顶上小叶（位于顶内沟以上部分）
- 顶下小叶
  - 缘上回（围绕外侧沟末端）
  - 角回（围绕颞上沟末端，为阅读中枢）
- 中央旁小叶后部（感觉中枢）
- 楔前叶

枕叶
- 距状沟（位于内侧面，从顶枕沟前下部至枕极）
- 楔叶（顶枕沟与距状沟之间）
- 舌回（距状沟下方，为视觉中枢）

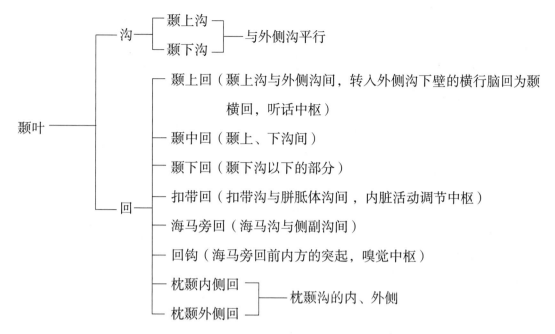

颞叶
　沟
　　颞上沟
　　颞下沟
　　　与外侧沟平行
　回
　　颞上回（颞上沟与外侧沟间，转入外侧沟下壁的横行脑回为颞横回，听话中枢）
　　颞中回（颞上、下沟间）
　　颞下回（颞下沟以下的部分）
　　扣带回（扣带沟与胼胝体沟间，内脏活动调节中枢）
　　海马旁回（海马沟与侧副沟间）
　　回钩（海马旁回前内方的突起，嗅觉中枢）
　　枕颞内侧回
　　枕颞外侧回
　　　枕颞沟的内、外侧

岛叶——位于大脑外侧沟深部，回周有环状沟，脑回长短不等

（2）侧脑室：侧脑室是位于大脑半球深方的空腔，在正常情况下是左右对称的，内含透明的脑脊液。从右侧看，整个侧脑室略呈"C"形，可分为4部：前角、中央部、后角、下角。

（3）基底核：基底核是靠近大脑半球底部，位于白质中的4对神经核的总称，包括豆状核、尾状核、屏状核和杏仁体（表13–15）。

表13–15　基底核的组成

组　　成		位　　置	作　　用
豆状核	苍白球	岛叶深面	维持肌肉的正常张力，协调肌群运动和相对稳定
	壳		
尾状核	头	额叶深面	
	体	顶叶深面	
	尾	枕叶至颞叶深面	
屏状核		岛叶深面	尚不清楚
杏仁体		海马旁回钩深面	与内脏活动有关

苍白球又称为旧纹状体，豆状核的壳和尾状核合称为新纹状体。尾状核和豆状核合称为纹状体。

（4）髓质：大脑半球内的白质（髓质）可分为3种纤维：联络纤维、连合纤维和投射纤维。

联络纤维：联络同侧半球各叶皮质间的纤维。包括弓状纤维（半球内部相邻脑回间），扣带（联络边缘叶的纤维束），上纵束（连贯额、顶、枕和颞4个脑叶），下纵束（联络枕叶和颞叶），钩束（联络额叶和颞叶）。

连合纤维：连接左右半球皮质的纤维。包括前连合（连接两侧嗅脑的纤维），海马连合（连接两侧边缘叶，又称为穹隆连合），胼胝体（连接两侧大脑新皮质区）。胼胝体位于大脑纵裂底部，分为胼胝体嘴（前部，较尖），胼胝体膝（弯曲部），胼胝体干（中间部），胼胝体压部（后部，较钝）。

投射纤维：联系大脑半球皮质和脑干、脊髓等的上、下行纤维束。其中，大脑新皮质区的投射纤维在丘脑、尾状核和豆状核之间高度集中，称为内囊。在大脑水平切面上，左右略呈"＞＜"形。内囊分为3部（表13-16）。

表13-16　内囊的分部

分　部	位　置	纤维束	起　止
内囊前肢	豆状核与尾状核间	丘脑前辐射	上行至额叶
		额桥束	下行至脑桥
内囊膝	前后脚交界处	皮质核束	大脑皮质中央前回下部下行至脑干躯体运动核
内囊前肢	豆状核与丘脑之间	丘脑中央辐射	传递内侧丘系，脊髓丘系和三叉丘系传来的冲动至中央前、后回等皮质区
		听辐射（在后部）	由内侧膝状体至颞横回的纤维
		视辐射（在后部）	由外侧膝状体至视觉中枢的纤维
		皮质脊髓束（在外侧前部）	中央前回中、上部至脊髓前
		顶枕颞桥束	大脑皮质至脑桥的纤维

内囊损伤可出现"三偏综合征"，即偏身感觉障碍、偏瘫、偏盲。

（5）大脑皮质：大脑表面所覆盖的灰质为大脑皮质。依据进化可分为3部分：①古皮质（海马和齿状回）；②旧皮质（组成嗅脑）；③新皮质（占大脑皮质的绝大部分）。

（6）大脑皮质的功能定位：随着大脑皮质的发育和分化，不同的皮质具有不同的功能，这些具有不同功能的脑区通常被称为中枢（表13-17）。

表13-17　大脑部分中枢的位置和功能特点

中　枢	位　置	功能特点
感觉中枢	中央后回和中央旁小叶后部	①接受身体对侧半身的痛、温、触、压等浅感觉、本体感觉和精细触觉 ②身体各部在此处的投影如倒置人形，但头部是正的 ③身体各部在感觉中枢所占面积大小取决于功能的复杂程度
视觉中枢	距状沟周围的枕叶皮质	每侧只接受两眼各一半的视觉
听觉中枢	颞横回	每侧都接受双耳的听觉冲动
嗅觉中枢	海马旁回钩及附近的大脑皮质	司嗅觉

（续表）

中枢	位置	功能特点
运动中枢	中央前回、中央旁小叶前部	①管理对侧半身骨骼肌的随意运动 ②各部运动器官在此处的投影也如倒置人形，头部是正的 ③投影区的大小取决于该部功能的复杂性
锥体外运动中枢	分布广泛，主要为额叶、顶叶	①调节肌张力 ②协调肌群的运动 ③保持身体姿势
内脏活动中枢	边缘叶	①调节内脏活动及情绪活动 ②保存个体（寻食、防御等） ③保存种族（生殖行为）

语言中枢：是人类特有的，且只存在于优势半球，即右利者（惯用右手操作的人）的左侧半球或左利者的右侧半球。语言中枢包括听话、说话、阅读和书写等中枢（表13-18）。

表13-18　语言中枢的位置及功能丧失后的表现

语言中枢	位置	功能丧失后表现
听觉性语言中枢（听话中枢）	颞上回后部（缘上回）	不能理解别人说话的含意，答非所问（感觉性失语症）
运动性语言中枢（说话中枢）	额下回后部	进行语言活动的肌虽未瘫痪，但患者无说话表达能力（运动性失语症）
视觉性语言中枢（阅读中枢）	顶叶的角回	视觉虽然正常，但原有的阅读能力丧失（失读症）
书写中枢	额中回后部	运动功能仍存，但不能以书写方式表达意思（失写症）

【本章歌诀】

1. 脑神经：Ⅰ嗅Ⅱ视Ⅲ动眼，Ⅳ滑Ⅴ叉Ⅵ外展；Ⅶ面Ⅷ蜗Ⅸ舌咽，迷副舌下（Ⅹ，Ⅺ，Ⅻ）神经全。

2. 脑神经连脑的部位：Ⅰ大Ⅱ间ⅢⅣ中（脑），中四（Ⅴ、Ⅵ、Ⅶ、Ⅷ）连桥后四（Ⅸ、Ⅹ、Ⅺ、Ⅻ）延。

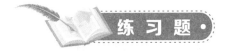

练习题

一、名词解释

1. 灰质

2. 白质

3. 神经核

4. 神经节

5. 小脑扁桃体

二、单项选择题（只有一个正确答案）

1. 关于脊髓外形，下列正确的是（　　　）

　　A. 新生儿的脊髓和椎管等长

　　B. 成人脊髓下端平对第1腰椎下缘

　　C. 颈、胸和腰神经根形成马尾

　　D. 脊髓下端变细为终丝

　　E. 脊髓背面有前正中沟，腹面有后正中裂

2. 与端脑相连的脑神经是（　　　）

　　A. 动眼神经　　　　　　　　B. 嗅神经　　　　　　　C. 滑车神经

　　D. 视神经　　　　　　　　　E. 三叉神经

3. 与脑桥相连的脑神经是（　　　）

　　A. 动眼神经　　　　　　　　B. 滑车神经　　　　　　C. 面神经

　　D. 迷走神经　　　　　　　　E. 舌下神经

4. 关于脑神经进出脑的部位，正确的是（　　　）

　　A. 脑桥基底沟内有面神经　　　　B. 中脑脚间窝内有视神经

　　C. 延髓锥体前外侧有舌下神经　　D. 小脑背面有动眼神经

　　E. 小脑中脚有展神经

5. 与间脑相连的脑神经是（　　　）

　　A. 三叉神经　　　　　　　　B. 面神经　　　　　　　C. 动眼神经

　　D. 视神经　　　　　　　　　E. 滑车神经

6. 从脑干背面发出的脑神经是（　　　）

　　A. 动眼神经　　　　　　　　B. 滑车神经　　　　　　C. 展神经

　　D. 面神经　　　　　　　　　E. 前庭蜗神经

7. 对第四脑室的叙述，错误的是（　　　）

　　A. 位于延髓、脑桥和小脑之间

　　B. 向上经中脑水管与第三脑室相通

　　C. 向下通脊髓中央管

　　D. 只借第四脑室正中孔、外侧孔与蛛网膜下隙相通

　　E. 向上借中脑水管和侧脑室直接相通

8. 第 I 躯体运动区主要位于（　　　）

　　A. 中央后回和中央旁小叶的后部　　B. 中央后回和中央旁小叶的前部

　　C. 中央前回和中央旁小叶的后部　　D. 中央前回和中央旁小叶的前部

　　E. 中央前回和中央旁小叶的后部

9. 内囊膝内（　　　）

A. 含有皮质核束　　　　　B. 含有皮质脊髓束　　　　C. 含有视辐射

D. 含有听辐射　　　　　　E. 含有丘脑中央辐射

10. 联系左、右大脑半球的纤维束是（　　　）

A. 内囊　　　　　　　　　B. 胼胝体　　　　　　　　C. 皮质核束

D. 皮质脊髓束　　　　　　E. 内侧丘系

11. 关于反射弧，下列说法正确的是（　　　）

A. 由2级神经元组成

B. 传出神经元传导冲动至效应器

C. 传入神经元传导冲动至感受器

D. 由3级神经元组成

E. 中间神经元位于周围神经部

12. 在胸髓第5节（T₅）以下不含有（　　　）

A. 薄束　　　　　　　　　B. 楔束　　　　　　　　　C. 皮质脊髓侧束

D. 脊髓丘脑侧束　　　　　E. 脊髓丘脑前束

13. 成人脊髓下端平（　　　）

A. 第2腰椎体上缘　　　　B. 第1腰椎体下缘　　　　C. 第3腰椎体下缘

D. 第4腰椎体上缘　　　　E. 第5腰椎体上缘

14. 左侧内囊损伤可产生（　　　）

A. 左侧半身软瘫　　　　　B. 左侧半身硬瘫　　　　　C. 右侧半身软瘫

D. 右侧半身硬瘫　　　　　E. 右眼全盲

15. 颞横回是（　　　）

A. 视觉中枢　　　　　　　B. 听觉中枢　　　　　　　C. 感觉性语言中枢

D. 运动性语言中枢　　　　E. 躯体运动中枢

16. 阅读中枢位于（　　　）

A. 距状裂周围的枕叶皮质　B. 角回　　　　　　　　　C. 缘上回

D. 额中回后部　　　　　　E. 眶回

17. 属于旧纹状体的是（　　　）

A. 壳　　　　　　　　　　B. 尾状核　　　　　　　　C. 屏状核

D. 苍白球　　　　　　　　E. 杏仁体

18. 与第一对脑神经相连的是（　　　）

A. 中脑　　　　　　　　　B. 间脑　　　　　　　　　C. 端脑

D. 小脑　　　　　　　　　E. 脑桥

三、多项选择题（有两个或两个以上正确答案）

1. 关于脊髓，下列说法正确的是（　　　）

　A. 上端在平枕骨大孔处与脑相连

　B. 下端在成人平齐第2腰椎的下缘

　C. 呈前后略扁的圆柱状

　D. 有两处膨大

　E. 相连有26对脊神经

2. 脑干腹侧面能观察到的结构有（　　　）

　A. 大脑脚　　　　　　　B. 锥体　　　　　　　C. 基底沟

　D. 上丘　　　　　　　　E. 下丘

3. 语言中枢包括（　　　）

　A. 听话中枢　　　　　　B. 说话中枢　　　　　C. 书写中枢

　D. 阅读中枢　　　　　　E. 嗅觉性语言中枢

4. 参与脑干组成的有（　　　）

　A. 中脑　　　　　　　　B. 间脑　　　　　　　C. 脑桥

　D. 小脑　　　　　　　　E. 延髓

5. 脑干内的脑神经核有（　　　）

　A. 动眼神经副核　　　　B. 外侧膝状体　　　　C. 薄束核

　D. 上泌涎核　　　　　　E. 疑核

6. 属于小脑内部结构的是（　　　）

　A. 小脑皮质　　　　　　B. 薄束核　　　　　　C. 黑质

　D. 髓质　　　　　　　　E. 齿状核

7. 下丘脑的结构有（　　　）

　A. 内侧膝状体　　　　　B. 漏斗　　　　　　　C. 视交叉

　D. 乳头体　　　　　　　E. 外侧膝状体

8. 大脑半球的分叶包括（　　　）

　A. 额叶　　　　　　　　B. 顶叶　　　　　　　C. 岛叶

　D. 边缘叶　　　　　　　E. 颞叶

9. 关于脊髓灰质，下列说法正确的是（　　　）

　A. 前角存在于脊髓全长　　B. 侧角存在于脊髓全长

　C. 胸节有交感神经低级中枢　D. 腰节有副交感神经低级中枢

　E. 骶节有副交感神经低级中枢

10. 关于白质，下列说法正确的是（　　　）

　A. 存在于整个神经系统　　B. 存在于整个中枢神经系统

　C. 由神经构成　　　　　　D. 由神经纤维构成

　E. 凡传导束（纤维束）均属于白质

11. 属于中脑内的躯体运动核有〔　　　〕

    A. 动眼神经核　　　　　　　B. 舌下神经核　　　　　　　C. 动眼神经副核

    D. 滑车神经核　　　　　　　E. 孤束核

12. 与中脑相连的脑神经有〔　　　〕

    A. 第 I 对脑神经　　　　　　B. 第 II 对脑神经　　　　　　C. 第 III 对脑神经

    D. 第 IV 对脑神经　　　　　　E. 第 V 对脑神经

13. 属于小脑核的是〔　　　〕

    A. 屏状核　　　　　　　　　B. 齿状核　　　　　　　　　C. 豆状核

    D. 球状核　　　　　　　　　E. 栓状核

14. 有关小脑的描述，正确的是〔　　　〕

    A. 位于颅中窝　　　　　　　B. 位于颅后窝

    C. 表层为小脑皮质　　　　　D. 最大的小脑核是齿状核

    E. 大脑半球的纤维通过脑桥核中继与新小脑相联系

15. 内囊后肢的主要纤维束有〔　　　〕

    A. 皮质核束　　　　　　　　B. 皮质脊髓束　　　　　　　C. 丘脑中央辐射

    D. 视辐射　　　　　　　　　E. 听辐射

16. 组成纹状体的有〔　　　〕

    A. 屏状核　　　　　　　　　B. 豆状核　　　　　　　　　C. 杏仁体

    D. 栓状核　　　　　　　　　E. 尾状核

四、填空题

1. 神经系统可分为 _____ 和 _____，前者包括 _____、_____，后者包括 _____、_____ 和 _____。

2. 神经系统的基本活动方式是反射，执行反射活动的形态学基础称为反射弧。反射弧包括 _____、_____、_____、_____、_____。最简单的反射弧是由 _____级神经元组成。

3. 脊髓向上平处与脑的延髓相连，下端成人平 _____，新生儿约平 _____。脊髓具有 _____ 和 _____ 的功能。脊髓位于 _____ 内。

4. 小脑有 _____、_____、_____、_____ 4对小脑核，其中最大的一个是 _____。

5. 运动性语言（说话）中枢位于 _____，听觉性语言（听话）中枢位于 _____，视觉性语言（阅读）中枢位于 _____，书写中枢位于 _____。

6. 基底核包括 _____、_____、_____。豆状核又可分为 _____、_____。

7. 尾状核与豆状核合称为 _____。新纹状体包括 _____ 和 _____。苍白球又称为 _____纹状体。

五、问答题

1.脊髓位于什么部位？什么叫脊髓圆锥？

2.脑由哪几部分组成？什么叫脑干？

3.脑桥有哪几对脑神经核？它与哪几对脑神经相联系？

4.中脑与哪几对脑神经相联系？有哪几对脑神经核？

5.古、旧、新小脑各有什么功能？古小脑综合征、新小脑综合征各出现哪些主要症状？

6.间脑包括哪几部分？其内腔是什么？

7.大脑半球借哪些沟区分为哪几个叶？额叶主要有哪几个回？

8. 试述大脑皮质的功能定位。

9. 大脑基底核包括哪些结构？

10. 什么是纹状体？什么是新纹状体、旧纹状体？纹状体有哪些功能？

11. 内囊各部都有哪些纤维束通过？损伤右侧内囊后肢会引起身体何部位的何种感觉和运动障碍？

第十四章　周围神经系统

一、脊神经

【目的要求】

（1）掌握颈丛的组成、位置及各皮支的浅出部位。

（2）掌握膈神经的组成、走行和分布。

（3）掌握臂丛的组成、位置。

（4）掌握正中神经、尺神经、桡神经、肌皮神经和腋神经的走行、分布。

（5）掌握股神经的走行、分支和分布。

（6）掌握坐骨神经的走行、分支和分布（包括胫神经和腓总神经），胫神经、腓总神经损伤后主要临床表现。

（7）熟悉脊神经的组成、区分、纤维成分及分支。

（8）熟悉胸神经前支的走行、分布及其皮支分布的节段性。

（9）熟悉腰丛的组成及位置。

（10）了解臂丛重要分支损伤后的表现。

（11）了解腰丛及其分支、骶丛的组成和位置。

（12）了解各分支的分布（如前支组成的脊神经丛）。

（13）了解胸长神经、胸背神经的位置和分布。

（14）了解骶丛及其分支的位置和分布。

脊神经共31对，借前根（运动根）和后根（感觉根）连于脊髓，二根在椎间孔处合成脊神经。

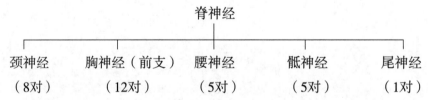

脊神经

| 颈神经 | 胸神经（前支） | 腰神经 | 骶神经 | 尾神经 |
| （8对） | （12对） | （5对） | （5对） | （1对） |

每一对脊神经都是混合性的，均含有感觉与运动2种纤维成分（表14-1）。

表14-1　脊神经的纤维成分

纤维成分	分　　布	功　　能
躯体感觉纤维	分布于皮肤、骨骼肌、肌腱和关节	将皮肤的浅部感觉（温觉、痛觉等），以及骨骼肌、肌腱和关节的本体感觉冲动传入中枢
内脏感觉纤维	分布于内脏、心血管和腺体	是内脏神经的一部分，传导内脏、心血管和腺体的感觉冲动至中枢
躯体运动纤维	分布于骨骼肌	管理骨骼肌随意运动
内脏运动纤维	分布于内脏、心血管的平滑肌、心肌和腺体	是内脏神经的一部分，管理平滑肌、心肌运动，调控腺体分泌

脊神经干很短，出椎间孔后立即分为4支（表14-2）。

表14-2　脊神经干的分支

分　支	形态和纤维成分	分　布
前支	粗大，混合性	分布于颈部、胸部、腹部、盆部、会阴及四肢的皮肤、肌肉、关节和骨
后支	较小，混合性	分布于项、背、腰、骶部棘突两侧的肌肉和皮肤，其分布具有明显的节段性
脊膜支	细小	由椎间孔返回椎管，分布于脊髓的被膜、脊柱的韧带、骨膜和椎间盘等
交通支	细小	连接脊神经与交感干神经节

脊神经前支，除胸神经仍保持明显的节段性分布以外，其他部分互相交织形成神经丛，如颈丛、臂丛、腰丛和骶丛。

1.颈丛　颈丛由第1~4颈神经前支组成，位于胸锁乳突肌上部的深面。分为皮支和肌支（表14-3），皮支于胸锁乳突肌后缘中点处穿出。

表14-3　颈丛的分支

分支	神　经	分布或走行
皮支	枕小神经	沿胸锁乳突肌后缘向后上行，至耳后及枕部皮肤
	耳大神经	沿胸锁乳突肌向耳垂方向上行，至耳郭及附近的皮肤
	颈横（皮）神经	横过胸锁乳突肌表面向前，分布于颈前部皮肤
	锁骨上神经	分内、中、外侧3支向下行，至颈侧部、胸上部及肩部皮肤
肌支		分布于舌骨下肌群、颈部深肌、肩胛提肌和膈

膈神经：运动纤维分布于膈肌；感觉纤维分布于胸膜、心包和膈下面的部分腹膜。

2.臂丛　臂丛由第5~8颈神经前支及第1胸神经前支大部分纤维组成，位于斜角肌间隙及其外侧，锁骨下动脉后上方，入腋窝围绕腋动脉形成3条粗大的神经束，即外侧束、内侧束和后束。分支分布于胸、上肢带肌、背部浅肌（斜方肌除外），以及肩部、臂、前臂和手的肌和皮肤。

臂丛的分支可依其发出的部位分2部分（表14-4）。

表14-4　臂丛的分支

分　支	神　经	分　布
锁骨上部分支	胸长神经	前锯肌和乳房
	肩胛背神经	菱形肌、肩胛提肌
	肩胛上神经	冈上肌、冈下肌和肩关节

（续表）

分　支	神　经	分　布
锁骨下部分支	正中神经	肱桡肌、尺侧腕屈肌和指深屈肌尺侧半以外的所有前臂的屈肌和旋前肌，以及拇收肌以外的鱼际肌、第1、第2蚓状肌以及掌心、鱼际、桡侧3个半指的掌面及其中节和远节手指背面的皮肤
	尺神经	尺侧腕屈肌和指深屈肌尺侧半、小鱼际肌、拇收肌、骨间背侧肌及第3、第4蚓状肌，以及手背尺侧半和小指、环指及中指尺侧半背面的皮肤
	肌皮神经	分布于前臂外侧皮肤
	桡神经	分布于肱三头肌、肘肌、肱桡肌、桡侧腕长伸肌和前臂伸肌；臂下外侧皮肤、前臂背面皮肤、手背桡侧半和桡侧两个半手指近节背面的皮肤
	腋神经	分布于三角肌、小圆肌，及肩部和臂外侧
	胸背神经	分布于背阔肌

臂丛各重要分支损伤后的临床表现如下（表14-5）。

表14-5　臂丛神经损伤后的临床表现

神　经	损伤后临床表现
胸长神经	前锯肌瘫痪，呈"翼状肩"
正中神经	①前臂不能旋前，屈腕能力减弱，不能屈拇指、中指、示指，不能对掌 ②桡侧半手掌及桡侧3个半指掌面皮肤感觉障碍 ③鱼际肌萎缩，隆起消失，呈"猿手"
尺神经	①屈腕能力减弱，环指及小指远节不能屈，拇指不能内收，其余各指不能并拢 ②尺神经分布区感觉迟钝，小鱼际肌及小指感觉丧失 ③小鱼际肌萎缩，掌骨间隙出现深沟，骨间肌和蚓状肌瘫痪挛缩，呈"爪形手"
桡神经	①不能伸腕伸指，拇指不能外展，前臂不能旋后 ②前臂背侧及手背桡侧半感觉迟钝，"虎口"区皮肤感觉丧失 ③举起前臂时，由于伸肌瘫痪及重力作用，呈"垂腕"状态
腋神经	①肩关节不能外展 ②三角肌区皮肤感觉障碍 ③三角肌萎缩，肩部失去圆形隆起的外观，肩峰突出于皮下，呈"方形肩"

3.胸神经前支　胸神经前支共12对，除第1对大部分参加臂丛，第12对小部分参加腰丛外，其余皆不成丛。

胸神经前支在胸壁、腹壁皮肤的节段性分布最明显（表14-6）。

表14-6　胸神经的分布

神经序数	分布区域（平面）
第2胸神经（T_2）	胸骨角平面
第4胸神经（T_4）	乳头平面

（续表）

神经序数	分布区域（平面）
第6胸神经（T$_6$）	剑突平面
第8胸神经（T$_8$）	肋弓平面
第10胸神经（T$_{10}$）	脐平面
第12胸神经（T$_{12}$）	耻骨联合上缘与脐连线中点平面

4.腰丛　腰丛由第12胸神经前支的一部分、第1～3腰神经前支全部及第4腰神经部分前支组成。第4腰神经前支的余部和第5腰神经前支合成腰骶干，向下加入骶丛。腰丛位于腰大肌深面。

腰丛主要分支：髂腹下神经、髂腹肌沟神经、股外侧皮神经、股神经和闭孔神经。其中，股神经又分出3支（表14-7）。

表14-7　股神经的分支和分布

分　支	分　　　布
肌支	分布于髂肌、股四头肌、缝匠肌、耻骨肌
隐神经	分布于小腿内侧面、足内侧缘
前皮支	分布于大腿和膝关节前面

股神经走行：股神经→髂肌与腰大肌间→腹股沟韧带深方→股三角→分支至下肢。

5.骶丛　骶丛由腰骶干、全部骶神经前支及尾神经前支组成，位于盆腔内，梨状肌前方，髂内动脉的后方。

骶丛分支：臀上神经、臀下神经、阴部神经、股后皮神经和坐骨神经。

坐骨神经走行：坐骨神经→梨状肌下孔→臀大肌深方→坐骨结节与大转子→股二头肌深面→腘窝上方分为胫神经、腓总神经。

坐骨神经是全身最粗大的神经，支配股二头肌、半腱肌、半膜肌。

胫神经损伤后表现为"钩状足"，腓总神经损伤后表现为"马蹄内翻足"。

二、脑神经

【目的要求】

（1）掌握脑神经的名称、顺序、连接的脑部和进出颅的部位、纤维成分、性质及与脊神经的差别。

（2）掌握动眼神经的纤维成分、性质和分布。

（3）掌握三叉神经的纤维成分、性质及三大主要分支的走行和分布。

（4）掌握面神经的纤维成分、性质、走行、主要分支（鼓索神经、面肌支）及分布。

（5）掌握舌咽神经的纤维成分、性质、主要分支及分布。

（6）掌握迷走神经的纤维成分、性质、走行（左、右侧不同）各种纤维成分的分布。

（7）掌握喉上神经、喉返神经的走行和分布。

（8）熟悉视神经的性质、走行。

（9）熟悉滑车神经的性质和分布。

（10）熟悉眼神经、上颌神经、下颌神经的主要分支及分布。

（11）熟悉展神经的性质和分布。

（12）熟悉前庭蜗神经（位听神经）的性质与功能。

（13）熟悉舌下神经的性质、分布了解其损伤后的表现。

（14）熟悉副神经的性质和分布。

（15）了解翼腭神经节、下颌下神经节的位置和性质，以及面神经损伤后的主要表现。

（16）了解耳神经节的性质和位置。

（17）了解迷走神经其他分支及迷走神经损伤后的主要表现。

（18）了解三叉神经节的位置和性质，睫状神经节的位置和性质。

脑神经是附着于脑的神经，共12对（表14-8）。按其连于脑的头尾侧排列顺序，通常用罗马数字表示。

表14-8　12对脑神经

顺序及名称	性　质	连接的脑部	进出颅腔的部位
Ⅰ嗅神经	感觉性	端脑	筛孔
Ⅱ视神经	感觉性	间脑	视神经管
Ⅲ动眼神经	运动性	中脑	眶上裂
Ⅳ滑车神经	运动性	中脑	眶上裂
Ⅴ三叉神经	混合性	脑桥	
Ⅴ$_1$眼神经	感觉性		眶上裂
Ⅴ$_2$上颌神经	感觉性		圆孔
Ⅴ$_3$下颌神经	混合性		卵圆孔
Ⅵ展神经	运动性	脑桥	眶上裂
Ⅶ面神经	混合性	脑桥	内耳门→茎乳孔
Ⅷ前庭蜗神经	感觉性	脑桥	内耳门
Ⅸ舌咽神经	混合性	延髓	颈静脉孔
Ⅹ迷走神经	混合性	延髓	颈静脉孔
Ⅺ副神经	运动性	延髓	颈静脉孔
Ⅻ舌下神经	运动性	延髓	舌下神经管

脑神经的成分较脊神经复杂，可归纳为4种纤维成分（表14-9）。

表14-9　脑神经的纤维成分

纤维成分	分　布
躯体感觉纤维	来自头面部皮肤、肌、腱和大部分口腔、鼻腔黏膜，以及前庭蜗器和视器
内脏感觉纤维	来自头、颈、胸、腹部内脏，以及味蕾和嗅器
躯体运动纤维	支配眼球外肌、舌肌，以及咀嚼肌、面肌和咽喉肌
内脏运动纤维	支配器官的平滑肌、心肌和腺体

1.动眼神经　动眼神经含2种纤维成分（表14-10）。

表14-10　动眼神经的纤维成分

纤维成分	分　布
躯体运动纤维	由动眼神经核发出，至眼球外肌
内脏运动纤维	由动眼神经副核发出，至睫状肌和瞳孔括约肌

动眼神经分为上支和上支。

上支：细小，支配上直肌和提上睑肌

下支：粗大，支配下直肌、内直肌和下斜肌。下斜肌分出睫状神经节短根，在睫状神经节换元后进入眼球，支配睫状肌、瞳孔括约肌

2.三叉神经　三叉神经含2种纤维成分（表14-11），分为3支（表14-12）。

表14-11　三叉神经的纤维成分

纤维成分	分　布
躯体运动纤维	组成粗大的感觉根，主要分布于面部皮肤、口腔、鼻腔黏膜、牙、眼球、硬脑膜等
内脏运动纤维	组成细小的运动根细小，主要支配咀嚼肌、下颌舌骨肌、二腹肌前腹、鼓膜张肌等

表14-12　三叉神经的分支和分布

三叉神经	分　支	分　布
眼神经 （感觉性）	泪腺神经	泪腺、上睑
	额神经	额部、顶部、上睑、鼻背及内眦皮肤
	鼻睫神经	鼻腔黏膜、鼻背、眼睑、泪囊等
上颌神经 （感觉性）	眶下神经	下睑、鼻翼和上唇皮肤
	颧神经	颧部、颞部皮肤
	上牙槽神经	上颌牙齿、牙龈及上颌窦黏膜
	翼腭神经	腭和鼻腔的黏膜及腭扁桃体

（续表）

三叉神经	分支	分布
下颌神经 （混合性）	耳颞神经	颞区皮肤（副交感纤维支配腮腺分泌）
	颊神经	颊部黏膜、皮肤
	舌神经	口腔底、舌前2/3黏膜
	下牙槽神经	下颌牙、牙龈
	终支颏神经	颏部皮肤
	咀嚼肌神经	咀嚼肌

3.面神经　面神经含3种纤维成分（表14-13），分为面神经管内和颅外的分支（表14-14）。

表14-13　面神经的纤维成分

纤维成分	分布
躯体运动纤维	面肌
内脏感觉纤维	舌前2/3的味蕾（味觉）
内脏运动纤维（副交感）	泪腺、下颌下腺、舌下腺以及腭和鼻腔黏膜腺体（分泌）

表14-14　面神经的分支和分布

分支		分布
面神经管内 的分支	鼓索	①内脏感觉纤维（味觉纤维）分布于舌前2/3的味蕾； ②内脏运动纤维（副交感）在下颌下神经节换元后，至下颌下腺、舌下腺
	岩大神经	副交感节前纤维在翼腭神经节换元后，至泪腺及鼻和腭部的腺体（分泌）
	镫骨肌神经	镫骨肌
颅外的分支 （腮腺丛）	颞支	额肌、眼轮匝肌及其他口周围肌
	颧支	眼轮匝肌、颧肌
	颊支	颊肌、口轮匝肌、笑肌
	下颌缘支	下唇诸肌
	颈支	颈阔肌

4.舌咽神经　舌咽含4种纤维成分（表14-15），也发出较多分支（表14-16）。

表14-15　舌咽神经的纤维成分

纤维成分	分布
躯体运动纤维	茎突咽肌
内脏运动纤维（副交感）	腮腺（分泌）
内脏感觉纤维	咽、舌后1/3味蕾（味觉纤维）、咽鼓管、鼓室的黏膜，以及颈动脉窦和颈动脉小球
躯体感觉纤维	耳后皮肤

表14-16　舌咽神经的分支和分布

分　支	分　布
鼓室神经	参加鼓室丛组成，分出岩小神经（副交感），出鼓室入耳神经节，换元后至腮腺（分泌）
颈动脉窦支	颈动脉窦和颈动脉小球（压力、化学感受器）
舌支	舌后1/3黏膜（一般感觉）和味蕾（味觉）
咽支—咽丛	咽黏膜（感觉）、腺体（分泌）、咽肌（运动）
扁桃体支	腭扁桃体（一般感觉）
茎突咽肌支	茎突咽肌

5.迷走神经　迷走神经含4种纤维成分（表14-17），分支分布于颈部、胸部和腹部（表14-18）。

表14-17　迷走神经的纤维成分

分　支	分　布
内脏运动纤维（副交感）	迷走神经的重要成分，主要分布于颈部和胸腔、腹腔脏器，控制心肌、各脏器平滑肌和腺体的分泌
躯体运动神经	咽喉肌
内脏感觉纤维	主要分布于胸腔、腹腔脏器，司内脏感觉
躯体感觉纤维	硬脑膜、耳郭、外耳道的皮肤

表14-18　迷走神经的分支和分布

分　支		分　布
颈部分支	脑膜支	硬脑膜
	耳支	外耳道及耳郭的皮肤
	咽支	参与构与咽丛，分布于咽缩肌、软腭肌与咽黏膜
	喉上神经外支	支配环甲肌
	喉上神经内支	声门裂以上的喉黏膜及会厌、舌根
	颈心支	主动脉弓壁内
胸部分支	喉返神经	声门裂以下喉黏膜，除环甲肌外的全部喉肌（终末支为喉下神经）
	支气管支	气管、支气管、肺
	食管支	食管
腹部分支	胃前支	胃前壁，"鸦爪"形分支至幽门部前壁
	肝支	参与组成肝丛，分布于肝、胆囊、胆道
	胃后支	分布于胃后壁，"鸦爪"形分支至幽门部后壁
	腹腔支	参与组成腹腔丛，分布于肝、肾、脾、胰、肾上腺、小肠及结肠曲以上的大肠

三、内脏神经

【目的要求】

（1）掌握内脏运动神经（自主神经）与躯体运动神经的主要区别，节前纤维与节后纤维的概念。

（2）掌握交感神经低级中枢的部位、交感干的位置和组成及交感神经节（椎旁节与椎前节）。

（3）掌握副交感神经低级中枢的部位，副交感神经节。

（4）熟悉节前纤维的来源及节后纤维的分布，骶部副交感神经的分布。

（5）了解灰、白交通支的概念。

（6）了解交感节前纤维和节后纤维分布的一般规律。

（7）了解内脏神经的区分（内脏感觉和内脏运动神经）。

内脏神经是神经系统的一个组成部分，既存在于中枢神经系内，也存在于周围神经系中，主要分布在内脏、心血管和腺体。

内脏神经包含有2种纤维成分：①内脏运动神经，调节内脏、心血管的运动和腺体的分泌；②内脏感觉神经，通过分布在内脏和心血管等处的内感受器把感受到的刺激经内脏感觉神经传递到各级中枢，也可到达大脑皮质，但内脏感觉比较模糊。中枢依据传来的信息，通过内脏运动神经调节着这些器官的活动。

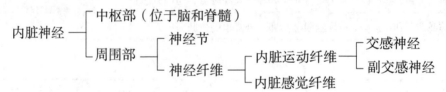

1.内脏运动神经　　内脏运动神经从低级中枢到达所支配的器官经过2个神经元，第一个神经元为节前神经元，第二个神经元为节后神经元。

内脏运动神经和躯体运动神经存在诸多差异（表14-19）。

表14-19　内脏运动神经与躯体运动神经比较

项　　目	内脏运动神经	躯体运动神经
低级中枢部位	分散的位于脑干的内脏运动神经核，胸髓第1节到腰髓第3节侧柱和骶髓第2~4节灰质的骶副交感核	位于脑干内的躯体运动神经核和脊髓灰质前柱
支配的器官	平滑肌、心肌和腺体	骨骼肌
纤维成分	交感和副交感2种	只有1种
神经元的数目	2个：节前神经元（节前纤维），节后神经元（节后纤维）	只有1个神经元
分布形式	神经丛	神经干
纤维类型	薄髓（节前纤维）和无髓（节后纤维）的细纤维	较粗的有髓纤维
受意志支配	在一定程度上不受直接支配	一般都受支配，且为随意的

根据形态、功能和药理的特点，内脏运动神经可分为交感神经和副交感神经2部分（表14-20，表14-21）。

表14-20　交感神经和副交感神经的比较

项　目	交感神经	副交感神经
低级中枢的部位	胸髓第1节至腰髓第3节侧柱	脑干的副交感神经核，骶髓第2～4节的骶副交感核
神经节的位置	脊柱（椎前节，如腹腔神经节，主动脉肾神经节，肠系膜上、下神经节）、脊柱两旁（椎旁节，如交感干神经节）	器官附近（器官旁节）、器官壁内（器官内节）
节前、节后纤维	节前纤维短、节后纤维长	节前纤维长、节后纤维短
节前、节后神经元比例	一个节前神经元与许多个节后神经元组成突触	一个节前神经元与较少的节后神经元突触
分布范围	全身血管，胸腔、腹腔、盆腔内脏的平滑肌、心肌、腺体、立毛肌和瞳孔开大肌	大部分血管、汗腺、立毛肌、肾上腺髓质不受副交感神经支配

表14-21　交感神经与副交感神经对器官的作用比较

系　统	器　官	交感神经	副交感神经
循环系统	心脏	心跳加快，收缩力增强	心律减慢，收缩力减弱
	冠状动脉	舒张	轻度收缩
	躯干、四肢的动脉	收缩	无作用
呼吸系统	支气管平滑肌	舒张	收缩
消化系统	胃肠平滑肌	抑制蠕动	增强蠕动
	胃肠括约肌	收缩	舒张
泌尿系统	膀胱	壁平滑肌舒张，括约肌收缩（贮尿）	壁平滑肌收缩、括约肌舒张（排尿）
视器	瞳孔	散大	缩小
	泪腺	抑制分泌	增加分泌
皮肤	汗腺	促进分泌	无作用
	立毛肌	收缩	无作用

（1）交感神经：交感神经的交通支主要分白交通支、灰交通支。白交通支由节前纤维组成，灰交通支由节后纤维组成，纤维走向见表14-22。

表14-22　交感神经节前和节后纤维走向

纤维分类	进入交感干后的去向
节前纤维	①终止于相应的椎旁节，交换神经元 ②进入交感干后，在交感干内上行或下行，然后终于上方或下方的椎旁节换元（胸髓第1～6节发出的节前纤维在交感干内上行，胸髓第6～10节发出的可上行或下和，胸髓第11、第12节，腰髓第1～3节段发出的则下行） ③穿过交感干的椎旁节终止于椎前节换元
节后纤维	①经灰交通支返回31对脊神经，随脊神经分支分布于躯干、四肢的血管、汗腺、立毛肌 ②离开交感干攀附动脉行走，在动脉外膜处形成神经丛，随动脉分布至所支配器官 ③由内脏神经直接分支到所支配的脏器

交感神经的分布如下（表14-23）。

表14-23　交感神经的分布

部位	分　布
颈部	①灰交通支连于8对颈神经，随颈神经分布至头颈和上肢的血管，汗腺、立毛肌等 ②分支至邻近动脉形成颈内、外动脉丛、锁骨下动脉丛、椎动脉丛等，随颈部动脉分支至头颈和上肢的立毛肌、腺体（泪腺、唾液腺、黏膜腺、甲状腺等） ③咽支参与组成咽丛 ④心神经（上、中、下）参与组成心丛
胸部	①灰交通支连接肋间、肋下神经，随其分布 ②上5对胸神经节发出分支，参加组成心丛、肺丛、胸主动脉丛、食管丛 ③内脏大神经（第5～9或6～10胸神经节）（含节前纤维），组成腹腔神经节，发出节后纤维至肝、脾、肾及结肠左曲以上的消化管 ④内脏小神经（第10～12胸神经节）（节前纤维），组成主动脉肾神经节，发出节后纤维至肝、脾、肾及结肠左曲以上的消化管
腰部	①灰交通支连于5对腰神经，并随其分布 ②腰内脏神经（节前纤维），在腹腔丛和腹主动脉丛的椎前节换元，节后纤维分布至结肠左曲以下的消化管和盆腔脏器、并有纤维随血管至下肢
盆部	①灰交通支连于骶神经、尾神经，随之分布 ②小支加入盆丛

（2）副交感神经：副交感神经的走行和分布如下（表14-24）。

表14-24　副交感神经的走行和分布

部位	走行和分布
中脑	动眼神经副核发出节前纤维，随动眼神经入眶，在睫状神经节换元，节后纤维分布于瞳孔括约肌、睫状肌
脑桥	上泌涎核发出节前纤维，加入面神经 ①一部分至翼腭神经节换元，节后纤维分布于泪腺、鼻腔黏膜腺 ②另一部分至下颌下神经节换元，节后纤维分布于下颌下腺、舌下腺等

（续表）

部位	走行和分布
延髓	下泌涎核发出节前纤维，加入舌咽神经，入耳神经节换元，节后纤维分布于腮腺
	迷走神经背核发出节前纤维，加入迷走神经，至胸腔、腹腔器官旁节或内节换元，节后纤维分布于相应器官平滑肌、心肌和腺体
骶部	骶髓第2～4节骶副交感核发出节前纤维，加入骶神经前支，构成盆内脏神经，加入盆丛，至器官旁节或内节换元，节后纤维分布结肠左曲以下的消化管、盆腔脏器及外阴

2.内脏感觉神经　一般认为内脏传入神经元位于脊神经节或脑神经节内，其神经纤维（周围突）随交感和副交感神经分布于各脏器，中枢突则组成神经根入脊髓或脑干。

内脏感觉的特点：①内脏感觉纤维的数目较少，正常内脏活动一般不引起感觉，但强烈的内脏活动，可引起感觉；②内脏感觉的传入途径比较分散，因此内脏对刺激的定位不准确；③内脏对牵拉、膨胀和冷热刺激敏感，而对切割等刺激不敏感。

3.牵涉性痛　体内某些内脏器官发生病变时，常在体表的一定区域产生痛觉过敏或产生疼痛感觉，此种现象为牵涉性痛。牵涉性痛被认为与发生牵涉性痛的体表部位和痛变器官的感觉神经进入同一脊髓节段有关（表14-25）。

表14-25　内脏的牵涉性痛与脊髓节段的关系

内脏的器官	脊髓的节段
膈	颈髓第4节段
心脏	颈髓第8节段至胸髓第5节段
胃	胸髓第6～10节段
小肠	胸髓第7～10节段
阑尾	胸髓第（8、9）10节段至腰髓第1节段（右）
肝、胆囊	胸髓第7～10节段，也有沿膈神经至颈髓第3～4节段
胰	胸髓第8节段（左）
肾、输尿管	胸髓第11节段至腰髓第1节段
膀胱	骶髓第2～4节段（沿骶副交感）及胸髓第11节段至腰髓第2节段
睾丸、附睾	胸髓第12节段至腰髓第3节段
卵巢及输卵管	腰髓第1～3节段
子宫体部	胸髓第10节段至腰髓第1节段
子宫颈部	骶髓第1～4节段（沿骶副交感）
直肠	骶髓第1～4节段

练习题·

一、名词解释

交感干

二、单项选择题（只有一个正确答案）

1. 桡神经损伤可导致（　　　）

　　A. 猿手　　　　　　　　　B. 爪形手　　　　　　　　C. 垂腕

　　D. 方肩　　　　　　　　　E. 翼状肩

2. 参与颈丛组成的是（　　　）

　　A. 第1~4颈神经　　　　　B. 第2~5颈神经前支　　　C. 第2~5颈神经后支

　　D. 第1~4颈神经前支　　　E. 第1~4颈神经后支

3. 支配肱二头肌的神经是（　　　）

　　A. 尺神经　　　　　　　　B. 桡神经　　　　　　　　C. 肌皮神经

　　D. 正中神经　　　　　　　E. 腋神经

4. 脊神经的性质是（　　　）

　　A. 运动性　　　　　　　　B. 感觉性　　　　　　　　C. 躯体运动性

　　D. 内脏感觉性　　　　　　E. 混合性

5. 脊神经前根（　　　）

　　A. 由躯体运动纤维构成　　B. 属混合性　　　　　　　C. 神经纤维有3种

　　D. 神经纤维有两种　　　　E. 神经纤维有一种

6. 脊神经后根的神经纤维来自（　　　）

　　A. 后角固有核　　　　　　B. 中间内侧核　　　　　　C. 脊神经节周围突

　　D. 脊神经节中枢突　　　　E. 交感神经节前纤维

7. 脊神经节的组成（　　　）

　　A. 由假单极神经元胞体聚集而成

　　B. 由双极神经元胞体聚集而成

　　C. 位于椎孔内

　　D. 位于硬膜外腔

　　E. 发出纤维参与组成前根

8. 属于颈丛的分支是（　　　）

　　A. 脊神经后支　　　　　　B. 枕大神经　　　　　　　C. 枕小神经

　　D. 肌皮神经　　　　　　　E. 脊膜支

9. 关于枕大、小神经的描述，正确的是（　　　）

　　A. 均由脊神经后支组成　　B. 均由脊神经前支组成

　　C. 均为皮支　　　　　　　D. 均属混合性神经

　　E. 均为肌支

10. 关于脊神经分支的描述，正确的是（　　　）

　　A. 脊神经的前支粗大　　　　　　　　B. 脊神经后支比前支粗大

　　C. 腰神经前支仍保持节段性　　　　　D. 颈神经前支仍保持节段性

　　E. 所有的分支均为混合性

11. 关于膈神经的描述，正确的是（　　　）

　　A. 属运动性神经　　　　　　　　　　B. 属于感觉性神经

　　C. 来自第3～5颈神经前支的纤维　　　D. 行经肺根后方

　　E. 穿膈的食管裂孔

12. 起于臂丛内、外侧束的神经是（　　　）

　　A. 肌皮神经　　　　　　　B. 胸长神经　　　　　　　C. 尺神经

　　D. 腋神经　　　　　　　　E. 正中神经

13. 关于肌皮神经的描述，正确的是（　　　）

　　A. 支配臂肌　　　　　　　B. 支配前臂肌　　　　　　C. 支配臂前群肌

　　D. 起自内侧束　　　　　　E. 起自后束

14. 关于尺神经的描述，正确的是（　　　）

　　A. 穿过腕管　　　　　　　　　　　　B. 发自臂丛内侧束

　　C. 支配桡、尺侧腕屈肌　　　　　　　D. 支配指浅屈肌尺侧半

　　E. 支配指浅屈肌桡侧半

15. 关于胫神经的描述，正确的是（　　　）

　　A. 是骶丛的直接分支　　　　　　　　B. 肌支分布于小腿肌外侧群

　　C. 肌支分布于小腿肌前群　　　　　　D. 损伤后出现"马蹄内翻足"

　　E. 损伤后出现"钩状足"

16. 关于滑车神经的描述，正确的是（　　　）

　　A. 纤维发自滑车神经核　　　　　　　B. 此神经由中脑腹侧出脑

　　C. 途中经由岩上窦　　　　　　　　　D. 经眶下裂入眶

　　E. 支配下斜肌

17. 舌前2/3味觉纤维来自（　　　）

　　A. 舌咽神经　　　　　　　B. 舌下神经　　　　　　　C. 舌神经

　　D. 下牙槽神经　　　　　　E. 鼓索

18. 关于上颌神经的描述，正确的是（　　　）

　　A. 属于混合神经　　　　　B. 属于感觉神经　　　　　C. 属于运动神经

　　D. 经卵圆孔出颅　　　　　E. 经眶上裂入眶

19. 支配股二头肌的神经是（　　　）

　　A. 股神经　　　　　　　　B. 闭孔神经　　　　　　　C. 坐骨神经

　　D. 腓总神经　　　　　　　E. 胫神经

20. 腋神经支配（　　）

    A. 大圆肌　　　　　　　　　　B. 三角肌　　　　　　　　C. 背阔肌

    D. 肱三头肌　　　　　　　　　E. 肱桡肌

21. 出现"猿手"可能是损伤了（　　）

    A. 桡神经　　　　　　　　　　B. 正中神经　　　　　　　C. 尺神经

    D. 肌皮神经　　　　　　　　　E. 腋神经

22. 第一对颈神经的穿出部位是（　　）

    A. 寰椎与枕骨之间　　　　　　B. 经寰椎下方的椎间孔

    C. 经第一椎间孔　　　　　　　D. 经第2椎体下方的椎间孔

    E. 以上都不对

23. 不属于臂丛的神经为（　　）

    A. 尺神经　　　　　　　　　　B. 桡神经　　　　　　　　C. 膈神经

    D. 肌皮神经　　　　　　　　　E. 胸长神经

24. 肱骨中部骨折时易损伤（　　）

    A. 正中神经　　　　　　　　　B. 腋神经　　　　　　　　C. 桡神经

    D. 尺神经　　　　　　　　　　E. 肌皮神经

25. 脐周围的感觉神经来自（　　）

    A. 第8肋间神经　　　　　　　B. 第6肋间神经　　　　　C. 第4肋间神经

    D. 第10肋间神经　　　　　　　E. 第12肋间神经

26. 支配股四头肌的神经为（　　）

    A. 坐骨神经　　　　　　　　　B. 闭孔神经　　　　　　　C. 股神经

    D. 腓总神经　　　　　　　　　E. 腓总神经

27. 支配小腿三头肌的神经为（　　）

    A. 坐骨神经　　　　　　　　　B. 腓总神经　　　　　　　C. 胫神经

    D. 股神经　　　　　　　　　　E. 闭孔神经

28. 上牙痛时的传入神经是（　　）

    A. 眼神经　　　　　　　　　　B. 上颌神经　　　　　　　C. 下颌神经

    D. 舌下神经　　　　　　　　　E. 面神经

29. 面神经的作用为（　　）

    A. 支配咀嚼肌　　　　　　　　B. 支配舌肌

    C. 支配腮腺的分泌　　　　　　D. 支配舌下腺的分泌

    E. 支配胸锁乳突肌

30. 不含有副交感纤维的神经为（　　）

    A. 动眼神经　　　　　　　　　B. 三叉神经　　　　　　　C. 面神经

    D. 舌咽神经　　　　　　　　　E. 迷走神经

31. 不受迷走神经支配的器官为（　　　）

    A. 肝　　　　　　　　　　　B. 胃　　　　　　　　　　C. 乙状结肠

    D. 横结肠　　　　　　　　　E. 空肠

32. 瞳孔散大由于损伤了（　　　）

    A. 眼神经　　　　　　　　　B. 视神经　　　　　　　　C. 动眼神经

    D. 交感神经　　　　　　　　E. 面神经

33. 人体内最大的副交感神经为（　　　）

    A. 膈神经　　　　　　　　　B. 面神经　　　　　　　　C. 胸神经

    D. 迷走神经　　　　　　　　E. 动眼神经

34. 内脏神经不支配（　　　）

    A. 平滑肌　　　　　　　　　B. 心肌　　　　　　　　　C. 骨骼肌

    D. 胃腺　　　　　　　　　　E. 汗腺

三、多项选择题（有两个或两个以上正确答案）

1. 关于膈神经的描述，正确的是（　　　）

    A. 属于混合神经　　　　　　　　B. 来自第1～4颈神经前支

    C. 运动纤维主要支配膈肌　　　　D. 左膈神经还分布于脾

    E. 右膈神经分布于肝

2. 关于颈丛的说法，正确的是（　　　）

    A. 由第1～4颈神经的皮支组成　　B. 位于胸锁乳突肌上部深面

    C. 发出膈神经　　　　　　　　　D. 发出喉返神经

    E. 发出锁骨下神经

3. 关于臂丛的说法，正确的是（　　　）

    A. 由第5～8颈神经前支和第1胸神经前支大部分组成

    B. 在腋腔内形成3个束　　　　　C. 内、外侧束发出正中神经

    D. 外侧束发出尺神经　　　　　　E. 其内侧束发出桡神经

4. 股神经损伤可出现（　　　）

    A. 屈髋无力　　　　　　　　B. 上楼困难　　　　　　C. 膝反射消失

    D. 大腿不能内收　　　　　　E. 小腿外侧皮肤感觉障碍

5. 关于坐骨神经的描述，正确的是（　　　）

    A. 是全身最粗大的神经　　　　　B. 由梨状肌下孔穿出

    C. 发出胫神经和腓总神经　　　　D. 行经大转子与坐骨结节间的连线的中点

    E. 是腰丛的分支

6. 关于腓总神经的说法，正确的是（　　　）

    A. 腓深神经支配腓骨长、短肌　　B. 腓深神经支配小腿后群肌

    C. 起自坐骨神经　　　　　　　　D. 损伤后出现"马蹄内翻足"

    E. 主要分支有腓深、浅神经

7. 关于喉返神经的说法，正确的是（　　　）

　　A. 发自迷走神经颈段

　　B. 发自迷走神经胸段

　　C. 是喉肌的主要运动神经

　　D. 感觉纤维分布到声门裂以上的喉黏膜

　　E. 自咽下缩肌下缘以上的一段又称为喉下神经

8. 关于副神经的说法正确的是（　　　）

　　A. 为运动神经　　　　　　　　　　　　B. 由脑根和脊髓根2部分组成

　　C. 脊髓根经枕骨大孔入颅　　　　　　　D. 脊髓根支配胸锁乳突肌和斜方肌

　　E. 脑根起于疑核

9. 关于舌下神经的说法，正确的是（　　　）

　　A. 起于舌下神经核　　　　　　　　　　B. 纤维从延髓后外侧沟出脑

　　C. 支配同侧全部舌肌　　　　　　　　　D. 受双侧皮质核束控制

　　E. 受对侧皮质核束控制

10. 内脏运动神经低级中枢包括（　　　）

　　A. 胸髓的第1节（或颈髓第8节）～腰髓第3节（或腰髓第2节）侧角的中间外侧核

　　B. 脑干副交感神经核

　　C. 骶髓第2～4节内的骶副交感核

　　D. 下丘脑前部

　　E. 下丘脑后部

11. 关于脊神经的说法，正确的是（　　　）

　　A. 前支为运动性、前根为运动性　　　　B. 后根为运动性、前根为运动性

　　C. 后支为混合性、后根为感觉性　　　　D. 前支为混合性、前根为运动性

　　E. 后根为感觉性、前根为运动性

12. 分布到三大唾液腺的副交感纤维来自（　　　）

　　A. 迷走神经　　　　　　　　B. 舌咽神经　　　　　　　　C. 面神经

　　D. 副神经　　　　　　　　　E. 动眼神经

四、填空题

1. 脊神经由运动性的 _____ 和感觉性的 _____ 合成。

2. 脊神经共31对，包括 _____ 对颈神经， _____ 对胸神经， _____ 对腰神经， _____ 对骶神经和 _____ 对尾神经。

3. 脊神经是混合性神经，其中包括 _____ 、 _____ 、 _____ 和 _____ 4种纤维成分。

4. 脊神经前支构成的神经丛有 _____ 、 _____ 、 _____ 和 _____ 4组。

5. 分布到胸骨角平面的神经是 _____ ；分布到乳头平面的神经是 _____ ；分布到脐平面的神经是 _____ 。

6. 临床上常见的"马蹄内翻足"是由腓骨颈处的 _____ 损伤引起的。

7. 混合性的脑神经有 _____ 、 _____ 、 _____ 、 _____ 。

8. 使眼球运动的神经有 _____ 、 _____ 、 _____ 。

9. 三叉神经的3个主要分支有 _____ 、 _____ 、 _____ ；其中支配咀嚼肌运动的为 _____ 。

10. 交感神经的低级中枢位于 _____ ；副交感神经的低级中枢位于脑干的 _____ 核和脊髓的 _____ 节的 _____ 。

五、问答题

1. 简述颈丛的组成、位置及主要分支。

2. 简述臂丛的组成、位置及主要分支。

3. 简述膈神经的起止、行径、分支和分布。

4. 简述肱骨中段骨折会出现何症状？试述其原因。

5. 简述梨状肌上、下孔分别有哪些神经通过？

6. 简述坐骨神经可分为哪几支？损伤后各有何症状？

7. 试述分布于舌的神经的名称、性质、分布范围。

8. 试述分布于眼的神经的名称、性质、分布范围。

9. 交感神经与副交感神经有何区别？

第十五章　神经系统的传导通路

【目的要求】

（1）掌握躯干、四肢本体感觉传导通路的组成，各级神经元胞体所在的部位，纤维束在中枢内的位置及向大脑皮质的投射。

（2）掌握头面部、躯干、四肢的痛觉和温觉传导通路的组成，各级神经元胞体所在部位，纤维束在中枢内的位置及向大脑皮质的投射。

（3）掌握视觉传导通路组成、向大脑皮质的投射，以及瞳孔对光反射通路。

（4）掌握锥体系的组成、行径、交叉及对各运动核的支配情况。

（5）熟悉听觉传导通路。

（6）熟悉锥体外系的组成、纤维联系和功能。

（7）了解非意识性本体感觉向小脑的投射。

（8）了解头面部、躯干、四肢粗触觉传导通路。

神经系统对人体各器官、系统的控制和调整是复杂的，但其活动的基本方式是反射。起于各种感受器的冲动，经周围神经传入中枢后，通过几次中继，最后到达大脑或其他高位中枢的传导通路称为感觉（上行、传入）传导通路。由大脑皮质或皮质下中枢发出纤维，直接或经中继后终止于运动神经元而影响骨骼肌活动的传导通路称为运动（下行、传出）传导通路。

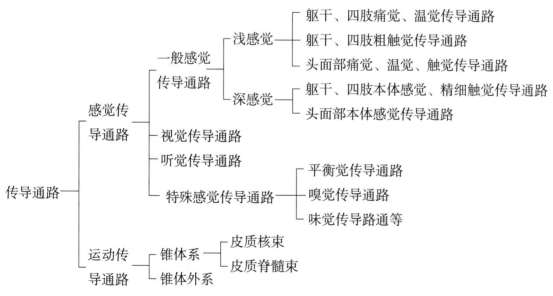

1.感觉传导通路

一般由3级神经元组成。第1级神经元一般位于脊神经节或脑神经节，第2级神经元一般位于脊髓或脑干，第3级一般位于间脑，最后分别投射到大脑皮质各感觉中枢。在传导通路中，第2级纤维在脊髓或脑干内有一次越边（交叉），第3级纤维都通过内囊，然后上传。

（1）躯干、四肢的本体感觉及精细触觉传导通路：

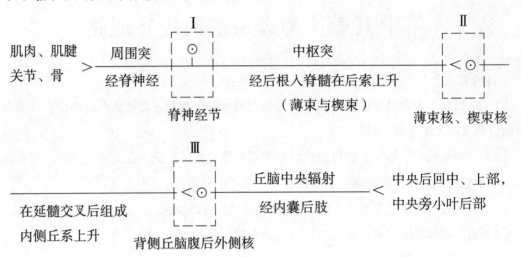

（2）躯干、四肢的痛觉、温觉、粗触觉传导通路：

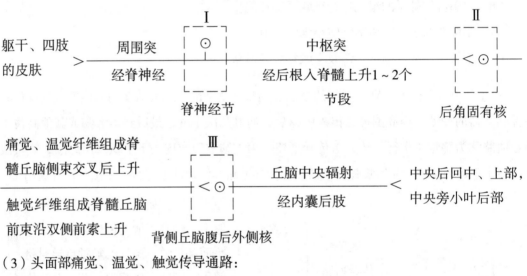

（3）头面部痛觉、温觉、触觉传导通路：

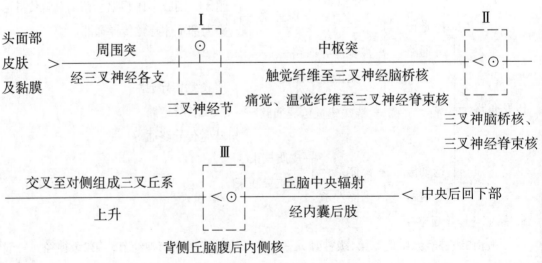

（4）视觉传导通路：

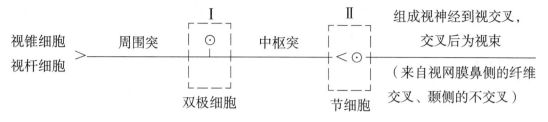

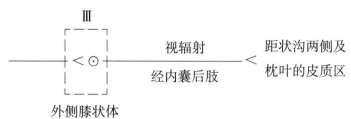

瞳孔对光反射通路：视网膜→视神经→视交叉→两侧视束→上丘臂→顶盖前区→两侧动眼神经副核→动眼神经→睫状神经节→节后纤维→瞳孔括约肌收缩→两侧瞳孔缩小。

视觉传导通路上不同部位损伤时有不同表现（表15-1）。

表15-1　视觉传导通路损伤的表现

损伤部位		表现
一侧视神经受损		患眼视野全盲
视交叉中间部交叉纤维全部受损		双眼颞侧视野偏盲
视交叉外侧部	不交叉的纤维全部受损	双眼鼻侧视野偏盲
	一侧不交叉纤维受损	同侧眼的鼻侧视野偏盲
一侧的视束、外侧膝状体、视辐射或视皮质区受损		双眼视野同向性偏盲，即患侧眼的鼻侧视野、对侧眼的颞侧视野偏盲

（5）听觉传导通路：

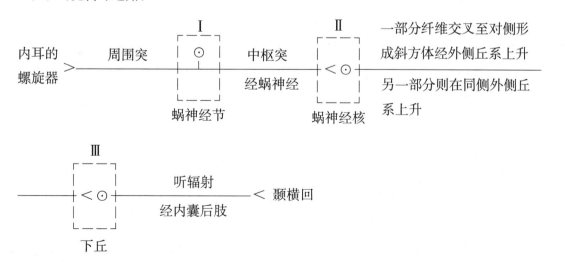

2.运动传导通路　包括锥体系和锥体外系。

锥体系由上、下2级运动神经元组成。上运动神经元的胞体在大脑皮质运动中枢，其轴突组成皮质核束和皮质脊髓束，通过内囊下行，在下行过程中，有一次越边（交叉）；下运动神经元的胞体由脑干的躯体运动核或脊髓前角运动细胞。

锥体外系由多个神经元组成，其中纹状体和小脑为重要的组成部分。

（1）锥体系：

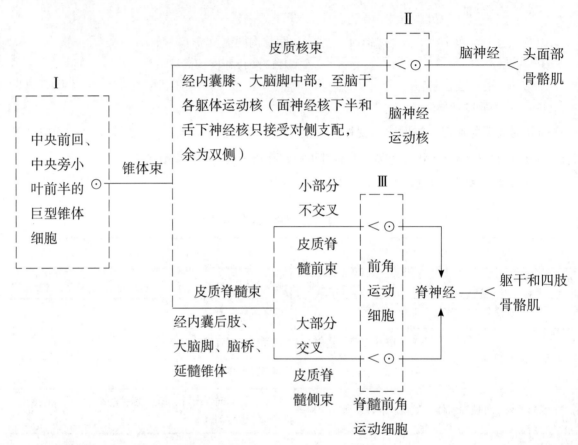

锥体系不同部位损伤的表现不同（表15-2）。

表15-2　锥体系损伤的表现

受损部位	瘫痪影响	上运动神经元	下运动神经元
四肢部	瘫痪特点	痉挛性（硬瘫）	弛缓性（软瘫）
	肌张力	增高	降低
	腱反射	亢进	减弱或消失
	病理反射	出现（阳性）	不出现（阴性）
	早期肌萎缩	不明显	明显
面肌		病灶对侧面下部肌瘫痪（瘫痪侧鼻唇沟变浅、消失、口角低垂、唾液流出、嘴歪向患侧）	（以面神经核下瘫为例）患侧面肌全部瘫痪，除面下部特征外，还有额纹消失、不能闭目等面上部肌瘫痪表现
舌肌		病灶对侧舌肌瘫痪（伸舌时舌尖偏向健侧）	同侧舌肌瘫痪，伸舌时舌尖偏向患侧

（2）锥体外系：锥体外系是锥体系以外支配骨骼肌活动的传导通路总称，起源于广泛的大脑皮质锥体外运动中枢。包括大脑皮质、纹状体、背侧丘脑、底丘脑、中脑顶盖、红核、黑质、脑桥核、前庭核、小脑和脑干网状结构等，多次换元后达脊髓，以控制脊髓的运动神经元。正常情况下，它和锥体系的活动是协调一致的。其功能为调节肌张力、协调肌群运动、维持体态姿势、协调锥体进行精细的随意运动。

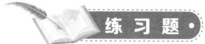

练习题

一、名词解释

1. 上运动神经元

2. 下运动神经元

二、单项选择题（只有一个正确答案）

1. 视觉传导通路中的第3级神经元是（ ）

A. 视网膜双极细胞   B. 视网膜视细胞   C. 视网膜节细胞

D. 外侧膝状体神经元细胞   E. 内侧膝状体

2. 与瞳孔对光反射有关的是（ ）

A. 瞳孔开大肌   B. 瞳孔括约肌   C. 眼神经

D. 距状沟上下皮质   E. 眼外肌

3. 视辐射是由下列何结构发出的纤维组成？（ ）

A. 内侧膝状体   B. 外侧膝状体   C. 视神经

D. 双极细胞   E. 视网膜

4. 听觉传导通路中的第3级神经元位于（ ）

A. 上丘   B. 内侧膝状体   C. 下丘

D. 蜗神经节   E. 脊髓前角

5. 躯干、四肢浅感觉传导通路的第三级神经元胞体在（ ）

A. 底丘脑核   B. 背侧丘脑腹后外侧核   C. 腹前核

D. 外侧膝状体   E. 背侧丘脑腹后内侧核

6. 不属于下运动神经元损伤表现的是（ ）

A. 深反射消失   B. 不出现病理反射   C. 肌张力降低

D. 浅反射消失   E. 肌张力增加

7. 一侧视神经损伤时（ ）

A. 光照患侧瞳孔，患侧瞳孔对光反射存在

B. 光照健侧瞳孔，患侧瞳孔对光反射不存在

C. 光照患侧瞳孔，两侧瞳孔对光反射均存在

D. 光照健侧瞳孔，两侧瞳孔对光反射均存在

E. 光照两侧瞳孔，两侧对光反射均不存在

8.一侧动眼神经损伤时（　　　）

　　A.光照患侧瞳孔，患侧对光反射存在

　　B.光照健侧瞳孔，患侧对光反射存在

　　C.光照两侧瞳孔，患侧对光反射均不存在

　　D.光照两侧瞳孔，患侧对光反射均存在

　　E.光照两侧瞳孔，两侧对光发射均不存在

9.躯干和四肢意识性本体感觉传导通路中的第2级神经元胞体在（　　　）

　　A.薄束核和楔束核　　　　　　　B.楔束核　　　　　　　　　C.栓状核

　　D.黑质　　　　　　　　　　　　E.丘脑腹后内侧核

10.头面部触压觉的传导通路中的第2级神经元是（　　　）

　　A.三叉神经中脑核　　　　　　　B.三叉神经运动核

　　C.三叉神经脊束核、脑桥核　　　D.三叉神经节细胞

　　E.室旁核

三、多项选择题（有两个或两个以上正确答案）

1.一侧皮质核束（　　　）

　　A.支配双侧动眼神经运动核　　　B.支配一侧滑车神经核

　　C.支配双侧展神经核　　　　　　D.支配一侧面神经核上部

　　E.支配双侧疑核

2.一侧面神经下运动神经元受损时（　　　）

　　A.患侧所有面肌瘫痪　　　　　　B.额部横纹消失　　　　　　C.不能闭眼

　　D.口角歪向健侧　　　　　　　　E.鼻唇沟消失

3.属于瞳孔对光反射通路的结构有（　　　）

　　A.视网膜　　　　　　　　　　　B.上丘臂　　　　　　　　　C.顶盖前区

　　D.动眼神经　　　　　　　　　　E.睫状神经节

4.视觉传导通路中的3级神经元是（　　　）

　　A.视杆细胞　　　　　　　　　　B.视锥细胞

　　C.视网膜双极细胞　　　　　　　D.视网膜节细胞

　　E.外侧膝状体神经元细胞

四、填空题

1.躯干和四肢的浅感觉传导通路由3级神经元组成，第1级神经元位于 ＿＿＿＿＿＿ ；第2级神
　经元位于 ＿＿＿＿＿＿ 。

2.躯体和四肢的意识性本体感觉传导通路由 ＿＿＿＿＿＿ 级神经元组成，第1级神经元位
　于 ＿＿＿＿＿＿ 。

3.听觉传导通路的第2级神经元是 ＿＿＿＿＿＿ ；第3级神经元是 ＿＿＿＿＿＿ 。

4. 上运动神经元损伤时表现为肌张力 _____，深反射 _____，出现病理反射。

5. 一侧面神经损伤时表现为额纹 _____，眼不能闭，口角下垂，鼻唇沟 _____。

五、问答题

1. 试述右手示指末节腹侧皮肤触击火炉后，引起上肢反射性回缩，说明其传入路径。

2. 简述视觉传导通路。一侧视神经、视交叉中央部、视束受损后分别导致哪些视野变化（视野缺损）？

3. 躯干、四肢的精细触觉传导通路如何？

4. 简述瞳孔对光反射通路。

第十六章　脑和脊髓的被膜、血管及脑脊液循环

【目的要求】

（1）掌握脊髓被膜的形态特征，了解齿状韧带。

（2）掌握硬脑膜的特点、形成物（大脑镰、小脑幕）及硬脑膜窦。

（3）掌握脑室系统以及脑脊液的产生和循环途径。

（4）掌握脑底动脉环的组成。

（5）熟悉蛛网膜下腔和硬膜外腔与麻醉的关系。

（6）熟悉海绵窦的位置、内容物及交通。

（7）熟悉颈内动脉、椎动脉和基底动脉的行径及其主要分支（皮质支、中央支）的分布。

（8）了解其他硬脑膜窦的位置和交通，了解脑蛛网膜、蛛网膜下池、蛛网膜颗粒、软脑膜和脉络丛。

（9）了解脑的浅、深静脉的主要属支和回流情况。

（10）了解脊髓动脉和来源、分布特点，以及脊髓静脉的回流概况。

一、脑和脊髓的被膜

脑和脊髓的外面都包有3层被膜，由外向内依次为硬网膜、蛛网膜和软膜（表16-1），有保护、支持脑和脊髓的作用。

表16-1　脑和脊髓的被膜

结　　构		特　　点
脊髓	硬脊膜	上端附着于枕骨大孔周缘，下端于第2骶椎水平变细包裹终丝附于尾骨，两侧在椎间孔处续脊神经外膜
	脊髓蛛网膜	由薄而半透明的结缔组织膜构成，与软脊膜之间为蛛网膜下隙
	软脊膜	很薄，富含血管，紧贴脊髓，在脊神经前后根间形成齿状软膜韧带，附于蛛网膜及硬膜，固定脊髓
脑	硬脑膜	由2层合成，坚韧有光泽，外层的颅内骨膜兼有脑膜的作用。硬网膜与颅顶诸骨结合疏松，与颅底诸骨结合紧密
	脑蛛网膜	蛛网膜下隙与脊髓蛛网膜下隙相通，内容脑脊液
	软脑膜	紧贴脑表面的薄膜，随脑的沟回起伏，血管丰富。在脑室一定部位突入脑室，形成脉络丛，为产生脑脊液的主要结构

蛛网膜下池：蛛网膜下隙宽大部，小脑延髓池最大（穿刺部位）。

终池：脊髓下端至第2骶椎水平，蛛网膜下隙特别宽大部，内有马尾和终丝（穿刺部位）。

二、脑脊液及其循环途径

脑脊液是中枢神经系统内的一种无色透明液体，起淋巴的作用，运送营养物质至脑细胞，并带走其代谢产物。脑脊液总量约125 ml，压力为0.78～1.76 kPa（80～180 mmH₂O），产生于各脑室的脉络丛。循环途径如下：

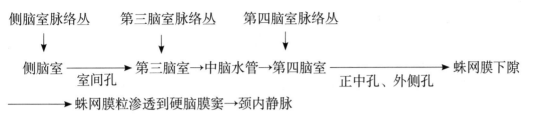

三、脑和脊髓的血管

1.脑的血管

（1）脑的动脉：脑的动脉来源于颈内动脉和椎动脉（表16-2）。

表16-2　脑的动脉分支及走行和分布

分支		走行和分布
颈内动脉	大脑前动脉	在视神经上方，向前内行，进入大脑纵裂，与对侧的同名动脉借前交通动脉相连，然后沿胼胝体上面向后行，分布于大脑半球内侧面、额叶底面，额、顶叶外侧面的上部，尾状核、豆状核前部，内囊前肢
	大脑中动脉	向外进入外侧沟内，分布于大脑半球外侧面的大部分，尾状核、豆状核、内囊膝和后肢，其分支豆状核纹状体动脉（出血动脉）出血可致中风
	脉络丛前动脉	沿视束下面向后行，经大脑脚与海马回钩之间进入向后进入侧脑室下角，终止于脉络丛，沿途分布于外侧膝状体、内囊后肢、大脑脚底的中1/3及苍白球等
	后交通动脉	在视束下面往后行，与大脑后动脉吻合，是颈内动脉系与椎-基底动脉系的吻合支
	眼动脉	伴随视神经经视神经管入眶，发出分支分布于视网膜、巩膜、脉络膜等
椎动脉	小脑下后动脉	椎动脉汇合成基底动脉前发出，分布于小脑下面后部和延髓后外侧部
	小脑下前动脉	基底动脉起始段发出，分布于小脑下面的前部
	小脑上动脉	近基底动脉末端分出，绕大脑脚向后，分布于小脑上部
	大脑后动脉	在脑桥上缘附近发出，在小脑上动脉的上方并与之平行向外，绕大脑脚向后，沿海马回钩转至颞叶和枕叶内侧面，分布于全部枕叶，颞叶的内侧面和底面，背侧丘脑，内、外侧膝状体，下丘脑、底丘脑
	迷路动脉	伴随面神经和前庭蜗神经进入内耳门，分布于内耳迷路
	脑桥动脉	为一些细小分支，分布于脑桥基底部
	脊髓前、后动脉	（见后文）

大脑动脉环由前交通动脉、大脑前动脉、颈内动脉、后交通动脉和大脑后动脉互相连通组成，又叫Willis环或脑底动脉环。它在调整脑的血液供应和脑的侧副循环上起重要作用。

（2）脑的静脉：脑的静脉没有完整的静脉瓣，一般不与动脉伴行，分为深、浅2种。

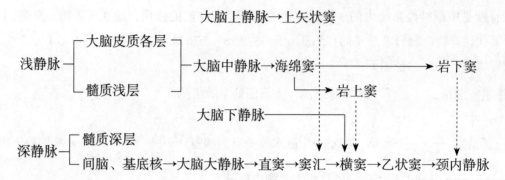

2.脊髓的血管

（1）脊髓的动脉：脊髓前动脉（1条）、脊髓后动脉（2条）和根动脉（如肋间后动脉、腰动脉、骶外侧动脉）等脊髓支。

（2）脊髓的静脉：分布情况大致和动脉相同。脊髓前、后静脉汇集脊髓内的小静脉，入硬膜外隙的椎内静脉丛。

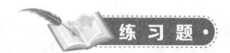

一、名词解释

1.蛛网膜下隙

2.大脑动脉环（Willis环）

3.硬膜外隙

4.脉络丛

5.蛛网膜颗粒

二、单项选择题（只有一个正确答案）

1.脊髓的被膜由内向外依次为（　　　）

　　A.硬脊膜、软脊膜、蛛网膜　　　　　　B.软脊膜、硬脊膜、蛛网膜

　　C.软脊膜、蛛网膜、硬脊膜　　　　　　D.蛛网膜、软脊膜、硬脊膜

　　E.以上均不是

2.关于硬膜外隙的说法，错误的是（　　　）

　　A.有脊神经根通过　　　　　　B.呈负压状态　　　　　　C.与颅内相通

　　D.内含静脉丛　　　　　　E.与脑脊液循环无关

3.硬脑膜构成的结构不包括（　　　）

　　A.大脑镰　　　　　　B.小脑幕　　　　　　C.鞍膈

　　D.硬脑膜窦　　　　　　E.胼胝体

4.经过海绵窦内的结构是（　　　）

　　A.嗅神经　　　　　　B.视神经　　　　　　C.展神经

　　D.舌下神经　　　　　　E.面神经

5. 关于硬脑膜的描述，正确的是（　　　）

　　A. 颅顶骨折出血时，血液易向颅内扩散

　　B. 脑和脊髓的硬膜外隙互通

　　C. 硬脑膜的内层伸入两大脑半球之间形成大脑镰

　　D. 硬脑膜与颅底骨之间容易分开

　　E. 以上都不正确

6. 关于蛛网膜的描述，错误的是（　　　）

　　A. 位于脑和脊髓的硬膜和软膜之间　　　　B. 薄而透明，柔软并富有弹性

　　C. 有血管和神经分布　　　　　　　　　　D. 蛛网膜与软脑膜之间的间隙为蛛网膜下隙

　　E. 脑蛛网膜突入硬脑膜窦内形成蛛网膜粒

7. 营养脑的血管是（　　　）

　　A. 椎动脉和颈内动脉　　　　　　　　　　B. 颈内动脉和颈外动脉

　　C. 椎动脉和颈外动脉　　　　　　　　　　D. 锁骨下动脉和椎动脉

　　E. 冠状动脉

8. 颈内动脉主要供应（　　　）

　　A. 小脑　　　　　　　　　　B. 大脑半球前2 / 3　　　　　　C. 间脑

　　D. 脑干　　　　　　　　　　E. 以上均不是

9. 脊髓的血供来源不包括（　　　）

　　A. 脊髓前动脉　　　　　　　B. 节段性动脉　　　　　　　　C. 腰动脉

　　D. 脊髓后动脉　　　　　　　E. 前交通动脉

10. 硬膜外隙位于（　　　）

　　A. 硬脊膜与软脊膜之间　　　　　　　　　B. 硬脊膜与蛛网膜之间

　　C. 硬脊膜与椎管内面的骨膜之间　　　　　D. 硬脊膜与椎骨间

　　E. 软脑膜与软脊膜之间

11. 有关硬膜下隙的描述，正确的是（　　　）

　　A. 位于硬脊膜与蛛网膜之间　　　　　　　B. 位于蛛网膜与软脊膜之间

　　C. 位于硬脊膜的外面　　　　　　　　　　D. 在蛛网膜的内面

　　E. 硬脑膜与硬脊膜之间

12. 临床上进行腰穿是将针头刺入（　　　）

　　A. 硬膜外隙　　　　　　　　B. 硬膜下隙　　　　　　　　　C. 蛛网膜下隙

　　D. 马尾　　　　　　　　　　E. 以上都不对

13. 脑脊液循环途径中不经过（　　　）

　　A. 硬膜外隙　　　　　　　　B. 蛛网膜下隙　　　　　　　　C. 蛛网膜粒

　　D. 第三脑室　　　　　　　　E. 第四脑室

14. 硬脑膜与颅骨之间的关系是（　　　）

　　A. 硬脑膜位于颅骨的外面

　　B. 硬脑膜即是颅骨骨内膜

　　C. 颅底骨折时硬脑膜易撕裂而致脑脊液外漏

　　D. 硬脑膜与颅盖骨连接紧密

　　E. 硬脑膜包裹颅骨的内板及外板

15. 直接汇入颈内静脉的结构是（　　）

  A. 横窦　　　　　　　　　　　B. 乙状窦　　　　　　　　C. 直窦

  D. 上矢状窦　　　　　　　　　E. 下矢状窦

16. 基底动脉的分支不包括（　　）

  A. 大脑后动脉　　　　　　　　B. 大脑中动脉　　　　　　C. 小脑上动脉

  D. 迷路动脉　　　　　　　　　E. 小脑下前动脉

17. 对大脑中动脉的描述，错误的是（　　）

  A. 可视为颈内动脉的直接延续

  B. 营养大脑半球上外侧面顶枕沟以前的大部分和岛叶

  C. 翼点内面有脑膜中动脉前支走行

  D. 其分支豆纹动脉又名"易出血动脉"

  E. 由眼动脉直接分出的小支

18. 脑脊液的产生部位在（　　）

  A. 颈内动脉　　　　　　　　　B. 脉络丛　　　　　　　　C. 上矢状窦

  D. 颈内静脉　　　　　　　　　E. 蛛网膜

三、多项选择题（有两个或两个以上正确答案）

1. 关于硬膜外隙的说法，正确的是（　　）

  A. 位于硬脊膜与椎管内面的骨膜之间　　B. 内有脂肪、淋巴管、静脉丛

  C. 硬膜外隙为负压　　　　　　　　　　D. 硬膜外隙为正压

  E. 内含脑脊液

2. 海绵窦内穿过的神经有（　　）

  A. 展神经　　　　　　　　　　B. 动眼神经　　　　　　　C. 滑车神经

  D. 眼神经　　　　　　　　　　E. 上颌神经

3. 关于脑脊液的描述，正确的是（　　）

  A. 只循环于脑室内　　　　　　　　　　B. 相当于外周组织中的淋巴

  C. 有维持颅内压的作用　　　　　　　　D. 最后回流入颈内静脉

  E. 为无色清亮的液体

4. 参与构成大脑动脉环的结构是（　　）

  A. 大脑前动脉　　　　　　　　B. 大脑后动脉　　　　　　C. 大脑中动脉

  D. 前交通动脉　　　　　　　　E. 后交通动脉

5. 脊髓的蛛网膜下隙内含有（　　）

  A. 血管　　　　　　　　　　　B. 蛛网膜颗粒　　　　　　C. 脑脊液

  D. 脊神经根　　　　　　　　　E. 淋巴管

6. 关于蛛网膜下隙的说法，正确的是（　　）

  A. 与第四脑室相通　　　　　　　　　　B. 脑和脊髓的蛛网膜下隙相通

  C. 小脑延髓池属蛛网膜下隙的一部分　　D. 其内循环着脑脊液

  E. 有脊神经通过

7. 关于硬脑膜窦的说法，正确的是（ ）

A. 下矢状窦直接注入窦汇 　　B. 海绵窦位于蝶鞍两侧

C. 海绵窦内有上颌神经通过 　　D. 窦汇是上矢状窦、直窦、横窦的交汇处

E. 直窦向后连于窦汇

8. 颈内动脉的分支包括（ ）

A. 眼动脉 　　　　B. 大脑前动脉 　　　　C. 大脑中动脉

D. 大脑后动脉 　　E. 脉络丛前动脉

四、填空题

1. 脑脊液由 _____ 产生，自侧脑室经室间孔进入 _____。

2. 脑的动脉来源于 _____ 和 _____。

3. 脑和脊髓被膜自内向外分别为 _____、_____ 和硬膜3层。

4. 蛛网膜下腔是 _____ 和 _____ 之间的腔隙，内含脑脊液。

5. 脊髓的硬膜外腔是 _____ 和 _____ 之间的间隙，临床上常在此施行硬膜外麻醉。

五、问答题

1. 腰椎穿刺经何处最适宜？做硬膜外隙麻醉和腰穿麻醉在解剖学上有何不同？

2. 硬脑膜形成的结构有哪些？硬脑膜窦有何结构特点？

3. 脑和脊髓的被膜由内向外有哪几层？做硬膜外麻醉时，麻醉药注入何处？药液是否会直接进入颅腔？

4. 大脑动脉环由哪些动脉形成？它位于何处？有何功能意义？

5. 试述脑脊液的产生、循环和回流。

第六篇　内分泌系统

第十七章　内分泌腺

【目的要求】

（1）掌握甲状腺、甲状旁腺、胸腺、肾上腺、松果体的形态、位置。

（2）熟悉脑垂体的分部。

一、概述

内分泌系统是神经系统以外的另一重要调节系统，由身体不同部位和不同构造的内分泌腺和内分泌组织构成。

二、内分泌腺

各内分泌腺的位置、形态和主要功能如下（表17-1）。

表17-1　内分泌腺的位置、形态和主要功能

内分泌腺	位　置	形　态	主要功能
甲状腺	颈前部，喉下部和气管上部侧面	"H"形，侧叶略呈锥体形，棕红色	促进机体新陈代谢，维持正常生长发育
甲状旁腺	甲状腺侧叶后面	黄豆大小的扁椭圆形小体，棕黄色	调节钙磷代谢，维持血钙平衡
肾上腺	肾上方	左侧半月形，右侧三角形	皮质调节水盐、糖、蛋白质代谢平衡；髓质分泌物作用于心肌和小动脉平滑肌
胸腺	上纵隔前部，胸骨柄后方	扁条状，分为2叶	促进T淋巴细胞成熟，并提高其免疫力
垂体	垂体窝内	椭圆形，灰红色	分泌多种激素，促进机体生长，并影响其他内分泌腺活动
松果体	丘脑后上方	椭圆形小体，灰红色	抑制幼年期性成熟
胰岛	散布于胰各部	细胞团，形态不定，大小不等	胰岛素，控制碳水化合物的代谢
睾丸间质细胞	睾丸内		促进性腺发育及第二性征出现
卵泡及黄体	卵巢内		促进生殖器官生长及第二性征出现等

练习题

一、名词解释

1. 内分泌系统

2. 激素

二、单项选择题（只有一个正确答案）

1. 关于内分泌腺的描述，错误的是（　　　）

　　A. 内分泌腺无导管　　　　　　　　B. 合成和分泌激素

　　C. 内分泌腺可分为两大类　　　　　D. 内分泌腺与外分泌腺完全不同

　　E. 垂体不属于内分泌腺

2. 不属于内分泌腺的是（　　　）

　　A. 垂体　　　　　　　　　　B. 松果体　　　　　　　　C. 甲状腺

　　D. 肾上腺　　　　　　　　　E. 十二指肠

3. 成人的"脑砂"是（　　　）

　　A. 退化的松果体　　　　　　B. 松果体　　　　　　　　C. 垂体

　　D. 甲状腺　　　　　　　　　E. 甲状旁腺

4. 垂体后叶由下列何项构成？（　　　）

　　A. 腺垂体和神经垂体　　　　　　　B. 中间部和神经部

　　C. 远侧部和结节部　　　　　　　　D. 中间部和腺垂体

　　E. 神经和神经垂体

5. 产生雄性激素和精细胞的器官是（　　　）

　　A. 卵巢　　　　　　　　　　B. 睾丸　　　　　　　　　C. 前列腺

　　D. 精囊腺　　　　　　　　　E. 前庭大腺

6. 腺垂体不分泌（　　　）

　　A. 生长激素　　　　　　　　B. 催乳素　　　　　　　　C. 催产素

　　D. 黑色素细胞刺激素　　　　E. 促甲状腺激素

7. 垂体位于（　　　）

　　A. 颅底的枕骨大孔两侧　　　　　　B. 颅底的外面　　　　　C. 第三脑室内

　　D. 小脑延髓池内　　　　　　　　　E. 颅底蝶鞍垂体窝内

三、多项选择题（有两个或两个以上正确答案）

1. 不属于内分泌腺的是（　　　）

　　A. 前列腺　　　　　　　　　B. 附睾　　　　　　　　　C. 甲状旁腺

　　D. 精囊腺　　　　　　　　　E. 前庭大腺

2. 关于垂体的描述，正确的是（　　　）

　　A. 可分为神经垂体和腺垂体2个部分　　B. 神经垂体不合成激素　　C. 位于垂体窝内

D. 借漏斗连于下丘脑　　　　　　　　　E. 腺垂体分泌褪黑激素

3. 甲状腺从形态上分部包括（　　　）

A. 左侧叶　　　　　　　　　B. 右侧叶　　　　　　　　　C. 甲状腺峡

D. 上叶　　　　　　　　　　E. 尾状叶

4. 雌性激素的作用是（　　　）

A. 刺激子宫生长发育　　　　B. 刺激阴道生长发育　　　　C. 促进乳腺的生长发育

D. 维持男性第二性征　　　　E. 维持女性第二性征

5. 肾上腺分泌的激素包括（　　　）

A. 盐皮质激素　　　　　　　B. 糖皮质激素　　　　　　　C. 胰岛素和肾上腺素

D. 加压素和去甲肾上腺素　　E. 性激素

6. 甲状旁腺的功能是（　　　）

A. 调节内脏平滑肌的活动　　B. 影响性行为和副性特征　　C. 调节钙磷代谢

D. 降低血糖浓度　　　　　　E. 维持血钙平衡

四、填空题

1. 内分泌腺包括 _____、_____、胸腺、甲状旁腺、松果体和肾上腺。

2. 胰岛分泌 _____ 和 _____，主要调节 _____。

3. 胰岛分泌不足则患 _____；卵巢分泌的激素为 _____，可维持女性的第二性征。

4. 卵巢产生的 _____ 与男性睾丸产生的 _____ 结合是人类生殖的物质基础。

5. 甲状腺分泌 _____，主要调节机体 _____。

五、问答题

1. 试述甲状腺的位置、分叶。

2. 描述垂体的位置及分部。

练习题参考答案

绪 论

一、名词解释

解剖学姿势：也称为标准姿势，指身体直立，面向前，双眼平视正前方，上肢自然下垂于躯干两侧，下肢并拢，手掌和足尖向前，这是描述人体结构器官方位的前提。

二、单项选择题

1. C　2. C　3. C　4. D　5. E　6. D

三、多项选择题

1. ABCDE　2. ABCD　3. CD　4. AB
5. ABCDE

第一篇　运动系统

第一章　骨

一、名词解释

1. 椎间孔：由相邻椎弓根的椎上、椎下切迹围成，有脊神经和血管通过。

2. 骨膜：由纤维结缔组织构成，被覆于关节面以外的骨表面，含有丰富的血管、神经和淋巴管，对骨的营养、生长和感觉有重要作用。

3. 骨髓：充填于骨髓腔和骨松质间隙内，分为红骨髓和黄骨髓两种。

4. 椎孔：椎骨的椎体和椎弓围成的结构。

5. 椎管：所有的椎孔连在一起构成了椎管，里面有脊髓通过。

6. 骶管裂孔：椎管下端的裂孔，裂孔两侧有向下突起的骶角，是骶管麻醉穿刺的体表标志。

7. 胸骨角：胸骨柄与胸骨体连接处微向前凸称为胸骨角，其两侧平对第2肋，向后平对第4胸椎体下缘，是计数肋的重要标志。

8. 翼点：在颅的侧面，额骨、顶骨、颞骨、蝶骨汇合处常形成"H"形的缝，称为翼点，其内有脑膜中动脉的前支通过。翼点处骨质薄弱。

二、单项选择题

1. B　2. C　3. B　4. C　5. D　6. D　7. E　8. D
9. D　10. B　11. D　12. D　13. D　14. C　15. C
16. C　17. B　18. C　19. B　20. B　21. A　22. C
23. B　24. D　25. C　26. C　27. D　28. A　29. B
30. D　31. C　32. E　33. C　34. A

三、多项选择题

1. BCDE　2. BCE　3. BD　4. BCD　5. BCDE
6. BD　7. BCE　8. BCE　9. DE　10. BCDE
11. BCD　12. ABCE　13. CDE　14. BCD
15. ACE　16. BCD　17. BCE　18. AE　19. AC
20. BD　21. CE　22. CE　23. CD　24. BDE
25. ACE　26. AD　27. BD　28. ABC
29. ABCDE　30. ABCE.　31. ADE　32. BCD
33. ACDE　34. ABCD　35. AB　36. CD

四、填空题

1. 骨　骨连结　骨骼肌
2. 骨干　髓腔　骺　干骺端　骺软骨　骺线
3. 骨质　骨膜　骨髓
4. 骨密质　骨松质　红骨髓　黄骨髓
5. 横突　椎动脉　椎静脉　椎体　齿突凹　隆椎　肋　横突肋
6. 胸骨柄　胸骨体　剑突　胸骨角　2

7. 脊神经　骶神经后支

8. 椎孔　椎间孔

9. 骨密质　骨松质　板障

10. 籽骨　股骨

11. 颅骨　躯干骨　附肢骨

12. 矢状缝　冠状缝

13. 胸曲　骶曲　前

14. 上颌骨　额骨　蝶骨　筛骨

五、问答题

1. 颈椎、胸椎、腰椎各有何主要特征？

答：颈椎：椎体小而椎孔较大，横突上有横突孔，第2～6颈椎棘突短而末端分叉，关节突的关节面近似水平位。第1颈椎无椎体、无棘突，呈环形，故称为寰椎，其前弓后面有齿突凹。第2颈椎椎体上有齿突，又称为枢椎。第7颈椎又称为隆椎，其棘突长，故可作为椎骨计数标志。胸椎：有肋凹和横突肋凹，棘突较长并伸向后下方，呈叠瓦状，关节突的关节面呈冠状位。腰椎：椎体较大，棘突呈方形板状，几乎水平伸向后方，关节突关节面呈矢状位。

2. 颅骨可分为哪两个部分？各部分由哪些骨组成？

答：颅骨可区分为脑颅骨和面颅骨。脑颅骨成对的有顶骨、颞骨，不成对的有枕骨、额骨、蝶骨、筛骨，共8块。面颅骨成对的有颧骨、腭骨、鼻骨、下鼻甲、上颌骨、泪骨，不成对的有犁骨、舌骨、下颌骨，共15块。

3. 颅前窝、颅后窝各有哪些主要孔裂？各通过哪些结构？

答：颅前窝：筛板上的筛孔（有嗅神经通过）。颅后窝：枕骨大孔（有脊髓和脑被膜移行处），舌下神经管内口（有舌下神经通过），内耳门（有前庭蜗神经、面神经和迷路血管通过），颈静脉孔（有颈内静脉、舌咽神经、迷走神经和副神经

通过）。

4. 颅中窝有哪些主要孔裂？各通过哪些结构？

答：颅中窝主要有视神经管、眶上裂、破裂孔、圆孔、卵圆孔和棘孔等主要孔裂。视神经管有视神经和眼动脉通过，眶上裂有动眼神经、滑车神经、展神经、眼神经和眼上静脉通过，破裂孔有颈内动脉通过，圆孔有上颌神经通过，卵圆孔有下颌神经通过，棘孔有脑膜中动脉通过。

5. 新生儿颅有哪些特征？

答：新生儿颅的脑颅大于面颅；颅顶呈五角形；有颅囟（主要是前囟、后囟）。

6. 计数肋、椎骨主要的骨性标志有哪些？

答：计数肋：胸骨角平第2肋，肩胛下角平第7肋。计数椎骨：隆椎（第7颈椎）棘突，髂嵴最高点平第3、第4腰椎棘突之间。

7. 躯干有哪些主要骨性标志？

答：胸骨角、颈静脉切迹、剑突、肋弓、第7颈椎棘突等。

8. 上肢、下肢各有哪些主要骨性标志？

答：上肢：肩峰、肩胛冈、肩胛下角、肱骨头、小结节、肱骨内上髁、肱骨外上髁、鹰嘴、尺骨头和桡骨茎突、尺骨茎突等。下肢：髂嵴、髂前上棘、坐骨结节、大转子、胫骨粗隆、腓骨头、内踝、外踝等。

9. 头部有哪些骨性标志？

答：颧弓、乳突、下颌角、枕外隆凸等。

第二章　骨连结

一、名词解释

1. 关节腔：由关节软骨与关节囊滑膜层围成的密闭腔，内含少量滑液，腔内为负压。

2. 关节囊：为纤维结缔组织构成的膜性囊，附着于关节面周围及其骨面，分为外层的纤维层和内层的滑膜层。

3. 椎间盘：连接相邻两个椎体的纤维软骨

盘，由周围部的纤维环和中央部的髓核构成。

4. 黄韧带：连接相邻两个椎弓板的韧带，由弹性纤维构成，可协助围成椎管和限制脊柱过度前屈。

5. 骨盆：由骶骨、尾骨和两侧髋骨相连接而成的骨环，骨盆借界线分为大骨盆和小骨盆两部分。

6. 足弓：跗骨和跖骨借骨连结形成的凸向上的弓。

二、单项选择题

1. C　2. B　3. D　4. B　5. D　6. B　7. A　8. E
9. C　10. C　11. D　12. B　13. C　14. C

三、多项选择题

1. ACD　2. BCD　3. ABC　4. ABDE　5. ABCD
6. ACE　7. BCD　8. ABCD　9. ABD　10. ABCD
11. AC　12. CE　13. ABCE　14. ABC　15. BCD
16. CDE　17. BDE

四、填空题

1. 关节囊　关节面　关节腔　关节唇　关节盘　韧带　负

2. 椎间盘　前纵韧带　后纵韧带

3. 灵活　关节盂　肱骨头　三　盂唇　前下

4. 肱骨下端　尺骨上端　桡骨上端　肱尺关节　肱桡关节　桡尺近侧关节　屈伸　桡侧副韧带　尺侧副韧带　桡骨环状韧带

5. 大　复杂　股骨下端　胫骨上端　髌骨　屈伸　翼状襞

6. 纤维环　髓核　后纵韧带　限制脊柱过度前屈

7. 关节盘　下颌窝及关节结节　下颌头

8. 前纵韧带　后纵韧带　黄韧带　棘上韧带　棘间韧带

9. 髂股韧带　股骨头韧带　髋臼横韧带

10. 屈　伸　收　展　旋内　旋外　环转　小

五、问答题

1. 阐述关节的基本结构。

答：基本结构有关节面、关节囊和关节腔。关节面覆有关节软骨，光滑且富有弹性，可减少运动时的冲击及摩擦。关节囊附于关节面周围及其骨面，分为纤维层（外）、滑膜层（内），滑膜层能分泌少量滑液，起润滑作用。关节腔由关节软骨和关节囊滑膜层围成的密闭的腔，腔内呈负压，可增强关节的稳固性。

2. 阐述肩关节的构成、结构特点及运动方式。

答：肩关节由肱骨头和肩胛骨关节盂构成。其结构特点是：关节盂浅小，肱骨头大，有关节盂缘；关节囊薄而松弛，故肩关节是全身运动最灵活的关节。关节外侧有喙肱韧带加强。可做屈、伸、收、展、旋内、旋外和环转运动。

3. 试述骨盆的构成、区分及女性骨盆特点。

答：骨盆由骶骨、尾骨和两侧髋骨借骨连结构成的环，以骶岬、弓状线、耻骨梳、耻骨嵴和耻骨联合上缘为界线分为大骨、小骨盆。女性骨盆外形矮而宽，上口呈椭圆形较宽大，小骨盆腔呈筒状，骨盆下口的耻骨下角也较大（90°～100°）。这些特征与分娩功能有关。

4. 阐述胸廓上口、下口各由哪些结构围成。

答：胸廓上口由胸骨柄上缘、第1肋和第1胸椎体共同构成。胸廓下口由第12胸椎体、第12肋、第11肋、肋弓和剑突围成。

5. 阐述膝关节的构成、结构特点及运动方式。

答：膝关节由股骨下端、髌骨和胫骨上端构成。关节囊松弛、薄弱，囊内有半月板及前、后交叉韧带，将关节腔分为上、下、内、外4个相交通的间隙。囊外四周均有韧带（髌韧带，胫、腓侧副韧带、腘斜韧带）加固，此外还有滑膜襞和滑膜囊。主要做屈伸运动（在上关节腔），在半屈曲状态下小腿还可做少许旋内与旋外运动（在下关节腔）。

6.试述颞下颌关节的构成及运动方式。

答：颞下颌关节又名下颌关节，由下颌骨的下颌头与颞骨的下颌窝和关节结节构成。关节囊松弛，外侧有韧带加强；关节腔内有关节盘，将关节腔分为上、下2部分。左、右侧下颌关节必须同时运动，所以它们是联动关节。下颌关节可做上提、下降、向前、向后及侧方运动。

第三章　肌学

一、名词解释

1.腹直肌鞘：由腹内外斜肌腹膜和腹横肌腱膜构成，分为前后两层，包绕腹直肌的鞘状结构。

2.腹股沟管：位于腹股沟韧带内侧1/2的上方的肌肉和韧带间的裂隙，男性有精索通过，女性有子宫圆韧带通过。

3.斜角肌间隙：位于颈根部，由前、中斜角肌与第1肋之间形成的呈三角形的间隙，内有锁骨下动脉和臂丛通过。

二、单项选择题

1.E　2.E　3.E　4.C　5.C　6.B　7.A　8.E

9.B　10.A　11.D　12.D　13.C　14.D　15.B

16.A　17.C　18.E　19.B　20.E　21.E　22.A

23.E　24.A　25.D　26.B　27.C　28.B　29.B

30.D　31.C　32.E　33.C　34.B　35.E　36.A

37.B　38.A　39.C　40.E　41.A　42.D　43.C

44.D　45.A　46.B　47.D　48.C　49.C　50.E

51.A　52.B　53.C　54.D　55.B　56.E

57.B

三、多项选择题

1.BCE　2.CDE　3.CD　4.AE　5.ABD　6.BC

7.ABCD　8.BDE　9.BC　10.ACDE　11.ABC

12.ABCE　13.BD　14.ABD　15.ACE　16.ABCDE

17.ABCDE　18.ABD　19.ABCDE

20.ABCDE　21.ABCD　22.ACE　23.BCD

24.AC　25.ABDE　26.ABCD　27.ABD

28.AC　29.AC

四、填空题

1.肌腹　肌腱

2.浅筋膜（皮下筋膜）　深筋膜（固有筋膜）

3.纤维层　滑膜层　脏层　壁层

4.主动脉裂孔　食管裂孔　腔静脉孔

5.腹外斜肌腱膜　腹内斜肌腱膜前层

6.腹内斜肌和腹横肌下缘　腹股沟韧带

7.咬肌　颞肌　翼内肌　翼外肌

8.半腱肌　半膜肌　股二头肌

9.腓肠肌　比目鱼肌

五、问答题

1.肌的辅助装置有哪些？各位于何处？有何结构特点和作用？

答：肌的辅助装置包括有筋膜（浅筋膜、深筋膜）、滑膜囊、腱鞘等。浅筋膜位于皮下，包裹全身，由疏松结缔组织构成，内含脂肪组织，浅血管、皮神经和浅淋巴管。浅筋膜有保护深部结构的作用。深筋膜位于浅筋膜的深面，由致密结缔组织构成，不仅包被全身，还深入肌和肌群之间。在四肢，深筋膜插入肌群间并附着于骨，形成肌间隔。深筋膜和肌间隔分隔包绕肌或肌群，使它们可单独运动。深筋膜还包裹血管神经束，形成血管神经鞘，具有一定的保护作用。在深筋膜的不同层次间常形成筋膜间隙，疏松、易分离，常常成为感染的扩散途径。

滑膜囊为扁平的结缔组织小囊，内含少量滑液，多位于肌腱与骨面之间，可在运动时减少两者之间的摩擦。滑膜囊可单独存在或与关节腔相通。

腱鞘是包裹在一些长肌腱表面的鞘管，多位于活动较大的部位，由纤维层（腱纤维鞘）和滑膜层（腱滑膜鞘）2部分构成。纤维层在外，由增厚的深筋膜附着于骨面构成，呈管状，对肌腱起约束作用。滑膜层位于纤维层内，呈双层套筒状，外层紧贴纤维层的内面，称为壁层；内层包裹在肌腱的表面，称为脏层。两层互相移行，形成一个密闭的滑膜腔，内含滑液，在肌腱运动时可减少其与骨面的摩擦。腱滑膜鞘脏层、壁层的移行处形成腱系膜，有营养腱的血管出入。

2. 参加咀嚼运动的肌有哪些？其作用如何？

答：主要有咬肌、颞肌、翼内肌和翼外肌。其中咬肌、颞肌、翼内肌都可上提下颌骨（闭口）；两侧翼外肌收缩可使下颌骨前伸，一侧翼外肌收缩，可使下颌骨向对侧侧方运动，颞肌后部纤维收缩可拉下颌骨向后。此外，颊肌也有协助咀嚼的作用。

3. 主要的面肌有哪些？各有何作用？

答：有枕额肌、眼轮匝肌、口轮匝肌及颊肌。枕额肌收缩时可后拉帽状腱膜，提眉，产生额纹；眼轮匝肌收缩时可闭合睑裂；口轮匝肌收缩时可关闭口裂；颊肌收缩时可使唇和颊紧贴牙齿。

4. 试述胸锁乳突肌的位置、起止和作用。

答：胸锁乳突肌位于颈侧部，起自胸骨柄和锁骨内侧端，止于颞骨乳突。一侧肌收缩可使头倾向同侧，脸转向对侧；两侧同时收缩可使头后仰。

5. 试述斜方肌的位置、起止和作用。

答：斜方肌位于项部和背上部，起自上项线、枕外隆凸、项韧带、第7颈椎和全部胸椎的棘突。上部肌束行向外下方，中部肌束水平外向，下部肌束斜向外上方，全肌止于锁骨的外侧1/3、肩峰及肩胛冈。斜方肌可使肩胛骨向脊柱靠拢，上部肌束可上提肩胛骨，下部肌束可使肩胛骨下降。肩胛骨固定时两侧斜方肌同时收缩，可使头后仰。

6. 试述胸大肌的位置、起止和作用。

答：胸大肌位于胸前壁的上部，起于锁骨内侧1/2、胸骨和上部肋软骨，止于肱骨大结节嵴。收缩时可使肩关节内收、旋内和前屈。当上肢固定时，还可引体向上，并可提肋助吸气。

7. 参与呼吸的肌有哪些？各有什么作用？

答：呼吸肌主要包括有肋间外肌、肋间内肌和膈。其中肋间外肌可提肋助吸气，肋间内肌可降肋助呼气。膈是最重要的呼吸肌，收缩时膈穹隆下降，增大胸腔容积，可助吸气；舒张时膈穹隆上升，恢复原位，胸腔容积减小，可助呼气。

8. 试述膈的位置和形态。膈上有哪几个裂孔？各有什么结构通过？

答：膈位于胸腹腔之间，构成胸腔的底和腹腔的顶。膈的肌束起自剑突后面，下位6对肋骨和肋软骨及腰椎，全部肌束均止于中央的中心腱。膈上有3个裂孔：①主动脉裂孔紧贴脊柱的前方，有主动脉和胸导管通过；②食管裂孔位于主动脉裂孔的左前方，有食管和迷走神经通过；③腔静脉裂孔位于食管裂孔的右前方，有下腔静脉通过。

9. 试述腹前外侧壁肌的位置、层次及形态结构。

答：①腹前壁肌：主要是一块腹直肌，它位于腹前外侧壁正中线的两侧，有3～4个腱划，肌表面被腹直肌鞘包裹。②腹外侧壁肌：包括有腹外斜肌、腹内斜肌和腹横肌。腹外斜肌位于腹外侧壁的浅层，肌束由外上方斜向内下方，大部分移行为腱膜。腱膜向内参与腹直肌鞘前层的组成，下缘卷曲增厚，连于髂前上棘和耻骨结节间，形成腹股沟韧带，此韧带内侧端部分腱纤维转向后下，形成腔隙韧带。在耻骨结节外上方，腱膜形成一个裂孔，称为腹股沟管浅环（腹股沟管皮下环）。腹内斜肌位于腹外斜肌深面，大部分肌束由外下方行向内上方并移行为腱膜，在腹直肌外缘腱膜分为两层，分别参与腹直肌鞘前层、后层的构成。腹横肌位于腹内斜肌的深面，肌束横行向内，移行为腱膜，参与腹直肌鞘后层的组成。腹内斜肌腱膜的下内侧部与腹横肌腱膜的下部会合，共同形成腹股沟镰，又称为联合腱。腹内斜肌及腹横肌下缘的少量肌束包绕精索入阴囊，形成提睾肌。

10. 试述三角肌的位置、起止及作用。

答：三角肌位于肩部，起于锁骨外侧段、肩峰和肩胛冈，止于肱骨的三角肌粗隆。三角肌的主要作用是使肩关节外展，其中前部肌束收缩还可使肩关节前屈和旋内，后部肌束收缩可使肩关节后伸和旋外。

11. 试述肱二头肌的位置、起止和作用。

答：肱二头肌位于臂肌前群的浅层，起端有两个头，长头起自肩胛骨关节盂，短头起自肩胛骨的喙突，两头在臂中部合并成一个肌腹，经肘关节前方下行，止于桡骨粗隆。收缩时可屈肘关节和肩关节；当前臂旋前时，可使其旋后。

12. 试述肱三头肌的位置、起止和作用。

答：肱三头肌属于臂肌的后群，位于肱骨的后面。起端有3个头，长头起自肩胛骨盂下结节，外侧头、内侧头均起自肱骨的背面，3个头会合成肌腹后，经肘关节的后方，止于尺骨鹰嘴。收缩时可伸肘关节，长头可使肩关节后伸和内收。

13. 试述臀大肌的位置、起止和作用。

答：臀大肌位于臀部浅层，起自髂骨翼的外面和骶骨的背面，经髋关节的后方，止于股骨的臀肌粗隆和髂胫束。收缩时可使髋关节后伸和旋外。

14. 试述小腿三头肌的位置、起止和作用。

答：小腿三头肌位于小腿的后面，包括浅层的腓肠肌和深层的比目鱼肌。腓肠肌以2个头分别起自股骨的内侧踝、外侧髁，比目鱼肌起自胫骨、腓骨上端的后面，3个头会合后，移行为跟腱，止于跟骨结节。收缩时可使踝关节跖屈，腓肠肌还可屈膝关节。

第二篇　内脏学

第四章　消化系统

一、名词解释

1. 上消化道：从口腔到十二指肠的结构，包括口腔、咽、食管、胃、十二指肠。

2. 下消化道：包括空肠、回肠、盲肠、阑尾、结肠、直肠、肛管、肛门。

3. 齿状线：各肛瓣边缘与肛柱下端共同围成的锯齿状环行线。齿状线上、下肠管的血管、淋巴引流、神经分布皆不相同，临床上有重要意义。

4. 咽峡：由腭垂腭帆游离缘、腭舌弓、腭咽弓及舌根共同围成的结构，是咽与口腔的通道。

5. 咽隐窝：在鼻咽部侧壁上咽鼓管圆枕与咽后壁之间的纵行深窝。

6. 梨状隐窝：在喉咽处，喉口两侧的凹陷。

7. 肝门：肝脏面的正中有肝左管、肝右管，肝固有动脉左支、右支，肝门静脉左支、右支和肝的神经、淋巴管等出入的结构。

8. 胆囊三角（Calot三角）：由肝总管、胆囊管与其上方的肝下面共同围成的三角区，三角内常有胆囊动脉通过。

9. 麦氏点：在右髂前上棘与脐的连线中、外1/3交点处，阑尾炎时此处有压痛、反跳痛。

二、单项选择题

1. A　2. C　3. B　4. D　5. E　6. D　7. B　8. B
9. B　10. C　11. B　12. C　13. C　14. D　15. C
16. A　17. A　18. A　19. D　20. C　21. D　22. C
23. D　24. A　25. D　26. C　27. C　28. D　29. C
30. B　31. B　32. D　33. A　34. B　35. A　36. A

三、多项选择题

1. BCE　2. BCE　3. CD　4. BC　5. ABCDE
6. ACD　7. ABE　8. ABCDE　9. ABCD
10. CE　11. CDE　12. DE　13. BCE

四、填空题

1. 咽鼓管咽口　咽鼓管　鼓室
2. 牙冠　牙颈　牙根　牙冠腔　牙根管
3. 贲门部　胃底部　胃体部　幽门部　幽门管　幽门窦
4. 肝总管　胆囊管　肝下面　胆囊
5. 左季肋区
6. 胆总管

五、问答题

1. 简述唾液腺名称及各腺管开口于什么部位。
   答：大唾液腺有腮腺（开口于平对上颌第2磨牙牙冠的颊黏膜上），下颌下腺（开口于舌下阜），舌下腺（大管开口于舌下阜，5～15条小管开口于舌下襞黏膜表面）。

2. 简述食管3个生理性狭窄和距中切牙的长度。
   答：第一狭窄位于食管起始部，距中切牙约15 cm；第二狭窄在左主支气管跨越食管左前方处，距中切牙约25 cm；第三狭窄在穿膈的食管裂孔处，距中切牙约40 cm。

3. 简述咽的分部及交通关系。
   答：咽分为鼻咽、口咽和喉咽。鼻咽部通过一对鼻后孔与鼻腔相交通，通过一对咽鼓管咽口、咽鼓管与中耳鼓室相通；口咽部通过咽峡通向口腔；喉咽部向下通过喉口通喉腔，向下后方通向食管。

4. 简述肝外胆道系统包括哪些结构。
   答：包括肝左管、肝右管，肝总管，胆囊和胆总管。

5. 简述结肠和盲肠有何特点。
   答：具有特征性结构：结肠带、结肠袋和肠脂垂。

6. 简述结肠的区分。
   答：分为升结肠、横结肠、降结肠和乙状结肠。

7. 分别说明进食和非进食情况下胆汁的排出途径。
   答：进食时：肝胰壶腹括约肌舒张，肝细胞产生的胆汁经肝左管、肝右管到达肝总管，与储存在胆囊内经胆囊管排出的胆汁汇合至胆总管、肝胰壶腹、十二指肠大乳头，最后到达十二指肠肠腔。
   非进食时：肝胰壶腹括约肌收缩，肝细胞产生的胆汁经肝左管、肝右管，至肝总管、胆囊管，最后到达胆囊。

第五章　呼吸系统

一、名词解释

1. 呼吸道：将气体从外界运进肺以及将肺运出体外的管道，包括鼻、咽、喉、气管和各级支气管。

2. 易出血区：鼻中隔前下部的区域，血管丰富且位置表浅，受外伤或干燥空气刺激时易破裂而出血。

3. 蝶筛隐窝：上鼻甲和蝶骨之间的隐窝。

4. 肺门：肺内侧面（纵隔面）中部的凹陷，是主支气管、肺动脉、肺静脉、淋巴管及神经等出入肺的部位。

5. 胸膜顶：又称为颈胸膜，是指壁胸膜中突出于胸廓上口平面以上，呈穹隆状覆盖肺尖上方的部分。胸膜顶伸向颈根部，高出锁骨内侧1/3上方2～3 cm。

6. 胸膜腔：脏胸膜和壁胸膜共同围成的一个封闭的潜在浆膜腔隙。

7. 纵隔：是左右纵隔胸膜间的全部器官、结构与结缔组织的总称。

二、单项选择题

1. E   2. D   3. E   4. E   5. C   6. D   7. B   8. D
9. A   10. B   11. E   12. E   13. A   14. D   15. C
16. A   17. E   18. E   19. B   20. A   21. B   22. B
23. A   24. B   25. C   26. B   27. B   28. B   29. C
30. E   31. D   32. D   33. A   34. D   35. A
36. D   37. C   38. D   39. A   40. D   41. C

三、多项选择题

1. ABC   2. ABCD   3. CE   4. CE   5. ABCDE
6. AC   7. BCDE   8. ABDE   9. ABCDE
10. BCE   11. BCE   12. ABE   13. BDE   14. ABC
15. BCDE   16. ABCE   17. CDE   18. ACDE

四、填空题

1. 鼻 咽 喉 气管 各级支气管

2. 额窦 上颌窦 蝶窦 筛窦 上颌窦 额窦 筛窦前群、中群 筛窦后群 蝶窦

3. 甲状软骨 环状软骨 会厌软骨 杓状软骨

4. 胸骨角 气管杈

5. 粗 短 直

6. 胸腔 纵隔 斜裂 水平裂

7. 胸膜顶 肋胸膜 膈胸膜 纵隔胸膜

五、问答题

1. 简述鼻旁窦的名称、位置、开口部位及功能。

答：鼻旁窦是鼻腔周围颅骨内含气空腔的总称，包括额窦、上颌窦、蝶窦和筛窦。额窦位于额骨体内，眉弓深面，开口于中鼻道；上颌窦位于上颌骨体内，开口于中鼻道；蝶窦位于蝶骨体内，开口于蝶筛隐窝；筛窦位于筛骨迷路内，前、中群开口于中鼻道，后群开口于上鼻道。鼻旁窦协助调节吸入空气的温湿度，对发音有共鸣作用。

2. 左、右主支气管各有什么特点？经气管坠入异物多进入哪个支气管？

答：右主支气管短粗，走向较为陡直；左主支气管细长，走向倾斜，所以经气管坠入的异物多进入右主支气管。

3. 试述肺的位置、形态和分叶。

答：肺位于胸腔内，膈的上方，左右两肺分居纵隔两侧。肺形似圆锥形，有一尖、一底、两面和三缘。肺尖圆钝，经胸廓上口突至颈根部，高出锁骨内侧1/3上方2～3 cm。肺底与膈相对，又称膈面，稍向上凹。外侧面（肋面）面积较大而圆凸，紧贴肋与肋间肌；内侧面（纵隔面）与纵隔相对。纵隔面中部凹陷，称为肺门，是主支气管、肺动脉、肺静脉、淋巴管及神经等出入肺的部位。出入肺门的结构，由结缔组织包绕形成肺根。肺的前缘锐利，右肺前缘近于垂直，左肺前缘下部有心切迹，切迹下方的突起称为左肺小舌。肺的下缘也较锐利，其位置可随呼吸上下移动。肺的后缘圆钝，与脊柱相邻。左肺借斜裂分为上、下2叶；右肺借斜裂和水平裂分为上、中、下3叶。

4. 简述胸膜的概念及分部。

答：胸膜是衬覆于胸壁内面和肺表面的一层浆膜，薄而光滑，可分脏、壁两层。脏胸膜被覆于肺的表面，又称胸膜脏层，与肺紧贴不易分离，并伸入肺叶间裂内。壁胸膜贴附于胸壁内面、膈上面和纵隔两侧，又称胸膜壁层。依据壁胸膜贴附部位的不同又可分为相互移行的4部分：肋胸膜、膈胸膜、纵隔胸膜、胸膜顶。

5. 简述肺和胸膜下界的体表投影。

答：胸膜下界是肋胸膜和膈胸膜之间的返折线。右侧起自第6胸肋关节后方，左侧起自第6肋软骨后方，两侧均行向外下方，在锁骨中线与第8肋相交，在腋中线与第10肋相交，在肩胛线与第11胸肋相交，止于第12胸椎棘突高度。肺下界较胸膜下界高约2个肋的距离，即在锁骨中线与第6肋相

交，在腋中线与第8肋相交，在肩胛线与第10肋相交，在脊柱旁止于第10胸椎棘突平面。

第六章　泌尿系统

一、名词解释

1. 肾门：肾内侧缘中部的凹陷部位，是血管、神经、淋巴管和肾盂出入肾的部位。

2. 肾区：竖脊肌的外侧缘与第12肋所形成的夹角部位，是肾门在腰背部的体表投影区。

3. 膀胱三角：在膀胱底部的内面，位于两侧输尿管口与尿道内口之间的三角形区域，此区黏膜和肌层连接紧密，黏膜光滑，无皱襞是膀胱疾病的好发部位。

4. 肾窦：肾门向肾实质内凹陷形成的腔隙；内有疏松结缔组织填充并含有血管神经、淋巴管、肾大盏、肾小盏和肾盂结构。

5. 肾盂：连接在肾大盏和输尿管之间的膜性结构，是导尿管道的组成部分。

二、单项选择题

1. D　2. B　3. A　4. B　5. B　6. E　7. E　8. D
9. E　10. C　11. B　12. C　13. D

三、多项选择题

1. ABCE　2. ABDE　3. ABDE　4. ABCDE
5. ABC　6. ABD　7. ABC　8. ABCE　9. BCD
10. BCDE　11. ABCDE　12. BDE　13. ABC

四、填空题

1. 肾　输尿管　膀胱　尿道
2. 肾纤维囊　肾脂肪囊　肾筋膜
3. 腹部　盆部　壁内部　肾盂与输尿管移行处　与髂血管交叉处　壁内段
4. 输尿管口　尿道内口
5. 宽　短　直
6. 膀胱尖　膀胱底　膀胱体　膀胱颈

五、问答题

1. 简述膀胱的位置及后方的毗邻。

答：膀胱空虚时，膀胱尖不超过耻骨联合上缘；充盈时，膀胱尖可高出耻骨联合上

缘。膀胱后方，女性邻子宫颈和阴道，男性邻直肠、输精管壶腹和精囊。

2. 试述输尿管的分部和狭窄部位。狭窄有何临床意义？

答：输尿管按其走行位置，可分为3部：①输尿管腹部；②输尿管盆部；③输尿管壁内部。3个狭窄：①输尿管起始处；②跨越小骨盆入口处；③输尿管的壁内部。
输尿管的结石易嵌顿在狭窄部位，也是输尿管疾病的好发部位。

3. 简述肾的被膜和特点。

答：肾的被膜有3层，由内向外依次为纤维囊、脂肪囊和肾筋膜。纤维囊为坚韧的致密结缔组织和少量的弹性纤维构成的薄膜，包裹于肾实质的表面，正常情况下与肾实质连接疏松，易于剥离。脂肪囊是位于肾纤维囊外周的脂肪组织，在肾的边缘部较为丰富。肾筋膜是最外层的膜性结构，包被于肾和肾上腺的周围，它发出的结缔组织小梁穿过脂肪囊与纤维囊相连，为肾的主要固定结构。在肾的下端和内侧，前后筋膜是分离的，彼此不愈合。

4. 尿液从肾乳头排出后，经何途径到达体外？

答：尿液经过肾乳头→肾小盏→肾大盏→肾盂→输尿管起始处→输尿管穿膀胱壁处→膀胱→尿道→体外。（男性尿道内容在"生殖系统"中学习）

第七章　生殖系统

一、名词解释

1. 精索：是位于睾丸上端与腹股沟管腹环之间的一对柔软的圆索状结构，由被膜包裹输精管、睾丸动脉、蔓状静脉丛、输精管的血管、神经、淋巴管及鞘韧带等所构成。

2. 射精管：由输精管壶腹末端与精囊腺排泄管汇合而成，穿过前列腺，开口于尿道前列腺部。

3. 子宫峡：子宫体与子宫颈连接的部分，稍狭细，长约1 cm。在妊娠末期，子宫峡可逐

渐延长至7～11 cm，产科常在此进行剖宫产手术。

4. 阴道穹：阴道上端包绕子宫颈阴道部，二者之间形成的环形凹隐，宫颈后方部分称为阴道后穹。此穹较深，其上方正对直肠子宫陷凹。

5. 盆膈：是封闭骨盆下口的主要结构，由肛提肌、尾骨肌和覆盖在两肌上面、下面的盆膈上筋膜、下筋膜组成。

6. 乳房悬韧带：在乳房内有不同走向的结缔组织纤维束连于皮肤和胸筋膜之间，对乳房有支持和固定作用。

二、单项选择题

1. D　2. D　3. A　4. A　5. A　6. C　7. C　8. C
9. D　10. D　11. B　12. C　13. D　14. C　15. B
16. B　17. E　18. C　19. E　20. B　21. B
22. D　23. C　24. A　25. D

三、多项选择题

1. CDE　2. DE　3. BDE　4. ABC　5. ABD
6. BCD　7. BD　8. BCDE　9. BE　10. BD
11. AB　12. BDE　13. AB

四、填空题

1. 耻骨下弯　耻骨前弯
2. 卵巢悬　卵巢固有韧带　卵巢系膜
3. 漏斗部　壶腹部　峡部　子宫部　输卵管子宫口　输卵管腹腔口
4. 骨盆腔　膀胱　直肠
5. 子宫腔　子宫颈管
6. 子宫颈阴道上部　子宫颈阴道部
7. 盆膈　子宫圆韧带　子宫阔韧带　子宫主韧带　子宫骶韧带
8. 子宫前面的上外侧缘　大阴唇及阴阜的皮下组织中
9. 脂肪组织　纤维组织　乳腺　皮肤　乳房悬韧带
10. 尿生殖　肛

五、问答题

1. 精子的产生部位和排出体外途径是什么？

答：精子由睾丸产生，先后经附睾、输精管、射精管和男性尿道排出体外。

2. 当男性患者插入导尿管时，需依次经过哪些尿道的狭窄和弯曲？

答：尿道外口、尿道膜部、尿道内口、耻骨下弯（如将阴茎向上提起，耻骨前弯可变直）。

3. 试述子宫和子宫颈的分部。

答：子宫由上而下可分为底、体、颈3部分，子宫颈又可分为阴道上部和阴道部。

4. 试述子宫的位置、正常姿势及固定装置。

答：子宫位于盆腔中央，膀胱和直肠之间。正常成年未孕女子子宫呈前倾前屈位，子宫的固定装置主要依靠盆膈和阴道的承托和子宫周围韧带的牵引固定。4对韧带是子宫阔韧带、子宫圆韧带、子宫主韧带、子宫骶韧带。

5. 试述输卵管的分部、受精和结扎部位。

答：输卵管由外向内可分为输卵管漏斗、输卵管壶腹、输卵管峡和输卵管子宫部4部，受精部位在输卵管壶腹，结扎部位则选输卵管峡。

第八章　腹膜

一、名词解释

1. 壁腹膜：衬于腹壁、盆壁内面及膈下的腹膜。

2. 脏腹膜：覆盖于腹腔、盆腔脏器表面的腹膜。

3. 系膜：主要是指将气管系连固定与腹后壁的双层腹膜结构，内含出入该器官的血管、神经、淋巴管和淋巴结。

二、单项选择题

1. C　2. C　3. A

三、多项选择题

1. ABDE　2. ABCE

四、填空题

1. 小肠系膜　横结肠系膜　阑尾系膜　乙状

结肠系膜

2.大腹膜腔　小腹膜腔（小网膜囊）

五、问答题

1.什么是腹膜内位、间位和外位器官？

答：各面几乎都有腹膜包被的器官为腹膜内位器官；三面或表面有一半以上被腹膜覆盖的器官为腹膜间位器官；仅一面被腹膜覆盖的器官为腹膜外位器官。

2.试述小网膜的分部。

答：分为肝十二指肠韧带和肝胃韧带。

第三篇　脉管系统

第九章　心血管系统

一、名词解释

1.体循环：含氧量高的动脉血自左心室流入主动脉，再沿各级分支达全身各部毛细血管，在此进行物质交换后，缺氧的静脉血经各级静脉，最后由冠状窦、上腔静脉、下腔静脉流回右心房。

2.肺循环：静脉血自右心室进入肺动脉，经肺动脉各级分支，进行气体交换后，含氧丰富的动脉血经肺静脉流回左心房。

3.卵圆窝：卵圆窝是位于右心房后内侧壁下部的浅窝，是胎儿时期卵圆孔闭合后的遗迹。

4.动脉韧带：在肺动脉干分为左右肺动脉的分叉处偏左侧一连主动脉弓的短的结缔组织索，是胚胎时期动脉导管闭锁后的遗迹。

5.颈动脉窦：颈总动脉末端和颈内动脉起始处的膨大部分，壁内有压力感受器。

6.颈动脉小球：位于颈内、外动脉分叉处后方的椭圆形小体，属化学感受器，能感受血液中二氧化碳浓度的变化。

7.窦房结：心传导系统的重要组成部分，是心的正常起搏点。

8.危险三角：鼻根至两侧口角的三角区。该区域内的面静脉缺乏静脉瓣，并与颅内的海绵窦交通，故面部感染处理不当，可导致颅内继发感染，故称为危险三角。

二、单项选择题

1.B　2.E　3.E　4.E　5.C　6.D　7.A　8.B
9.D　10.B　11.B　12.B　13.B　14.D　15.D
16.E　17.D　18.I　19.B　20.C　21.A　22.D
23.C　24.A　25.B　26.B　27.C　28.D　29.D
30.C　31.A　32.B　33.C　34.B　35.D　36.C
37.A　38.C　39.C　40.B　41.D　42.C　43.D
44.E　45.A　46.B　47.C　48.D　49.B　50.C
51.D　52.C　53.D　54.B　55.C　56.D　57.B
58.A　59.C　60.A　61.C　62.B　63.A　64.A
65.C　66.C

三、多项选择题

1.CD　2.AB　3.ABE　4.CDE　5.ABC　6.AE
7.ACD　8.ACD　9.ABDE　10.ABC　11.CDE
12.ABE　13.ABC　14.BC　15.BC　16.ABD
17.ACE　18.BCD　19.ABC　20.BCD
21.ABC　22.ACE　23.BCDE　24.ABC　25.BD
26.ACDE　27.CE　28.BCE　29.ACD
30.ABCE　31.ABCDE　32.BCDE　33.ABCD
34.BCE　35.ABDE　36.ABD　37.BCD
38.ACD　39.BDE　40.BC　41.BCD
42.ABCDE　43.BCDE　44.ABDE　45.BDE
46.BE　47.BCE　48.BCD　49.CE　50.ACDE
51.ABCDE

四、填空题

1.心血管系统　淋巴

2.心　动脉　毛细血管　静脉

3.中纵隔　右后上　左前下　5　内

4.冠状沟　前室间沟　后室间沟

5.上腔静脉口　下腔静脉口　冠状窦口　右房室口

6.右房室口　三尖　肺动脉口　肺动脉

7.左房室　二尖瓣　腱索

8.特殊分化的心肌细胞　窦房结　房室结房室束　左、右束支

9.肌部　膜部

10.左冠状动脉　右冠状动脉　上腔静脉　下腔静脉　肺静脉

11.纤维心包　浆膜心包

12.心包腔

13.升主动脉　主动脉弓　降主动脉

14.腹腔干　肠系膜上动脉　肠系膜下

15.腹主　胃左动脉　肝总动脉　脾

16.胰十二指肠下动脉　空肠动脉　回肠动脉　回结肠动脉　右结肠动脉　中结肠动脉　回结肠

17.左结肠动脉　乙状结肠动脉　直肠上

18.胃左动脉　胃右动脉　胃网膜左动脉　胃网膜右动脉　胃短

19.浅静脉　下颌后静脉后支　耳后静脉　枕静脉　锁骨下静脉

20.头静脉　贵要静脉　肘正中静脉

21.脾静脉　肠系膜上静脉　肠系膜下静脉　胃左静脉　胃右静脉　附脐静脉　胆囊静脉

五、问答题

1.描述心内各腔有哪些入口和出口？

答:

心腔名称	入　　口	出　　口
右心房	上腔静脉口、下腔静脉口、冠状窦口	右房室口（三尖瓣）
右心室	右房室口（三尖瓣）	肺动脉口（肺动脉瓣）
左心房	4个肺静脉口	左房室口（二尖瓣）
左心室	左房室口（二尖瓣）	主动脉口（主动脉瓣）

2.心的传导系统包括哪些？

答：心的传导系统包括窦房结，结间束，房室结，房室束，左、右束支和浦肯野纤维。

3.请列出全身浅表动脉的名称、压迫止血部位及止血范围。

动脉名称	压迫部位	止血范围
颈总动脉和颈外动脉	在环状软骨弓两侧，向内后方压向第6颈椎横突的颈动脉结节上	一侧头面部
面动脉	在下颌骨体表面，咬肌前缘处，向下颌骨方向压迫	面颊部
颞浅动脉	外耳门前方颧弓根部，向颞骨压迫	一侧颞部、顶部
锁骨下动脉	在锁骨中点上方锁骨上窝处，向后下方第1肋骨压迫	一侧上肢
肱动脉	臂中部向肱骨压迫	压迫点以下的上肢
桡动脉	腕上横纹外侧端向深部压迫	手部
尺动脉	腕上横纹内侧端向深部压迫	手部
指掌侧固有动脉	在指根部两侧向指骨压迫	手指
股动脉	在腹股沟韧带中点，向深部耻骨上支压迫	全下肢
腘动脉	腘窝	小腿和足部
足背动脉	内踝、外踝连线的中点向深部压迫	足部

4. 简述腹主动脉的成对及不成对脏支的名称及分布范围。

答:

	名　称	分布范围
成对的分支	肾上腺中动脉	肾上腺
	肾动脉	肾
	睾丸动脉	睾丸
	卵巢动脉	卵巢
不成对的分支	腹腔干	食管、胃、十二指肠、肝脏、胆囊、脾脏、胰腺
	肠系膜上动脉	十二指肠、胰腺、空肠、回肠、盲肠、阑尾、升结肠、横结肠
	肠系膜下动脉	降结肠、乙状结肠、直肠

5. 简述分布于胃的动脉的名称、来源及分布范围。

答:

名　称	来　源	分布范围
胃左动脉	腹腔干	胃小弯
胃右动脉	肝固有动脉	胃小弯
胃网膜左动脉	脾动脉	胃大弯
胃网膜右动脉	胃十二指肠动脉	胃大弯
胃短动脉	脾动脉	胃底

6. 简述肠系膜上、下动脉分支的名称及分布范围。

答:

	分支名称	分布范围
肠系膜上动脉	胰十二指肠下动脉	十二指肠、胰腺
	空肠动脉	空肠
	回肠动脉	回肠
	回结肠动脉→阑尾动脉	回肠末端、盲肠、开结肠、阑尾
	右结肠动脉	升结肠
	中结肠动脉	横结肠
肠系膜下动脉	左结肠动脉	降结肠和结肠左曲
	乙状结肠动脉	乙状结肠
	直肠上动脉	直肠

7. 简述营养结肠的动脉名称及其来源。

答:

名　　称	来　　源
右结肠动脉	肠系膜上动脉
中结肠动脉	肠系膜上动脉
左结肠动脉	肠系膜下动脉
乙状结肠动脉	肠系膜下动脉
回结肠动脉	肠系膜上动脉

8. 简述营养直肠的动脉名称及其来源。

答:

名　　称	来　　源
直肠上动脉	肠系膜下动脉
直肠下动脉	髂内动脉

9. 试述腹腔干的分支名称及分布范围。

答:

名　　称	分布范围
脾动脉	脾、胃
胃左动脉	胃、食管
肝总动脉	肝、胆囊、胃、十二指肠、胰腺

10. 列出全身浅静脉的名称及注入部位。

浅静脉的名称	注入部位
颈外静脉	锁骨下静脉或静脉角
头静脉	腋静脉或锁骨下静脉
贵要静脉	肱静脉或腋静脉
胸腹壁浅静脉	腋静脉
大隐静脉	股静脉
小隐静脉	腘静脉

11. 试述肝门静脉的组成、特点、属支及与上下腔静脉的吻合部位。

答:组成:脾静脉、肠系膜上静脉。

属支:脾静脉、肠系膜上静脉、肠系膜下静脉、胃左静脉、胃右静脉、胆囊静脉、附脐静脉。

特点:①两端均与毛细血管相连;②缺少功能性的静脉瓣,当肝门静脉压力过高时,血液易发生倒流;③收纳的静脉血有胃肠道吸收的营养物质、有毒物质和细菌等。与上下腔静脉的吻合部位:食管静脉丛、直肠静脉丛、脐周静脉网。

12. 在手背静脉网注射青霉素治疗阑尾炎,问药物需经过哪些途径到达阑尾?

答:手背静脉网→头静脉→腋静脉→锁骨下静脉→头臂静脉→上腔静脉→右心房→

右心室→肺动脉及其分支→肺泡毛细血管→肺静脉及其属支→左心房→左心室→升主动脉→主动脉弓→胸主动脉→腹主动脉→肠系膜上动脉→回结肠动脉→阑尾动脉→阑尾。

13. 口服药物后，经哪些途径随尿液排出体外？

答：口腔→咽→食管→胃→十二指肠→空肠黏膜→空肠毛细血管→空肠静脉→肠系膜上静脉→肝门静脉→肝脏→肝血窦→肝静脉→下腔静脉→右心房→右心室→肺动脉及其分支→肺泡毛细血管→肺静脉及其属支→左心房→左心室→升主动脉→主动脉弓→胸主动脉→腹主动脉→肾动脉→肾→肾盂→输尿管→膀胱→尿道→体外。

第十章　淋巴系统

一、名词解释

1. 静脉角：同侧锁骨下静脉与颈内静脉在胸锁关节后方汇合处的夹角。右静脉角是右淋巴导管注入部位，左静脉角是胸导管注入部位。

2. 乳糜池：胸导管起始部的囊状膨大部，由左、右腰干和肠干汇合而成，位于第1腰椎体的前方。

二、单项选择题

1. D　2. A　3. B　4. D　5. B　6. A　7. C　8. C
9. A　10. C　11. B　12. E　13. B　14. C　15. C
16. B

三、多项选择题

1. ACE　2. ACE　3. ACD　4. ACE　5. ABCD
6. ABCE　7. ABE　8. ACE　9. BC　10. BDE
11. ABCDE　12. BC　13. CDE

四、填空题

1. 淋巴管道　淋巴器官　淋巴组织
毛细淋巴管　淋巴管　淋巴干　淋巴导管
2. 右颈干　右锁骨下干　右支气管纵隔干
右静脉角
3. 左颈干　左锁骨下干　左支气管纵隔干
左腰干　右腰干　肠干　左静脉角

五、问答题

1. 简述全身淋巴干的名称，收纳范围及汇入哪些淋巴导管。

答：

淋巴干名称	汇入部位（两导管）	收纳范围（五区）
右颈干 左颈干	右淋巴导管	头颈部
	胸导管	
右锁骨下干 左锁骨下干	右淋巴导管	上肢及胸壁浅层
	胸导管	
右支气管纵隔干 左支气管纵隔干	右淋巴导管	胸腔内脏器及胸壁深层
	胸导管	
左、右腰干	胸导管	腹壁、腹腔内成对脏器、盆腔及下肢
肠干	胸导管	腹腔内不成对脏器

2. 简述腋淋巴结各群的名称及各群的收纳范围。

答：

淋巴结名称	收纳范围
外侧淋巴结（外侧群）	上肢浅、深淋巴管的淋巴
胸肌淋巴结（前群）	胸、腹外侧壁、乳房外侧和中央部的淋巴管
肩胛下淋巴结（后群）	颈后部、背部的淋巴管
中央淋巴结（中央群）	接受外侧群、前群、后群淋巴结的输出管
腋尖淋巴结（尖群）	中央淋巴结输出管和乳房上部的淋巴管

3. 简述乳房的淋巴回流。

答：

范　　围	回流淋巴结
乳房外侧部和中央部	胸肌淋巴结（前群）
乳房上部	尖淋巴结，锁骨上淋巴结
乳房内侧部	胸骨旁淋巴结
乳房内下部	膈上淋巴结
乳房深部	胸肌间淋巴结，尖淋巴结

第四篇　感觉器官

第十一章　视器

一、名词解释

1. 角膜：位于眼球正前方的眼球纤维膜，占眼球纤维膜的前1/6，为无色透明组织，有屈光作用。

2. 巩膜静脉窦：在巩膜与角膜交界处深部的一环形小管，是房水流出的通道。

3. 视神经盘：眼球后极鼻侧约3 cm处一直径1.5 mm的圆盘或稍成椭圆形结构，也称为视神经乳头。

4. 瞳孔：虹膜中央的圆形小孔。

5. 黄斑：在视神经盘颞侧约3.5 mm 处有一黄色小区，其中部略凹陷称中央凹，是感光和辨色最敏锐处。

二、单项选择题

1. C　2. B　3. D　4. A　5. E　6. B　7. B　8. B　9. A　10. D　11. A　12. A　13. B　14. A　15. D　16. C　17. B　18. D　19. C

三、多项选择题

1. ABC　2. AC　3. BC　4. BDE　5. ACE　6. ACD　7. BC　8. ABCDE　9. ADE　10. BCD　11. BCE　12. ACD

四、填空题

1. 眼球壁　眼球内容物　眼球纤维膜　眼球血管膜　视网膜

2. 角膜　巩膜　前1/6　后5/6　巩膜静脉窦

3. 中央凹　最敏锐

4. 房水　晶状体　玻璃体　角膜

5. 上直肌　下直肌　内直肌　外直肌　上斜肌　下斜肌　上睑提肌

五、问答题

1. 眼球壁有哪几层？各层由哪些部分构成？

答：眼球壁有外、中、内3层被膜，外膜为眼球纤维膜，中膜为眼球血管膜，内膜为视网膜。纤维膜的前1/6为角膜，后5/6为巩膜。血管膜自前向后可分为虹膜、睫状体和脉络膜3部分。视网膜可分为2层：外层为色素上皮层，内层为神经层。神经层又可分为视部、睫状体部和虹膜部。睫状体部和虹膜部统称为盲部。

2. 眼内肌有哪几块？各有什么作用？

答：眼球内肌有3种：瞳孔括约肌，收缩时使瞳孔缩小；瞳孔开大肌，收缩时使瞳孔开大；睫状肌，收缩时改变晶状体的曲度，起调节远、近视力的作用。

3. 说明房水的产生、循环和临床意义。

答：房水由睫状体产生，进入眼后房，经瞳孔至眼球前房，又经虹膜角膜角进入巩膜静脉窦，再睫前静脉汇入眼静脉。正常时眼内房水量恒定，若房水产生过多或回流受阻，眼内压增高会引起青光眼。

4. 支配眼球运动的肌肉有哪些？各自有什么作用？由什么神经支配？

答：上直肌，使眼球前极转向上内方（动眼神经）；下直肌，使眼球前极转向下内方（动眼神经）；外直肌，使眼球前极转向外侧（展神经）；内直肌，使眼球前极转向内侧（动眼神经）；上斜肌，使眼球前极转向下外方（滑车神经）；下斜肌，使眼球前极转向上外方（动眼神经）。

第十二章　前庭蜗器

一、名词解释

1. 鼓室：颞骨岩部内不规则的含气小腔。上壁以鼓室盖与颅中窝相隔；下壁为颈静脉壁，与颈内静脉起始部相邻；前壁为颈动脉壁，有咽鼓管鼓室口；后壁为乳突壁，上部有乳突窦的开口；外侧壁为鼓膜壁；内侧壁为迷路壁，后部有前庭窗与蜗窗。

2. 咽鼓管：连通鼓室与鼻咽部之间的管道。其作用是使鼓室内气压与外界气压相平

衡，以保持鼓膜的正常形态。小儿咽鼓管短而平直，因而咽部感染易经咽鼓管扩散至鼓室，形成中耳炎。

3. 螺旋器（Corti器）：位于内耳膜迷路蜗管的基底膜上，为听觉感受器，能接受声波的刺激。

二、单项选择题

1. C　2. B　3. E　4. A　5. D　6. B　7. C　8. C　9. D　10. D　11. C　12. B　13. B　14. B　15. D

三、多项选择题

1. ABD　2. ABD　3. ABCDE　4. CD　5. ABDE　6. ACE　7. ACE　8. BDE　9. ACE　10. BCD　11. ACDE

四、填空题

1. 外耳　中耳　内耳　耳郭　外耳道　鼓膜
2. 鼓室　咽鼓管　乳突窦和乳突小房
3. 盖壁　颈静脉壁　颈动脉壁　乳突壁　鼓膜壁　迷路壁
4. 锤骨　砧骨　镫骨
5. 鼓室　鼻咽部　软骨部　骨部

五、问答题

1. 外耳和中耳各包括哪几部分？

答：外耳包括耳郭、外耳道和鼓膜3部分；中耳包括鼓室、咽鼓管、乳突窦和乳突小房。

2. 简述鼓室的6个壁及交通。

答：鼓室的上壁称盖壁；下壁称颈静脉壁；前壁称颈动脉壁，此壁的上方有咽鼓管开口；后壁称乳突壁，此壁借乳突窦与乳突小房相通；内侧壁称迷路壁，此壁有面神经管凸，内有面神经通过；外侧壁是鼓膜壁。鼓室可通过咽鼓管与鼻咽部交通。

3. 简述声波的主要传导途径。

答：声波的主要传导途径为空气传导：声波→外耳道→鼓膜→听小骨链→内耳外淋

巴液（前庭阶）→蜗管内淋巴液→螺旋器→产生神经冲动→蜗神经→大脑皮质听觉中枢（颞横回）。

或者骨传导：声波→颅骨→内耳外淋巴（前庭阶）→蜗管内淋巴（鼓阶）→螺旋器→听神经→听觉通路→听觉中枢

4. 小儿鼓室感染引起中耳炎易引起哪些并发症？各经过什么路径？

答：小儿中耳炎时常易引起颅内感染（经上壁）、乳窦小房炎（经乳突窦口）、鼓膜穿孔（经外侧壁）、面神经麻痹（经内侧壁的面神经管凸）。

第五篇　神经系统

第十三章　中枢神经系统

一、名词解释

1. 灰质：在中枢神经系统内，神经元的胞体和树突集聚的部位，色泽灰暗。

2. 白质：在中枢神经系统内，神经纤维聚集的部位，色泽白亮。

3. 神经核：在中枢神经系统内，神经元的胞体聚集成的灰色团块状结构。

4. 神经节：在周围神经系统内，形态和功能相似的神经元胞体聚集成的灰色团块状结构。

5. 小脑扁桃体：在小脑半球下面靠近小脑蚓的椭圆形隆起，位于延髓的背外侧，枕骨大孔上方。当颅脑外伤或颅内肿瘤而导致颅内压增高时，小脑扁桃体可向下嵌入枕骨大孔，形成小脑扁桃体疝（枕骨大孔疝），压迫延髓，危及生命。

二、单项选择题

1. B　2. B　3. C　4. C　5. D　6. B　7. E　8. D

9. A　10. B　11. B　12. B　13. B　14. D　15. B

16. B　17. D　18. C

三、多项选择题

1. ACD　2. ABC　3. ABCD　4. ACE　5. ADE

6. ADE　7. BCD　8. ABCE　9. ACE　10. BDE

11. AD　12. CD　13. BDE　14. BCDE　15. BCDE

16. BE

四、填空题

1. 中枢神经系统　周围神经系统　脑　脊髓　脑神经　脊神经　内脏神经

2. 感受器　传入神经　神经中枢　传出神经　效应器　2

3. 第1腰椎体下缘　第3腰椎体下缘　传导　反射　椎管

4. 齿状核　球状核　栓状核　顶核　齿状核

5. 额下回后部　颞上回后部　角回　额中回后部

6. 尾状核　豆状核　屏状核　杏仁体　壳　苍白球

7. 纹状体　尾状核　壳　旧

五、问答题

1. 脊髓位于什么部位？什么叫脊髓圆锥？

答：脊髓位于椎管内，上端在枕骨大孔处与延髓相连，成人脊髓下端平第1腰椎下缘。脊髓末端变细呈圆锥状部分为脊髓圆锥。

2. 脑由哪几部分组成？什么叫脑干？

答：脑可分为端脑、间脑、中脑、脑桥、延髓及小脑6部分。延髓、脑桥、中脑3部分合称为脑干。

3. 脑桥有哪几对脑神经核？它与哪几对脑神经相联系？

答：脑桥的神经核有三叉神经脑桥（主）核、三叉神经运动核、展神经核、面神经核、上泌涎核、前庭神经核、蜗神经核。脑桥与第5~8对脑神经相联系。

4. 中脑与哪几对脑神经相联系？有哪几对脑神经核？

答：中脑与第3～5对脑神经相联系。脑神经核有动眼神经核、动眼神经副核、滑车神经核、三叉神经中脑核。

5. 古小脑、旧小脑、新小脑各有什么功能？古小脑综合征、新小脑综合征各有哪些主要症状？

答：古小脑调节身体的平衡和维持体位，旧小脑维持肌张力和维持姿势等，新小脑能协调随意运动。古小脑综合征为平衡障碍，新小脑综合征为共济运动失调，肌张力减低及做精细动作时发生震颤。

6. 间脑包括哪几部分？其内腔是什么？

答：间脑包括丘脑（背侧丘脑）、上丘脑、下丘脑、后丘脑和底丘脑5部分。间脑的内腔为第三脑室。

7. 大脑半球借哪些沟区分为哪几个叶？额叶主要有哪几个回？

答：大脑半球借中央沟、外侧沟、顶枕沟可区分为额叶、顶叶、颞叶、枕叶和岛叶。在额叶上有中央前回、额上回、额中回、额下回。

8. 试述大脑皮质的功能定位。

答：①第1躯体运动区在中央前回和中央旁小叶前部；②第1躯体感觉区在中央后回和中央旁小叶后部；③视觉中枢（视区）位于距状沟周围的枕叶皮质；④听觉中枢（听区）位于颞横回；⑤语言中枢（语言区），其中运动性语言（说话）中枢在额下回后部，听觉性语言（听话）中枢在颞上回后部，视觉性语言（阅读）中枢在角回，书写中枢在额中回的后部。

9. 大脑基底核包括哪些结构？

答：包括尾状核、豆状核、屏状核和杏仁体。

10. 什么是纹状体？什么是新纹状体、旧纹状体？纹状体有哪些功能？

答：尾状核与豆状核合称为纹状体；尾状核和壳称为新纹状体；苍白球称为旧纹状体。纹状体是锥体外系的重要组成部分，其功能主要是维持肌肉的正常张力，协调骨骼肌的运动。

11. 内囊各部都有哪些纤维束通过？损伤右侧内囊后肢会引起身体何部位的何种感觉和运动障碍？

答：内囊前肢有额桥束、丘脑前辐射，内囊膝主要有皮质核束，内囊后肢是由前向后依次为皮质脊髓束、皮质红核束、顶枕颞桥束、丘脑中央辐射、听辐射和视辐射。

损伤右内囊后肢：感觉障碍：①左半身深浅感觉障碍；②双眼视野对侧半同向性偏盲；③运动障碍：对侧上、下肢硬瘫。

第十四章　周围神经系统

一、名词解释

交感干：位于脊柱的两侧，由两侧的椎旁节借节间支相连成串状，起自颅底下面，下达尾骨的前方。

二、单项选择题

1. C　2. D　3. C　4. E　5. E　6. D　7. A　8. C

9. C　10. A　11. C　12. E　13. C　14. B　15. E

16. A　17. E　18. B　19. C　20. B　21. B　22. A

23. C　24. C　25. D　26. C　27. C　28. B　29. D

30. B　31. C　32. C　33. D　34. C

三、多项选择题

1. ACE　2. BC　3. ABC　4. ABC　5. ABCD

6. CDE　7. BCE　8. ABCDE　9. ACE　10. ABC

11. CDE　12. BC

四、填空题

1. 前根　后根
2. 8　12　5　5　1
3. 躯体运动　躯体感觉　内脏运动　内脏感觉
4. 颈丛　臂丛　腰丛　骶丛
5. 第2肋间神经　第4肋间神经　第10肋间神经
6. 腓总神经
7. 三叉神经　面神经　舌咽神经　迷走神经
8. 动眼神经　滑车神经　展神经
9. 眼神经　上颌神经　下颌神经　下颌神经
10. 胸髓第1节至腰髓第3节的侧柱　脑干的副交感神经核　骶髓第2~4　骶副交感核

五、问答题

1. 简述颈丛的组成、位置及主要分支。

答：颈丛由第1~4颈神经前支组成，位于胸锁乳突肌上面的深面。其皮支有枕小神经、耳大神经、颈横神经和锁骨上神经，于胸锁乳突肌后缘中点附近浅出；其肌支主要为膈神经。

2. 简述臂丛的组成、位置及主要分支。

答：臂丛由第5~8颈神经前支和第1胸神经前支大部分组成。穿斜角肌间隙，沿锁骨下动脉后上方，经锁骨的后方入腋窝，呈3束围绕在腋动脉周围。主要分支在锁骨上部有胸长神经、肩胛背神经、肩胛上神经，在锁骨下部即腋窝内有胸背神经、腋神经、肌皮神经、正中神经、尺神经和桡神经等。

3. 简述膈神经的起止、行径、分支和分布。

答：膈神经是颈丛的分支，先位于前斜角肌上端外侧，继而沿前斜角肌前面下降至肌内侧，在锁骨下动脉、静脉之间，经胸廓上口进入胸腔，经过肺根前方，在纵隔胸膜与心包之间下行到达膈。其运动纤维支配膈肌，感觉纤维分布于胸膜、心包及膈下面的部分腹膜。右膈神经的感觉纤维还分布于肝、胆囊和肝外胆道的浆膜。

4. 简述肱骨中段骨折会出现何症状？试述其原因。

答：肱骨中段骨折会出现"垂腕症"。因为桡神经在臂中段后部，紧贴肱骨的桡神经沟行向外下方，沿途发出肌支分布于肱三头肌、肱桡肌和桡侧腕长伸肌。其终末支——深支穿旋后肌支配前臂的伸肌。骨折后合并桡神经损伤，就表现为前臂伸肌瘫痪，抬前臂时呈"垂腕"状。

5. 简述梨状肌上、下孔分别有哪些神经通过？

答：梨状肌上孔有臀上神经；梨状肌下孔有臀下神经、股后皮神经、阴部神经、坐骨神经。

6. 简述坐骨神经可分为哪几支？损伤后各有何症状？

答：坐骨神经是全身最粗大的神经，经梨状肌下孔出盆腔后，在腘窝上方分为胫神经和腓总神经。胫神经发出肌支支配小腿后群肌和足底肌，损伤后表现为小腿后群肌无力，足不能跖屈，不能以足尖站立，内翻力弱，呈"钩状足"畸形，足底皮肤感觉障碍明显。而腓总神经自坐骨神经发出后沿股二头肌内侧走向外下方，绕腓骨颈外侧向前，穿腓骨长肌分为腓浅神经和腓深神经，分布范围包括小腿前、外侧群肌、足背肌和小腿外侧、足背、趾背的皮肤。损伤后，足不能背屈，趾不能伸，足下垂内翻，呈"马蹄内翻足"畸形，行走时呈"跨阈步态"；小腿前外侧面及足背感觉障碍明显。

7. 试述分布于舌的神经的名称、性质、分布范围。

答：

名　称	性　质	分布范围
三叉神经（下颌神经→舌神经）	混合性	舌前2/3的黏膜
面神经（鼓索→舌神经）	混合性	舌前2/3的味蕾
舌咽神经	混合性	舌后1/3的黏膜及味蕾
舌下神经	运动性	全部舌内肌及大部分舌外肌

8. 试述分布于眼的神经的名称、性质、分布范围。

答：

名　称	性　质	分布范围
视神经	感觉性	视网膜
动眼神经	运动性	上、下、内直肌，下斜肌，上睑提肌，瞳孔括约肌，睫状肌
滑车神经	运动性	上斜肌
三叉神经	混合性	眼球、泪腺，上睑
展神经	运动性	外直肌
面神经	混合性	泪腺、眼轮匝肌

9. 交感神经与副交感神经有何区别?

答：低级中枢的部位不同：交感神经低级中枢位于胸髓第1节至腰髓第3节的侧柱，而副交感神经的低级中枢位于脑干的副交感神经核和骶髓的骶副交感核。

周围神经节的位置不同：交感神经节位于脊柱两旁和脊柱前方，而副交感神经节位于所支配的器官附近（器官旁节）和器官壁内（器官内节）。

节前神经元和节后神经元的比例不同：交感节前神经元可与许多节后神经元形成突触，而副交感节前神经元的轴突则与较少的节后神经元形成突触。

分布范围不同：交感神经的分布较广，除了头颈部、胸腔和腹腔脏器，还遍及全身血管、腺体和竖毛肌；副交感神经的分布则不如交感神经广泛。

对同一器官所起的作用不同：交感与副交感神经对同一器官的作用既是互相拮抗又是互相统一的。

第十五章　神经系统的传导通路

一、名词解释

1. 上运动神经元：在组成锥体系的神经元中，那些胞体位于中央前回和中央旁小叶前部的巨型锥体细胞和其他类型的锥体细胞。

2. 下运动神经元：为脊髓灰质前角运动神经元和脑干脑神经运动核（躯体运动核和特殊内脏运动核）。

二、单项选择题

1. D　2. B　3. B　4. B　5. B　6. E　7. D　8. C
9. A　10. C

三、多项选择题

1. ACE　2. ABCDE　3. ABCDE　4. CDE

四、填空题

1. 脊神经节　脊髓后角固有核

2. 3　脊神经节

3. 蜗神经核　下丘

4. 增强　亢进

5. 消失　消失

五、问答题

1. 试述右手示指末节腹侧皮肤触击火炉后，引起上肢反射性回缩，说明其传导路径。

答：躯干和四肢的痛觉、温觉和粗触觉传导路由3级神经元组成。第1级神经元是脊神经节细胞，第2级神经元是脊髓灰质后角细胞（即Ⅰ、Ⅳ、Ⅶ层内细胞），发出的2级纤维越过中线形成对侧的脊髓丘脑束上行，终止于第3级神经元，即背侧丘脑腹后外侧核，由此核发出的纤维经内囊后肢投射到中央后回中、上部和中央旁小叶后部。

2. 简述视觉传导通路。一侧视神经、视交叉中央部、视束受损后分别导致哪些视野变化（视野缺损）？

答：视觉传导路由3级神经元组成。第1级神经元是视网膜内的双极神经元；第2级神经元是视网膜内的节细胞，由节细胞发出的纤维在眼球后方构成视神经，经视神经管入颅。在视交叉处，来自两眼视网膜鼻侧半的纤维左右交叉，两眼鼻侧半交叉后的纤维和颞侧半不交叉的纤维构成左、右侧视束，即各侧视束内含有同侧眼颞侧半和对侧眼鼻侧半视网膜的纤维，终止于第3级神经元即外侧膝状体，由外侧膝状体发出的纤维形成视辐射，经内囊后肢投射到

视觉中枢，即距状沟周围的枕叶皮质。一侧视神经损伤，导致患侧视野全盲；视交叉中央部损伤，双眼颞侧视野偏盲；视束损伤，同侧眼的鼻侧视野、对侧眼的颞侧视野偏盲。

3. 躯干、四肢的精细触觉传导通路如何？

答：躯干和四肢的意识性本体感觉和精细触觉由同一传导通路传导，由3级神经元组成。第1级神经元位于脊神经节内，其中枢突由后根进入脊髓，在同侧脊髓后索上行形成薄束和楔束，向上终止于延髓的薄束核和楔束核（即第2级神经元），由此发出二级纤维越过中线（内侧丘系交叉），交叉后的纤维转折上行，称为内侧丘系。内侧丘系终止于背侧丘脑腹后外侧核（即第3级神经元），由此核发出纤维经内囊后肢投射到中央后回中、上部和中央旁小叶后部。

4. 简述瞳孔对光反射通路。

答：瞳孔对光反射的通路为：视网膜→视神经→视交叉→两侧视束→上丘臂→顶盖前区→两侧动眼神经副核→动眼神经→睫状神经节→节后纤维→瞳孔括约肌收缩→两侧瞳孔缩小。

第十六章　脑和脊髓的被膜、血管及脑脊液循环

一、名词解释

1. 蛛网膜下隙：蛛网膜与软脊膜之间较宽阔的腔隙，其中充满脑脊液，是临床上成人腰椎穿刺术抽取脑脊液或注入药物的部位。

2. 大脑动脉环（Willis环）：又称为脑基底动脉环，由大脑前动脉、前交通动脉、颈内动脉、后交通动脉和大脑后动脉互相吻合

而成。当构成此环的某一动脉血流减少或被阻断时,通过大脑动脉环可在一定程度上使血液得以重新分配和代偿,以维持脑的营养供应和功能活动。

3. 硬膜外隙:硬脊膜与椎管内面骨膜之间的窄腔,其内有脊神经根、疏松结缔组织、淋巴管、静脉丛和少量脂肪组织。是临床上硬膜外麻醉注入药物的部位。

4. 脉络丛:在脑室内的一定部位,部分血管反复分支形成毛细血管丛与软脑膜、室管膜上皮一起突入脑室内形成的结构,分泌脑脊液。

5. 蛛网膜颗粒:脑的蛛网膜在上矢状窦处,突进窦内形成的一些小颗粒状突起,是脑脊液经此渗入静脉窦的主要结构。

二、单项选择题

1. C 2. C 3. E 4. C 5. E 6. C 7. A 8. B
9. E 10. C 11. A 12. C 13. A 14. C 15. B
16. B 17. E 18. B

三、多项选择题

1. ABC 2. ABCDE 3. BCDE 4. ABDE
5. ACD 6. ABCD 7. ABCDE 8. ABCE

四、填空题

1. 各脑室脉络丛 第三脑室
2. 颈内动脉 椎动脉
3. 软膜 蛛网膜
4. 蛛网膜 软膜
5. 硬脊膜 椎管内面骨膜

五、问答题

1. 腰椎穿刺经何处最适宜?做硬膜外隙麻醉和腰穿麻醉在解剖学上有何不同?

答:临床上常在第3、第4或第4、第5腰椎之间进行穿刺,以抽取脑脊液或注入麻醉药物而不至于伤及脊髓。硬膜外隙麻醉时

将麻醉药物注射入硬膜与椎管内面的骨膜之间的疏松间隙,因其间有脊神经根经过而阻滞其神经的传导;又因该间隙中无脑脊液从而限制了麻醉药物的自由扩散,可产生节段性阻滞。而腰穿麻醉时将麻醉药物注入脊髓的蛛网膜下隙,即蛛网膜和软脊膜之间的充满脑脊液的空隙,该间隙较为宽阔,麻醉药物可随着体位的变化而使麻醉平面发生改变。

2. 硬脑膜形成的结构有哪些?硬脑膜窦有何结构特点?

答:硬脑膜形成的特殊结构有大脑镰、小脑幕、鞍膈,形成的硬脑膜窦有上矢状窦、下矢状窦、直窦、横窦、乙状窦、海绵窦、岩上窦和岩下窦等结构。硬脑膜窦是硬脑膜两层在某些部位分开而形成,内面衬以内皮细胞。其内含静脉血,窦壁无平滑肌,不能收缩,故损伤时出血难止,容易形成颅内血肿。

3. 脑和脊髓的被膜由内向外有哪几层?做硬膜外麻醉时,麻醉药注入何处?药液是否会直接进入颅腔?

答:脑和脊髓的被膜由内向外有3层:软膜、蛛网膜和硬膜。做硬膜外麻醉时,麻醉药注入硬膜与椎管内面的骨膜之间的疏松间隙,因其间有脊神经的神经根经过而阻滞其神经的传导;又因该间隙中无脑脊液从而限制了麻醉药的自由扩散,可产生节段性阻滞。药液不能直接进入颅腔,因为硬脊膜的上端附着于枕骨大孔边缘后与硬脑膜相延续。

4. 大脑动脉环由哪些动脉形成?它位于何处?有何功能意义?

答:大脑动脉环由两侧的大脑前动脉起始段、两侧颈内动脉末端、两侧大脑后动脉

借前交通动脉和后交通动脉相连通而成。位于颅底下方，蝶鞍上方，环绕视交叉、灰结节及乳头体周围。此环使两侧颈内动脉系与椎-基底动脉系相互交通，当此环的某一处血流减少或被阻断时，可在一定程度上通过大脑动脉环使血液得以重新分配和代偿，以维持脑的血液供应。不正常的动脉环容易出现动脉瘤。

5. 试述脑脊液的产生、循环和回流。

答：脑脊液主要由脑室的脉络丛产生，其循环途径是：左、右侧脑室脉络丛→室间孔→第三脑室→中脑水管→第四脑室→第四脑室正中孔和外侧孔→蛛网膜下隙→上矢状窦→颈内静脉。

第六篇　内分泌系统

第十七章　内分泌腺

一、名词解释

1. 内分泌系统：内分泌系统是神经系统以外的一个重要调节系统，可分为弥散神经内分泌系统和固有内分泌系统，它将体液性的信息物质传递到全身各细胞。发挥其对远处和相近的靶细胞的生物作用，参与调节机体各器官的新陈代谢、生长发育和生殖等活动。

2. 激素：由内分泌腺或散在的内分泌细胞所分泌的高效能的生物活性物质，通过组织液或血液传递而发挥其调节作用。

二、单项选择题

1. E　2. E　3. A　4. B　5. B　6. C　7. E

三、多项选择题

1. ABDE　2. ABCD　3. ABC　4. ABCE
5. ABE　6. CE

四、填空题

1. 脑垂体　甲状腺
2. 胰岛素　胰高血糖素　血糖浓度
3. 糖尿病　雌激素
4. 卵细胞　精细胞
5. 甲状腺素　基础代谢

五、问答题

1. 试述甲状腺的位置、分叶。

答：甲状腺位于喉下部，气管上部的两侧和前面，是人体最大的内分泌腺，外形略呈"H"形，由左右两个甲状腺侧叶及中间的甲状腺峡部构成。甲状腺有2层被膜：气管前筋膜包绕甲状腺形成甲状腺鞘，称为甲状腺假被膜；甲状腺自身的外膜伸入腺实质内，将腺体分为若干小叶，即纤维囊，又称为甲状腺真被膜。

2. 描述垂体的位置及分部。

答：垂体是不成对的内分泌器官，位于颅中窝蝶骨体上面的垂体窝内，呈椭圆形。垂体可分为前部的腺垂体和后部的神经垂体。